Sarah Schocke
Kleine Veganer-Bibel

W0196753

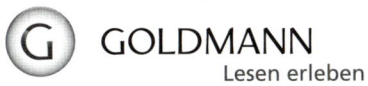

GOLDMANN
Lesen erleben

Die in diesem Buch vorgestellten Informationen und Empfehlungen wurden nach bestem Wissen und Gewissen erstellt und mit größtmöglicher Sorgfalt geprüft. Dennoch übernehmen die Autorin und der Verlag keinerlei Haftung.

Sarah Schocke

Kleine
Veganer-Bibel

Mit Einsteiger-Rezepten

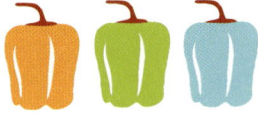

GOLDMANN

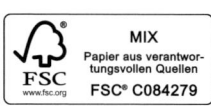

Verlagsgruppe Random House FSC® N001967
Das FSC®-zertifizierte Papier *Profimatt*
für dieses Buch liefert Sappi, Alfeld.

2. Auflage
Originalausgabe Januar 2014
© 2014 Wilhelm Goldmann Verlag, München,
in der Verlagsgruppe Random House GmbH
Umschlaggestaltung: UNO Werbeagentur, München
Umschlagmotiv: FinePic c/o Zero Werbeagentur
Rezeptfotos: Stefan Steinbach
Lektorat: Ralf Lay, Mönchengladbach
SSt · Herstellung: cb
Satz: Uhl + Massopust, Aalen
Druck und Bindung: Print Consult, München
Printed in Slovak Republic
ISBN: 978-3-442-22040-3

www.goldmann-verlag.de

Es geht nicht darum, von Anfang an alles richtig zu machen. Es geht darum, einen Anfang zu machen.

Inhalt

Was Sie über mich wissen sollten, bevor es losgeht

Ich bin seit fast zwanzig Jahren Vegetarierin. Eher zufällig. Und das kam so: Im vierten Schuljahr fuhren wir auf Klassenfahrt in ein Landschulheim. Dort sollten wir auf einem Zettel ankreuzen, ob wir Vegetarier sind oder nicht. Ich habe dann zu meiner Freundin gesagt: »Hey, lass uns doch einfach sagen, dass wir Vegetarier sind.« Das haben wir gemacht, und seit dem Tag bin ich's.

Als ich nach Hause kam und verkündete, ich sei nun Vegetarierin, wurde ich zunächst belächelt. Denn ich aß bis dahin viel Fleisch. Gerne. Sehr viel. Das ging so weit, dass ich jeden Samstag freiwillig früh aufgestanden bin, um Brötchen fürs Frühstück zu holen. Weil nämlich nebenan der Metzger war. Dort habe ich mir gleich noch ein Pfund frisches Mett geholt. So aß ich jeden Samstag mein Mettbrötchen. Bis eben zu dem Tag, an dem ich Vegetariern wurde. Ich probierte später noch mal ein Hackbällchen. Es sah zu verlockend aus. Aber es schmeckte einfach nicht mehr. Das mit den Tieren, das kam erst viel später. Lange war es bei mir ein »kulinarischer« Aspekt, der die Freude am Fleisch verblassen ließ. So habe ich auch nicht das Gefühl, auf irgendetwas verzichten zu müssen. Ich mag es einfach nicht.

Und nun will eine Vegetariern ein Veganbuch schreiben? Genauso ist es. Prinzipiell bin ich dem Thema positiv zugewandt. Ich bin gegen industrielle Landwirtschaft und Massentierhaltung in ihrer jetzigen Form. Ich bin gegen Tierleid bei Haltung und Schlachtung. Wie mein Standpunkt nach Abschluss meiner Recherche für dieses Buch aussehen wird, weiß ich selbst noch nicht. Ich kann nicht absehen, wie meine Gespräche, Besichtigungen, Diskussionen und Gedanken mich verändern werden. Aber das ist ja auch das Spannende. Ich hoffe, dem sehr emotionalen und kontrovers diskutierten Thema »Veganismus« mit einer gewissen Objektivität zu begegnen. Ich habe viele Fragen, auch kritische. Ich bemerke immer wieder, dass es eine Art Kampf gibt zwischen Veganern und Nichtveganern. Mich lassen Begriffe wie »Tierleichen essen« eine innere Barrikade aufbauen. Dabei stammen sie von überzeugten Veganern, deren Ziel es doch ist, Menschen für diese Lebensweise zu begeistern. Ich möchte hinter die Fassade schauen, ergründen – und wissen, ob es sich bei der aufkeimenden Begeisterung für Veganismus um mehr als einen neuen Lifestyletrend handelt. Und ich möchte eine Sprache finden, die keine Barrieren schafft, sondern Brücken baut und neugierig werden lässt auf die Chancen, die sich im unbekannten Veganland verbergen.

Nun liegt es an Ihnen zu beurteilen, ob mir das gelungen ist.

Viel Spaß bei der Lektüre wünscht Ihnen
Sarah Schocke

1. Was bedeutet »vegan«?

Vorurteil Nr. 1: *Veganer sind verklemmte, spaßbefreite Missionarsspinner, die immer schlechte Laune haben.*

Vegan scheint ein neuer Trend zu sein. In Frankfurt gibt es mittlerweile vier vegane Restaurants und einen veganen Supermarkt. Das alles hat sich seit 2012 entwickelt. Auch in meiner Heimatstadt Göttingen, die nicht sehr groß ist, findet man seit Sommer 2012 einen veganen Laden. Dort bekommt man Schuhe, Bücher, Lebensmittel nebst einer umfassenden Beratung, sofern man das möchte. Der Laden ist gut besucht und die Besitzerin mehr als zufrieden. Auch Kochkurse stehen auf dem Programm.

Berlin ist sozusagen die Vegan-Hauptstadt. Da geht einiges. Hier gab es den ersten veganen Vollsortiment-Supermarkt Europas, es gibt vegane Bekleidungs- und Schuhläden und so viele vegane Restaurants, Bars und Cafés, dass die Entscheidung schwerfällt, wo man hingehen soll. In München gibt es ein veganes Oktoberfest und in Hannover, Braunschweig und Berlin vegane Weihnachtsmärkte. Im Buchhandel fallen immer häufiger vegane Kochbücher auf, die mit leckeren Rezepten zum pflanzlichen Genuss verlocken.

Kennst du einen, kennst du alle: Das Bild vom nicht ganz dichten Pflanzenfresser

Egal, ob man Veganer kennt oder nicht und ob man sich überhaupt schon einmal intensiver mit dem Thema auseinandergesetzt hat – jeder hat eine Meinung dazu. Die Bezeichnungen für Veganer sind nicht immer liebevoll: nervige Missionarsspinner, »lächerliche Weltverbesserer«, »voll verklemmte Aggros«, »engstirnige, verbohrte Propheten«, »irrelevante Minderheit« oder »militante Veganpolizei« sind nur einige der Begriffe, die man dazu aus dem World Wide Web fischen kann. Manche sprechen sogar von einem »Krieg im Netz«. Ich würde es eher als heftigste Diskussionen auf teils sehr niedrigem Niveau mit Beschimpfungen statt Argumenten bezeichnen.

Um nicht nur anonyme Internetmeinungen und -beleidigungen aufzunehmen, habe ich auch noch meine Freunde gefragt: »Was assoziierst du mit ›vegan‹?« Es gab viele Urteile, negative, positive und neutrale. Die meisten Gedanken kreisten jedoch um Verzicht und Genussfeindlichkeit. Zusammengefasst sind die Hauptgedanken meiner Freunde zum Thema »vegan/Veganismus« diese (in Stichworten):

- barfußlaufende Pseudo-Weltverbesserer,
- Verzicht, Entbehrung, Anstrengung, Einschränkungen, Lustfeindlichkeit,
- Dogmatismus, Intoleranz, missionarischer Eifer, Rechtfertigung,
- Tierschutz,
- kein Genuss, trockene Kuchen, gummiartige Sojawürste,
- keine tierischen Produkte essen, keine Produkte mit tierischen Bestandteilen konsumieren,

- ungesund, Eisenmangel, B_{12}-Unterversorgung,
- gesund,
- Einklang mit der Natur, Verantwortung,
  besseres Gefühl Körper und Umwelt gegenüber,
- alternativer Lebensstil, Trend.

Mit diesen Gedanken im Hinterkopf frage ich mich: Was ist jetzt eigentlich vegan? Ich selbst bin wie gesagt Vegetarierin, esse kein Fleisch und keinen Fisch. Veganer essen dann wohl auch keinen Honig, keine Eier und verzehren keine Milch und Milchprodukte. Dass es nicht ganz so einfach ist, erfahre ich schon an der ersten Station meiner Reise.

Die Suche beginnt – erster Halt: Essen

Ich sitze in einem Regionalzug von Düsseldorf nach Essen und bin total aufgeregt. Ich werde heute nämlich meine Suche zur Beantwortung der Frage »Was bedeutet eigentlich ›vegan‹?« richtig beginnen – auf der Messe »Veganfach 2012« in Essen.

Im Vorfeld habe ich nahezu panisch meinen Kleiderschrank durchwühlt – was ziehe ich auf die »Veganfach« an? Meine gefühlten dreißig Paar Schuhe sind fast alle aus Leder. Doch Gott sei Dank hatte ich letztens im Schlussverkauf noch öko-fairtrade-biorecycelte Stoffschuhe gekauft. Ich hätte zwar gern was Schickeres, trotzdem finde ich, dass das die passenden Schuhe für die »Veganfach« sind. Als meine Haustür ins Schloss fällt, merke ich, dass ich einen Wollmantel anhabe. Und deswegen sitze ich jetzt total aufgeregt im Zug.

Nomen est omen, könnte man denken, doch die »Veganfach« in Essen ist keine reine Nahrungsmittelmesse. Dachte ich – völlig naiv – anfangs noch, »vegan« sei glasklar eine

Frage der Essens beziehungsweise Nichtessens, wurde mir
schnell klar, dass das nicht reicht. Definiere »vegan«, dies ist
keine leichte Aufgabe.

Vegan durchdringt *alle* Lebensbereiche. Es geht um mehr
als Esskultur, es scheint eine Lebensphilosophie zu sein. »Vegan« ist eben nicht nur: Ich esse kein Fleisch, keinen Fisch,
keine Eier, keine Milchprodukte und keinen Honig. Sondern es
geht auch um Tierisches, das in allen möglichen »Non-Food-
Produkten« vorkommt beziehungsweise bei deren Herstellung
eine Rolle spielt.

Angekommen in Essen, bringt mich die Kulturlinie 107 zum
Gelände der Zeche Zollverein, dort findet die Messe statt. Ich
ertappe mich, wie ich in der Straßenbahn Fahrgäste beobachte,
die sagen, sie müssten jetzt noch circa 15 Minuten fahren. Das
ist auch meine Fahrzeit, und ich überlege, ob sie Veganer sind
und ob man ihnen das ansieht. Der junge Mann mir gegenüber – schwarze Nerdbrille, grüne skinny Jeans, Ich-mach-was-
mit-Medien-Ausstrahlung – steigt an derselben Haltestelle aus
wie ich. Wie noch weitere fünfzehn junge Menschen. Um mich
herum lauter Buttons – »Tierversuche? Nein danke!« – und
Taschen mit Aufnähern wie »vielfältig, ethisch, gewaltfrei, artgerecht, nachhaltig = vegan«.

Wir laufen alle im Entenmarsch hintereinander in die falsche
Richtung, und ich und mein Wollmantel fühlen uns unwohl.
Dass es die falsche Richtung ist, merken wir erst am Eingang
der Zeche Zollverein. Wir lachen, und der Medientyp sagt:
»Ich bin euch einfach hinterhergelaufen. Ihr saht so vegan
aus.« Hm … so ging es mir ja auch.

Endlich am richtigen Gebäude angekommen, dem SANAA-
Gebäude der Folkwang-Universität, müssen wir über eine
schlammige, aufgeweichte Wiese gehen. Stimmen um mich
herum werden laut: »Etwas schöner hätten sie es schon ge-

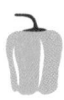

stalten können …« Und dann reihe ich mich in eine sehr lange Schlange ein. Ich fühle mich wie damals beim Robbie-Williams-Konzert. Ein TV-Team filmt. Es sieht so aus, als könnten sie auch kaum glauben, wie groß der Andrang ist. Zum Glück regnet es nicht. Ich warte. Neben mir steht ein Pärchen. Er trägt eine abgewetzte Lederjacke und Doc Martens. Ich fühle mich sofort nicht mehr ganz so unwohl in meiner Wolljacke. Und ich spüre auch keine verurteilenden Blicke. Überhaupt habe ich nicht das Gefühl, dass mich irgendjemand ver- oder beurteilt. Und dann sagt die Freundin des Lederjackenträgers etwas wie: »Hoffentlich sind nicht diese militanten Tierschützer da. Die gehen mir so auf den Senkel.«

Endlich bin ich an der Kasse. Nach einer halben Stunde Schlangestehen. Dabei ist mir aufgefallen, wie geduldig alle gewartet haben. Keiner hat gedrängelt, keiner hat gequengelt, keiner hat gemeckert. Es gab vereinzelte Witze: »Malen die da jede Eintrittskarte selber oder was?«, aber alle waren sehr geduldig und entspannt. Das fand ich echt krass. Krass gut.

Im Gebäude ist es sehr voll. Ich fühle mich ein bisschen eingequetscht. Die Ausstellerfläche ist etwa so groß wie eine Turnhalle, und es gibt drei Ebenen. Das Publikum ist gemischt: Dicke, Dünne, Alte, Junge, Kinder, Männer, Frauen. Ich sehe grüne Dreads und Iros, Tattoos und riesige Löcher in den Ohren, Männer mit langen Haaren, Männer mit kurzen Haaren, Männer mit Halbglatze, Männer mit Sonnenbrille, Mädchen mit Minirock und High Heels, Mädchen mit abgewetzten Turnschuhen und Schlabbershirt, Hipster, Fashionistas, »Spießer« und viele, viele Mottoshirts.

Das beste Mottoshirt sehe ich beim Verlassen der Messe: »Vegan Single«. Der Träger ist ein muskulöser, großer, hübscher junger Mann. Ich hätte ihn gern gefragt, ob er als Veganer Probleme hat, Frauen kennenzulernen, und deswegen das Shirt trägt, oder ob ihn das Shirt leichter in Gespräche mit Frauen verwickelt. Aber dazu kam es nicht, weil mich die Masse einfach herausspülte.

Konsumlandschaften verändern sich

Die Nationale Verzehrsstudie II aus dem Jahr 2008 ergab, dass sich in Deutschland 1,6 Prozent aller Menschen vegetarisch ernähren. Der Vegetarierbund Deutschland (2013b) geht von circa sieben Millionen Vegetariern und 700 000 Veganern in Deutschland aus (im Jahr 2012). Auch in Supermärkten werden immer mehr vegane Produkte angeboten. Im Februar 2013 warb der Supermarkt »tegut« auf einer Doppelseite für sein vegetarisches und veganes Sortiment. Und das kann sich sehen lassen. Neben veganer Schokolade gibt es auch Ei-Ersatzpulver und weitere Produkte, die bisher nur schwer zugänglich waren, zum Beispiel über den Onlineversand oder im veganen Supermarkt. Ich merke es in meinem Freundeskreis, dass sich plötzlich immer mehr Menschen für Veganismus interessieren.

Auch Konsumgüter jenseits von Lebensmitteln sind in vegan erhältlich. Schuhe und Kleidung sehen gar nicht ökomäßig aus, sondern richtig modisch. Oft erkennt man von außen nicht, dass es sich um ein veganes Produkt handelt. Denn es wird beispielsweise auch mit Kunstleder gearbeitet.

In der Gastro-Szene wachsen hippe vegane Läden wie Pilze aus dem Boden, und auch vegane Caterer gibt es mehr als einen. Und die Auswahl ist top, das Essen ist

lecker und sieht ansprechend aus. Kaum jemand würde vermuten, dass es sich um einen rein veganen Caterer handelt. Natürlich gibt es auch immer noch das links-alternative Image, womit viele Veganismus verbinden. Aber es ändert sich. Gerade der hippe Supermarkt Veganz zieht Menschen an, die gern hochwertig und schön einkaufen und nicht alternativ abgeranzt. Hipster und Trendsetter sitzen bereits im Zug und sind wahrscheinlich schon Meilen weiter, wenn die breite Masse aufspringt. Da geht was in Richtung vegan. Und es gibt halt Leute, die vegan leben, weil es gerade in und trendy ist. Aber das ist ja okay. Vielleicht haben Sie ja Spaß daran dabeizubleiben. Jede Mahlzeit zählt.

Doch jetzt bin ich ja gerade erst drin und staune über Käsespieße. Käse? Sieht aus wie Gouda und schmeckt wie … nun ja … sehr salzig, etwas buttrig (wie auch immer das zustande kommt). Aufs Brot würde ich mir den nicht legen, aber als Schmelzkäse über Auflauf oder Pizza kann ich mir das gut vorstellen. Basiert auf Pflanzenöl und Kartoffelstärke und ist sogar in mehreren großen Supermärkten erhältlich. Die Veganer neben mir finden, dass der »total authentisch« schmeckt. Ich frage mich, ob das wirklich sein muss, tierische Produkte durch starke industrielle Bearbeitung nachzuahmen. Eine Antwort habe ich zum jetzigen Zeitpunkt noch nicht.

Auf jeden Fall finde ich es interessant, dass hier ein Produkt auf großen Zuspruch trifft, das in anderen Zusammenhängen auf große Ablehnung stößt. Denn es handelt sich um Käseimitat, das von manchen lebensmittelverarbeitenden Betrieben eingesetzt wird, um Kosten zu sparen, und auch als Analogkäse

Bekanntheit erlangte. Der »Pseudokäse« ist in Verruf geraten, als billiges chemisches Gemisch unter Decknamen wie »Pizza-Mix« Verbraucher in die Irre zu führen. Ich frage mich auch, wenn Käse-Fake im Gegensatz zu Käse so billig ist, wieso das vegane Produkt, was ja vermutlich nichts anderes ist als Analogkäse, so teuer verkauft wird. Und vor allem, warum Veganer bereit sind, so viel Geld dafür zu bezahlen, wenn sie doch wissen müssten, dass es ein absolutes Billigprodukt ist? Und ich finde, zu gesunder Ernährung passt das auch nicht so gut. Als Nächstes lerne ich Spirulina kennen – die »Blaualge« aus der Provence. Die Pflanze, die sozusagen die Fotosynthese »erfunden« hat. Für eine ausgewogene und gesunde Ernährung. So wird sie mir vorgestellt. Das Besondere an Spirulina sei, dass sie das Nahrungsmittel mit dem größten Eiweiß- und Vitamingehalt ist, sagen die Vertreiber. Doch bei einem Blick auf die Nährwertangaben fällt mir auf, dass der Eiweißgehalt 55 bis 70 Gramm pro 100 Gramm beträgt. Aber in der Werbebroschüre steht, dass 100 Gramm für drei bis vier Wochen reichen. Ich frage nach und kriege als Antwort: »Na ja, Sie essen ja nicht nur Spirulina, sondern auch mal einen Apfel oder so.« Komisch. Dann ist das doch nicht so proteinreich? Die nette Dame am Messestand strahlt mich an: »Mit Spirulina könnte man den Welthunger bekämpfen.«

Irgendwie verstehe ich nicht, wie das funktionieren soll, kriege aber auch keine Informationen, die mich weiterbringen. Der letzte Hinweis, den ich bekomme, ist der, dass Spirulina das beste Lebensmittel der Welt sei. Bernhard Rampelt und sein Team, die auf der »Veganfach« Spirulina präsentieren, sind jedenfalls ganz begeistert von ihrer Entdeckung. Sie stellen in einer Farm in Frankreich Spirulina her in einem Milieu, das dem Urozean nachempfunden ist. Zur Messe brachten sie unter anderem Plätzchen, grüne Smoothies und Aufstriche aus

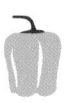

Spirulina zur Verköstigung mit. Ich probiere es pur. Grünblau, knusprig zunächst, nach Algen schmeckend und salzig, dann klebt es an meinem Gaumen fest – tatsächlich stelle ich es mir in Keksen leckerer vor, am besten in Schokokeksen.

Spirulina hat mich fasziniert, und ich stoße später im Internet auf eine Seite des Kopp-Verlags. Dieser bietet »Informationen, die Ihnen die Augen öffnen«. Sie handeln von Weltuntergangsprophezeiungen, Geheimbünden und Engeln, aber eben auch von Spirulina. Und dort steht, »dass man nur mit Wasser und Spirulina überleben könnte« (Tohi 2012). Außerdem steht da, dass Spirulina den Cholesterinspiegel senke, vor allen Formen von Krebs und dem Aidsvirus schütze. Außerdem schütze Spirulina das Gehirn, entgifte Leber und Nieren und hemme entzündliche Prozesse im Körper. Spirulina verzögere die Alterung, wirke appetitzügelnd, unterstütze die Herz-Kreislauf-Funktion, fördere die Verdauung, vermindere Altersflecken und trage zu einer verbesserten Sicht auch bei grünem und grauem Star bei (ebenda).

Ich bin platt und kann das erst mal gar nicht glauben. Ich finde noch weitere Informationen: »Algenpräparate: Die grüne Gefahr« (Stiftung Warentest 2011). Ist Spirulina womöglich gesundheitsgefährdend statt -fördernd? Stiftung Warentest jedenfalls rät, lieber zu frischen Lebensmitteln zu greifen, da Algenpräparate zu geringe Nährstoffmengen enthielten und ihre Wirksamkeit in klinischen Studien nicht ausreichend belegt sei (ebenda).

Die meisten Algenpräparate in Kapsel- oder Tablettenform, die Spirulina enthalten, können kaum den täglichen Proteinbedarf eines erwachsenen Menschen decken. Für Veganer besonders relevant ist Vitamin B_{12} (Cobalamin), das von Bakterien erzeugt wird und in der Regel nur in tierischen Lebensmitteln vorkommt. Es kann synthetisch hergestellt werden, auch in den angereicherten Sojadrinks, spezieller Zahnpasta und so weiter steckt synthetisches Vitamin B_{12}. Der Vitamin-B_{12}-Gehalt in Spirulina liegt in einer für den Menschen nicht verwertbaren Form vor (laut Stiftung Warentest). Manche Spirulinapräparate enthalten viel Eisen. Es ist bisher nicht geklärt, ob die erhöhte Zufuhr Krankheitsrisiken verschärft. Leserkommentare zeugen hingegen von positiven gesundheitlichen Auswirkungen durch die Einnahme von Spirulina (ebenda). Diese Cyanobakterien scheinen also umstritten zu sein.

Dennoch zeigt mir diese Erfahrung, dass Veganer sich vielfältig für gesunde Ernährung interessieren und auch für weithin unbekannte Naturprodukte offen sind. Denn gerade angesichts von Klimawandel und steigenden Bevölkerungszahlen brauchen wir neue, kreative Lösungen und Wege.

Bei meinem Bummel entlang der Stände zieht ein Werbeprospekt meine Aufmerksamkeit auf sich, der verkündet: »Vegetarier waren schon als Kinder schlau.« Das spricht mich als »Betroffene« natürlich gleich an und wird auch noch mit einer Studie belegt. Tolle Werbung. Ich bin am Stand. Er ist aufgebaut wie ein kleiner Supermarkt, und ich bleibe an einem weihnachtlichen Spekulatiusaufstrich aus Holland hängen. Leider mit holländischem Etikett. Auch das Mädel neben mir interessiert sich für den Aufstrich, kann aber genauso wenig Holländisch wie ich. Sie kauft ihn. Ich nicht. Stattdessen entscheide ich mich für veganes Beef Jerky. Weil ich das so abgefahren finde. Beef Jerky ist das fleischigste Produkt, das ich kenne. Das hat mein Freund gerade im USA-Urlaub massenweise verspeist. Ich habe keine Vorstellung davon, wie das vegan schmeckt; und damit ich weiß, ob es mit dem Original vergleichbar ist, muss mein Freund zusammen mit mir den Geschmackstest machen.

Der wird sich freuen – veganes Beef Jerky. Sachen gibt's ... Da es sich ja um einen supermarktähnlichen Stand handelt, ist da aber noch mehr zu bestaunen: veganer Parmesan, vegane

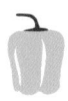

Mayonnaise und ein riesiger Kühlschrank voll mit veganen Würsten, Scheiblettenkäse, Mozzarella, Schweinefilet, Kochschinken, Scampi und BBQ-Ente. Also die Ente hat für mich sprichwörtlich den Vogel abgeschossen. Da komme ich nicht drüber weg. Hergestellt aus Gluten, Gewürzen, Sojasoße, Ingwer und Pflanzenöl. Ich frage mich: Wer kauft das? Ich will doch gar kein Fleisch mehr essen, warum sollte ich vegetarische oder vegane Ente kaufen? Lieber hätte ich gewürzten Tofu oder Seitan (ein Produkt aus Weizeneiweiß mit fleischähnlicher Konsistenz). Stünde da: »Seitanstreifen asiatisch gewürzt«, würde ich das eher kaufen. Aber Ente? Oder Schweinefilet?

Eine Rätselrunde mit meinen veganen, vegetarischen und nichtveganen Freunden kommt zu dem Schluss, dass es Menschen, die vielleicht aus gesundheitlichen Gründen auf Fleisch verzichten, leichter fällt, das vegane Pendant zu erkennen, wenn der »Fleisch«-Name draufsteht. Aber die Vegetarier unter uns Freunden sind sich einig, dass sie das nicht kaufen würden. Ich *mag* wie gesagt kein Fleisch, und deswegen würde ich mir auch kein Ersatzprodukt kaufen, das wie Fleisch aussieht und auch so gewürzt ist. Außer Tofuwürstchen, aber nur die kleinen, die keine nachgemachten Fettpfropfe enthalten. Warum das so ist, kann ich nicht sagen.

Ich reihe mich in die lange Schlange kaufbereiter Menschen ein, um mein veganes Beef Jerky zu bezahlen. Die Inhaber vom Messestand an Infotheke und Kasse stehen alle mit dem Rücken zur Schlange und zu den Regalen. Wie leicht könnte man hier etwas entwenden! Auf der Buchmesse werden teilweise Bücher gesichert, weil einige Besucher anscheinend denken, mit dem Eintrittsgeld gleichzeitig ein Ticket für die All-you-can-carry-Gratisbuchmitnahme gelöst zu haben. Ich bin überrascht von so viel Vertrauen und Ehrlichkeit, obwohl ich natürlich nicht weiß, ob und wie viel Ware am Ende des Tages dann doch fehlt. Sind Veganer ehrlicher als ihre nichtveganen Mitmenschen? Gibt es hier noch so etwas wie eine heile Welt? Auf meinem weiteren Weg komme ich am Stand mit grünen Smoothies vorbei. Es herrscht ein massenhafter Andrang, und abermals quengelt und drängelt keiner, alle stehen geduldig in der Schlange. Nebenan sehe ich einen braun gebrannten Bodybuildertyp in einem glitzergrünen Muskelshirt. Er erinnert mich an Hulk. Grinsend brät er Lupinenschnitzel an. Wahrscheinlich soll er werbewirksam signalisieren, dass Veganer auch Bizeps haben können, vor allem wenn sie ganz viele Lupinenschnitzel essen.

Ich bin mittlerweile etwas überfordert von den ganzen Eindrücken und komme an einen Stand, der unter anderem einen »Moo-Free«-Adventskalender mit milchfreier Schokolade hat. Von dort habe ich einen guten Blick auf den Stand mit veganen Hotdogs. Natürlich eine lange Schlange davor. Schlangestehen gehört auf der »Veganfach« offenbar einfach dazu.

Nebenan hat Josefa Bucher ihren Stand. Sie stammt aus der Rohkostszene und hat grüne Smoothiewürfel entwickelt. Das finde ich interessant. Josefa erzählt mir vom Moringa-Baum, und ich höre zum zweiten Mal vom besten Lebensmittel der Welt. Denn der Wunderbaum *Moringa oleifera* enthält anscheinend alles, was der menschliche Körper braucht. Und aus dem macht Josefa Bucher ihre grünen Smoothiewürfel. Das ist gewissermaßen das Convenienceprodukt für Leute, die keinen Mixer, keine Zeit oder keine Lust haben, frische grüne Blätter zu verarbeiten. Einfach den Würfel in Wasser auflösen – fertig. Ich finde die Idee genial, und Josefa strahlt. Sie selbstverständlich auch. Dafür hat sie von der »Veganfach« auch den »Veganen Innovationspreis« verliehen bekommen. Ebenso wie der royale Veggie-Döner aus München. Wieder mal ist die Schlange davor sehr lang. Auch veganes Eis oder vegane Cupcakes lachen mich an.

Ich gehe weiter, Stockwerk zwei und drei erkunden. Veganes Frostschutzmittel, vegane und tierversuchsfreie Putz- und Reinigungsmittel, vegane Kleidung, Chakrensäfte – völlig erschöpft lasse ich mich im obersten Stockwerk auf einen Stuhl plumpsen. Um mich herum lauter Gemälde des Künstlers Hartmut Kiewert. Sie zeigen Obst, das ganz gut aussieht, mit dem Bildtitel »Container Content«. Das scheint »containertes Obst« zu sein. Das Verb »containern« bedeutet, »aus dem Abfall von Supermärkten oder Fabriken noch genießbare Lebensmittel zu entnehmen«. Häufig haben die weggeworfenen Lebensmittel ein abgelaufenes Mindesthaltbarkeitsdatum, Druckstellen oder werden einfach als Überschuss weggeworfen. Ein anderes Gemälde zeigt so etwas wie eine zerstörte Lagerhalle, durch die Bäume hindurchwachsen, davor eine grüne Wiese und grasende Schweine. Ein Messebesucher steht versonnen vor dem Bild: »Schön.« Auf anderen Bildern ist eine Sau auf einem Perserteppich zu sehen, die sechs Ferkel säugt, oder ein rotes Meer mit Eisbergen aus blutverschmierten Eisbeinen mit dem Titel »Das Fleischmeer II«.

Während ich die Bilder betrachte, höre ich eine Stimme (ist es die von Hartmut Kiewert?), die sagt, sie wolle, dass Schweinetransporter umkippen, die Schweine alle rauslaufen und ihre Kameraden im Wald finden. Die Beschreibung passt zu einem Bild von Hartmut Kiewert. Es zeigt einen verunglückten Lastwagen im Wald. Davor grasen friedlich ein paar rosa Schweine.

Es sind auch einige Familien mit Kindern auf der »Veganfach«. Ich frage eine Familie, ob sie vegan lebe und auch ihre Kinder vegan aufziehe. Das tut sie. Ein Kind ist noch im Säuglingsalter, das andere vermutlich im Kindergartenalter. Doch als ich die Mutter frage, ob sie mir ein paar Fragen beantworten könne zum Thema »vegane Kindererziehung«, sagte sie, dazu hätte sie jetzt »nicht so eine Lust«. Vielleicht war sie genauso erschlagen von den ganzen Eindrücken wie ich auch. Zum Abschluss, das habe ich mir vorgenommen, hole ich mir veganes Dönerglück. Ich reihe mich ein. Die längsten Schlangen gibt es vor veganem Hotdog, Döner und Gyros. Ich stehe für Gyros an. Ich fand die Schlange irgendwie kürzer. So kommt es, dass ich vor dem Stand von Tee Gschwendner warte. Und frage mich, was ausgerechnet die auf einer veganen Messe machen? Sie bewerben jedenfalls exzessiv ihren Matcha-Tee, und ich höre nun zum dritten Mal auf dieser Messe, dies sei das beste Lebensmittel für die Menschheit. Was denn nun? Spirulina, Moringa oder Matcha? Jedenfalls kriege ich noch mit, dass ein sehr erfolgreicher veganer Autor Matcha-Tee propagiert und Tee Gschwendner davon profitiert.

Während ich für mein Gyros anstehe, sehe ich in der Schlange neben mir den Nerdbrillen-Medientyp aus der Bahn. Er steht für den Döner an. Warum? Weil es der erste war, der Münchener. Den wollen alle! Ich will weiterhin Gyros und warte. Außer Gyros gibt es an dem Stand, an dem ich anstehe, auch noch veganes Rührei, vegane Currywurst, veganen Hamburger und vegane Gulaschsuppe. Die Köche gehören zu dem veganen Cateringunternehmen »eatwithoutmeat« und verbreiten richtig gute Laune. Wer kein Gyros will, darf vor. Es wollen aber fast alle Gyros. Ein paar vereinzelte nehmen Currywurst. Einer der Köche fragt ein Mädchen, das Currywurst bestellt hat: »Noch 'ne Scheibe Wurst … ääh, Brot dazu?« Sie hat ein Shirt an, auf dem steht, was Veganer alles essen dürfen. Die Worte bilden ein V für »vegan«. Wurst ist nicht dabei.

Die meisten Veganer beziehungsweise Besucher der »Veganfach« sind bunt gemischt und nicht dürr und blass, wie das Bild von Veganern ist, das auch immer noch in meinem Kopf verblassend umhergeistert.

Ich warte inzwischen knapp 30 Minuten. Veganer haben Zeit. Keiner meckert. Die Stimmung ist gut. Endlich bin ich dran. Ich wähle das Gyros zum Mitnehmen, ohne Zwiebeln. Um meinen Gyros-Döner in Ruhe zu genießen, verlasse ich die inzwischen überfüllte »Veganfach« und gehe zurück zur Zeche Zollverein. Dort lasse ich mich auf einer Bank nieder. Mir kommt eine Gruppe Veganer entgegen, erkenntlich an den Buttons und Sprüchen. Auch sie sind falsch gelaufen. Vielleicht hätte die Messe noch besser ausgeschildert sein sollen. Der Gyros-Döner schmeckt sensationell. Die Joghurtsoße, die ja ohne Joghurt ist, schmeckt kaum nach Soja, sondern erinnert an echte Joghurtsoße. Das finde ich super. Auch das Gyros ist toll gewürzt und hat eine gute Konsistenz. Es erinnert mich nicht an Fleisch, und das ist gut so. Satt, müde und voller Eindrücke, trägt mich die Kulturtram zurück.

Und während um mich herum lauter Essener sitzen und stehen, fällt mir auf, dass auf der »Veganfach« kaum (erkennbar) sozial schwache oder Menschen mit Migrationshintergrund waren. Es drängt sich mir die Frage auf: Ist Veganismus ein Luxusproblem, eine Oberschichtdiskussion?

Meine Suche geht weiter.

Zweiter Halt: Hannover

Es ist kalt, es ist Dezember, es ist Weihnachtsmarktzeit. In Hannover findet zum dritten Mal in Folge der vegane Weihnachtsmarkt statt. Den Flyer dazu habe ich auf der »Veganfach« bekommen, und meine Internetrecherche ergab, dass der vegane Weihnachtsmarkt in Hannover der älteste ist. Ich vermute, er ist auch der größte.

Mal wieder aufgeregt, diesmal nicht wegen meiner Kleidung,

obwohl ich zum Wollmantel auch Lederschuhe trage, sondern wegen meines Notizzettels mit kritischen Fragen, mache ich mich auf den Weg. Es soll neben kulinarischen auch Info- und so kleine Geschenkstände geben.

Der Platz ist gut gefüllt, das Publikum sehr gemischt. Wie auch auf der »Veganfach« gibt es nicht *den* »typischen Veganer«, sondern Alte, Junge, Dicke, Dünne, Männer, Frauen, Alternative, Modisch-Trendige – alles dabei. Die Buden haben meist einen etwas alternativen Touch, es gibt viele Bilder, auf denen leidende, gequälte Tiere zu sehen sind.

In der Mitte des Platzes brennen zwei Lagerfeuer, drum herum sind Strohballen, auf die man sich setzen kann. Am meisten lockt mich das Essen. Ich habe einen Riesenhunger und bestelle mir eine asiatische Nudelpfanne mit Tofustreifen. Sehr lecker. Danach bin ich leider satt. Zu probieren gäbe es nämlich noch weitere Leckereien wie Lebkuchen, russischen Zupfkuchen, Nougattorte, Waffeln oder Crêpes. Ich muss an meinen verunglückten Versuch denken, vegane Weihnachtsplätzchen zu backen, und bewundere die Nougattorte.

Langsam werde ich jedoch unruhig und nervös, weil ich meine Fragen loswerden möchte. Ich befürchte, dass ich angemotzt oder weggeschickt werde. Aber ich traue mich. Ich befinde mich an dem Stand eines Hannoveraner Veganshops, der diesen (so habe ich gehört) leckeren Spekulatiusaufstrich verkauft, den ich schon auf der »Veganfach« entdeckt hatte. Allerdings ist er nicht Bio.

Ich versuche, meine Frage zu stellen: »Ich beschäftige mich erst seit Kurzem mit dem Thema ›Veganismus‹, aber für mich passen Vegansein und konventionelle Lebensmittel nicht zusammen, da durch den hohen Pestizideinsatz ja auch viele Tiere getötet werden und darüber hinaus noch Mensch und Umwelt geschädigt werden …«

Obwohl meine Frage streng genommen keine wirkliche Frage war, bekomme ich eine freundliche Antwort, die besagt, dass jeder da seine eigene Grenze ziehen müsse. Dieser Veganshop in Hannover biete circa 80 Prozent Bio-Produkte an, und wenn möglich, werden diese Artikel bevorzugt. Aber es soll auch eine breite Auswahl geben, und manche Produkte sind einfach klasse, schmecken superlecker, verkaufen sich gut – es gäbe sie aber nicht in Bio-Qualität.

Hm, okay ... irgendwie hört sich das für mich nicht stimmig an. Aus der wirtschaftlichen Sichtweise kann ich das absolut nachvollziehen, aber im Veganismus geht es doch auch viel um Ethik – so mein erster Eindruck, ich bin ja noch nicht sehr tief in die Materie eingedrungen. Doch unter ethischen Gesichtspunkten kann ich das nicht nachvollziehen. Denn, wie gesagt, werden in der konventionellen Landwirtschaft Pestizide eingesetzt, die nicht nur Tieren, sondern auch Menschen und Umwelt auf Dauer schaden.

Meine beiden anderen Fragen gehen an »roots of compassion«. Diese Firma vertreibt neben Lebensmitteln Aufnäher, Sticker, Buttons, Bekleidung und Medien (Bücher, DVDs ...). An ihrem Stand sieht man Aufnäher mit dem Wort »vegan«, eine Comic-Kuh und darunter die Frage »How about I eat you, Fucker?« (etwa »Wie wäre es denn, wenn ich *dich* essen würde, du Arschloch?«), aber auch Sticker mit gequälten, leidenden Schweinen und dem Schriftzug: »Warum vegan? Darum.« Mein »alles essender« (omnivorer) Begleiter fühlt sich davon provoziert, die Veganerin neben mir kauft vier Stück von den Schweinestickern.

Ich frage: »Wer kauft eigentlich die Fakefleischprodukte?« Nachgemachte Salami zum Beispiel, am Stück oder in Scheiben. Sieht ähnlich aus wie Salami, der Geschmack wurde auch nachgeahmt. Die Jungs am Stand von »roots of compassion«

sind sehr freundlich und meinen, diese Produkte seien für Menschen, die jahrelang Fleisch gegessen haben und auch Fleisch mögen, jetzt aber darauf verzichten. Außerdem sei es bequem, abends einfach nur ein Stück Fakefleisch in die Pfanne zu hauen, anstatt noch groß kochen zu müssen. Manches gehe ihnen aber auch zu weit, zum Beispiel Fake-Scampi oder Fake-Hühnerbein mit Fake-Knochen.

Meine zweite Frage zielt auf veganen Käse ab, der ja eigentlich Analogkäse ist. Auch unter Veganern scheint die Meinung hierzu gespalten. Während eine Frau – angezogen vom Schild »Veganer Käse« – schnell einen Rückzieher macht mit den Worten: »Nee, das ist Analogkäse. Den Scheiß brauch ich nicht«, empfiehlt eine junge Frau, etwa Anfang zwanzig, das wärmstens an ihre Freundinnen weiter »Das ist voll lecker. Das müsst ihr unbedingt mal probieren.«

Seit der »Veganfach« frage ich mich, warum Veganer für Analogkäse, der ja ein Billigprodukt ist, so viel Geld zahlen. 500 Gramm Wilmersburger Pizzaschmelz (veganer Käse, kein Bio-Produkt) kostet mehr als 500 Gramm Bio-Emmentaler, gerieben, von Alnatura. Die Jungs von »roots of compassion« wissen dazu leider nicht so viel, vermuten aber, dass im veganen Käse gute Zutaten stecken, die nicht mit dem in Verruf geratenen Analogkäse zu vergleichen sind. Trotzdem bleibt die Frage nach dem Preis.

Wie ich veganen Käse grundsätzlich finden soll, weiß ich noch nicht. Auf der einen Seite gefällt es mir, dass kreative Lösungen gefunden werden, um tierische Produkte zu ersetzen, auf der anderen Seite kommt mir veganer Käse komisch vor, und ich denke mir: »Entweder richtigen Käse oder gar keinen.« Vielleicht ist das aber auch nur eine innere Abwehrhaltung Neuem gegenüber.

Als ich den veganen Weihnachtsmarkt verlasse, komme ich

noch an der Anti-Jagd-Allianz vorbei. Diese setzen sich für den Schutz von Wildtieren und ein vollständiges Jagdverbot ein. Wieso das denn? Jäger halten doch die Bestände sauber und wirken Überpopulationen mit ihren negativen Folgen entgegen. Oder etwa nicht? Während ich ins Grübeln komme, ob ich mein Weltbild nicht mal kräftig hinterfragen sollte, zieht mich mein omnivorer Begleiter weiter und murmelt so etwas wie: »Och, komm jetzt ...« Verdrängen wir unangenehme Wahrheiten? Oder wird das Thema von einer Minderheit dramatisiert dargestellt, begleitet von überzogenen Forderungen wie generellem Jagdverbot? Ich finde, es lohnt sich, darüber nachzudenken und an Altbewährtem zu rütteln. Entweder es hält stand, dann kann ich sicher sein, dass es der richtige Weg ist. Oder es bröckelt, dann sollte ich einen neuen Weg einschlagen. Aber zumindest sollte ich darüber nachdenken.

Sowohl der vegane Weihnachtsmarkt als auch die »Veganfach« bestätigten meine Ahnung, dass es bei »vegan« nicht nur ums Essen geht.

Ich brauche Buddy-Beistand

Die Messe und der Weihnachtsmarkt haben gezeigt, wie groß und vielfältig Veganismus ist, wie viele Leute das Thema anzieht, wie lecker es schmecken kann, und dass es nicht nur ums Essen geht. Der Versuch, »vegan« zu definieren, hat mir gezeigt, dass das gar nicht so leicht ist. Anscheinend hat jeder andere Dinge im Fokus, aber alle starten von der gleichen Basis. Außerdem wird mir immer klarer, wie komplex das Thema »Veganismus« ist. Es umfasst mehrere große Themenfelder. Rede ich von veganer Lebensweise, schwingt immer gleich Tierschutz, Umweltschutz, Klimawandel und Hunger mit. Wie das zusammenhängt, versuche ich im zweiten Kapitel näher zu erläutern.

Aber weil das Thema »vegan« so groß ist, viel größer, als ich anfangs gedacht hatte, brauche ich jemanden, der mir eine erste Orientierung gibt. Jemanden, der sich schon besser auskennt als ich und mir meine vielen Fragen beantworten kann. Jemanden wie Moni (Name von der Autorin geändert). Moni habe ich im Internet gefunden und sie mir ausgesucht, weil in ihrem Profil drinsteht, dass sie auch »seelischen Beistand« gibt. Das klingt gut, dachte ich mir und hab mich bei ihr gemeldet. Moni ist nämlich ein »Vegan Buddy« – ein Starthelfer vor Ort. Vegan Buddys sind wörtlich übersetzt »vegane Kumpel«, in der Regel Menschen, die schon länger vegan leben und Neueinsteigern in der Anfangszeit mit Tipps und Unterstützung zur Seite stehen. Manche bieten Einkaufshilfe an, manche Telefonseelsorge, manche E-Mail-Kontakt, manche Restaurantempfehlungen. Die meisten von allem ein bisschen. Vegan Buddys gibt es deutschlandweit, und ich hab mir halt Moni ausgesucht.

Wir sitzen an einem Dienstagabend vor Weihnachten in einem Cupcake-Café, das neben Sojadrink-Kakao auch vegane Cupcakes anbietet. Ich bin positiv überrascht. Zwar habe ich dort schon öfter oberleckere Cupcakes gekauft, aber mir ist nie aufgefallen, dass es die auch vegan gibt. Ich bin begeistert. Moni ist nur ein paar Jahre älter als ich und hat überraschenderweise trotz Weihnachtsstress, Weihnachtsfeiern, Weihnachtsgeschenkekaufen und Weihnachtsüberstunden vor den Weihnachtsfeiertagen Zeit für mich. Das ist etwas, was mir während meiner ganzen Gespräche immer wieder auffällt. Die Menschen, die ich bitte, mir Fragen zum Thema »Veganismus« zu beantworten, nehmen sich ausnahmslos viel Zeit für mich, trotz knapper Zeitbudgets, Projektendphasen, langen Arbeitstagen, Neueröffnungen und so weiter. Nie habe ich das Gefühl, ich muss mich hetzen, auf alle meine Fragen bekomme ich ausführliche Antworten.

Nun sitze ich bei Sojakakao und in Weihnachtsstimmung mit Moni zusammen, und ich bin überrascht, dass sie so »normal« ist. Ich hatte mich wieder auf Vegan-Buttons, alternativen Kleidungsstil samt Ökoanstrich oder alternativen Vegan-Punk eingestellt. Das war das Bild von dem Veganer-Prototyp in meinem Kopf, obwohl ich spätestens auf der Messe ja schon festgestellt hatte, dass es *den* typischen Veganer so nicht gibt und keineswegs alle Veganer in alternativem Outfit herumlaufen.

Moni sieht also »unauffällig« aus, nichts an ihrem Äußeren lässt auf ihren Lebensstil schließen. Sie lebt seit acht Jahren vegan und war vorher zehn Jahre Vegetarierin. Eigentlich hatte sie einen Freund bekehren wollen, auf vegetarische Ernährung umzusteigen, der sie wiederum davon überzeugte, dass vegetarisch zu leben keinen Sinn habe, es müsse schon vegan sein. Moni erzählt, sie habe viele Gespräche geführt, sei zunächst sogar richtig sauer geworden, aber letztendlich habe er ihr die Augen geöffnet. Seither sind beide Veganer.

Moni sagt, das letzte Ei, das sie im Kühlschrank hatte, habe sie sogar wegwerfen müssen, weil sie es nicht mehr essen wollte.

Dann tauschen wir Rezepttipps aus. Ich erzähle ihr voller Begeisterung vom Tofu-Rührei, das ich ausprobiert habe und das mich völlig aus den Socken gehauen hat. Sie gibt mir den Tipp, mit Kala Namak zu würzen, das ist ein spezielles Salz mit schwefligem Geschmack, der im Zusammenspiel mit dem Tofu wie Ei schmeckt. Ich werde es in den nächsten Wochen sehr häufig zubereiten, allen meinen Freunden davon erzählen und stets begeistert sein, wie das gehen kann, dass Tofu wie Ei schmeckt.

Ich frage Moni nach Analogkäse, möchte wissen, warum Veganer für ein Billigprodukt, das aus Rohstoffen hergestellt wurde, die günstiger sind als Milch, so viel Geld bezahlen. Sie klärt mich auf, dass Analogkäse nicht allein aus pflanzlichen Rohstoffen hergestellt sein muss. Es können auch tierische Fette drinstecken, Nebenerzeugnisse, Abfallprodukte. Das ist keine gute Qualität und beim veganen Käse natürlich ausgeschlossen. Dass pflanzliche Käsealternativen so teuer sind, ärgert Moni, und genau wie ich kann sie es nicht verstehen. Mutmaßt aber, dass das damit zu tun haben könnte, dass kleine Firmen nur kleine Mengen produzieren und daher der Preis recht hoch ist. Ihre Methode, damit umzugehen: »Man kann ja auch ein bisschen kreativ sein und eigene Sachen kochen.«

Ich will wissen, ob ihr Käse und Fleisch fehlen. Ich könnte mir nämlich nicht vorstellen, ohne meinen geliebten Käse durchs Leben zu gehen.

»Ich habe früher unheimlich viel und gern Fleisch gegessen, und danach habe ich viel und gern Käse gegessen. Es ging aber recht schnell, dass mir das nicht mehr gefehlt hat. Man entwöhnt sich da auch recht schnell. Ich brauch das nicht mehr so. Es hat für mich an Reiz verloren. Ich glaub, das wäre mir früher wichtiger gewesen als jetzt, wo ich das schon so lange nicht mehr gegessen habe. Ich esse auch nicht so oft Fleischersatzprodukte. Mein Freund kauft sie mir oft, weil er vielleicht meint, dass mir was fehlt. Aber ich kann da gut drauf verzichten. Ich koche jetzt auch viel mehr als früher und sehe dadurch den Veganismus als Gewinn. Ich kriege so viel Lust darauf, Neues auszuprobieren, und beschäftige mich damit, was es für Alternativen gibt, auch Sachen, die früher nicht auf dem Speisezettel standen wie bestimmte Früchte, Nüsse, Samen… Es gibt so viel, aber darum kümmert man sich, glaub ich, nicht, wenn man normale Hausmannskost isst. Vegansein erweitert den Horizont.«

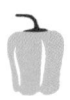

Moni erzählt, sie wünsche sich, dass auch in ihrer Familie eine Horizonterweiterung stattfände. Vor allem von ihrem Bruder würde sie sich wünschen, dass er sich mit dem Thema stärker beschäftigt, da er einen kleinen Sohn hat. Sie würde es begrüßen, wenn ihr Neffe vegan aufwüchse. Doch da herrsche diese Angst vor einer unvollständigen Versorgung. Ich kann das sogar verstehen. Auch ich als Vegetarierin und Ökotrophologin habe Respekt davor, Kinder vegan aufzuziehen. Das ist vermutlich antrainiert und Gewohnheit, aber eine Restverunsicherung bleibt. Meine Meinung: Man muss verantwortlich mit sich selbst und den Anvertrauten umgehen. Monis Meinung: »Gerade deswegen würde ich keine Tierprodukte an mein Kind weitergeben. Man weiß ja inzwischen, was da alles drin ist und wie viele Krankheiten dadurch entstehen. Gerade erst habe ich gelesen, dass Eiterbakterien in Milch gefunden wurden. Das gebe ich doch meinem Kind nicht …«

Man müsse halt »supergut informiert« sein, versuche ich, meine Position und die der großen verunsicherten Mehrheit zu verteidigen. Ich glaube, dass die Angst auch daher kommt, dass in bestimmten tierischen Produkten, wie zum Beispiel Käse, einige Vitalstoffe in hohen Konzentrationen vorkommen, sodass man nur geringe Mengen braucht, um gut versorgt zu sein. Moni erklärt, dass man dann auch mit allem versorgt sei, was schlecht ist. Und wenn man weiß, in welchen pflanzlichen Quellen diese Nährstoffe vorkommen, brauche man auch keine Angst mehr zu haben. Sie findet, die meisten Menschen seien fehlinformiert und orientierten sich an dem, was normal sei und was alle machten.

Da wir mittlerweile schon beim Thema »Kinderernährung« angekommen sind (mehr dazu im zweiten Kapitel), interessiert mich, in welchen Lebensbereichen »vegan« bei Moni eine Rolle spielt.

»Kleidung und auch ein bisschen Kosmetik. Manchmal gucke ich im Bodyshop oder bei Lush nach Produkten. Ich bevorzuge das, achte aber nicht zu stark drauf.«

Das lässt mich aufhorchen, denn obwohl ich das große Veganthema bisher nur angekratzt und kleine Eindrücke gewonnen habe, steht eins für mich wie gesagt seit Anbeginn fest: Vegan leben und Produkte aus konventioneller Landwirtschaft zu kaufen schließt sich für mich aus. Ich frage die Gretchenfrage: Wie hältst du's mit Lebensmitteln, die konventionell erzeugt wurden?

»Ich kaufe auch konventionelle Produkte. Dann meistens vom Markt oder aus der Kleinmarkthalle. Aber nicht bei Aldi oder Penny oder so. Überwiegend kaufe ich frische Lebensmittel und nur ganz wenige Fertigprodukte. Es wäre sicherlich besser, auf Bio zurückzugreifen, wenn man das finanziell kann, aber irgendwo hört es dann auch auf. Ich möchte das auf jeden Fall. Ich greife auch immer eher zu Bio, auch im REWE oder so, aber nicht ausschließlich. Wenn ich könnte, wie ich wollte, würde ich nur bei ›Lebe Gesund‹ kaufen, weil die ja den ganz speziellen Anbau haben, ohne tierischen oder chemischen Dünger, das finde ich richtig gut, ist aber sehr teuer.«

Ich schaue nach dem Gespräch im Internet nach, was »Lebe Gesund« bedeutet. Hinter dem Konzept steckt ein sogenannter »Friedfertiger Landbau« ohne Chemie, Mist, Gülle und Nutztierhaltung. Die Produkte sind alle vegan und bio-zertifiziert nach EU-Richtlinien (Lebe Gesund-Versand GmbH 2013). Die Beschreibung des »friedfertigen Landbaus« erinnert mich an biovegane Landbau, den ich später noch im Detail vorstellen werde. Allerdings finde ich auch Hinweise dazu, dass »Lebe Gesund« zur neuen religiösen Bewegung (»Sekte«) Universelles Leben (UL) gehört.

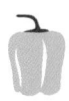

Monis Ausführungen bringen mich zu der Frage: »Ist Vegan teurer als ›Normal‹-, also Allesesser-Essen?«

Sie meint, wenn man nicht andauernd teure Ersatzprodukte, also Fake-Käse und -Fleisch kaufe, könne sie sich vorstellen, dass es günstiger sei als andere Ernährungsformen. Ich kann mir das auch vorstellen, denke mir aber: Wenn ich die Kosten für die teuren tierischen Produkte spare und saisonales Obst und Gemüse wähle, dann müsste es doch drin sein, das in Bio-Qualität zu kaufen? Will man qualitativ hochwertige Lebensmittel genießen, haben die ihren Preis. Und bedenkt man diverse Billigfleischangebote, frage ich mich, ob vegane Ernährung wirklich günstiger ist.

Langsam schippere ich auf eine der kritischen Fragen des Abends zu. Als »Vegan-Anfängerin« frage ich Moni: »Stört es dich, dass am Ende die Tiere getötet werden? Weil, das stört ja Vegetarier auch.«

Aus Moni platzt es heraus: »Aber Vegetarier blenden einfach aus, dass Küken geschreddert werden, dass Legehennen sowieso getötet werden, sobald die Leistung nachlässt, und dass die Kälber auch getötet werden. Die Ausbeutung verlangt eben Todesopfer. Ich bin ja gegen die gesamte Ausbeutung und speziell natürlich dagegen, dass die Tiere leiden, dass sie verstümmelt werden, dass ihnen alles genommen wird, was ein Leben lebenswert macht.«

In meinem Kopf steigen unschöne Bilder auf. Ich bekomme ein schlechtes Gewissen und werde gleichzeitig auch ein bisschen wütend, schließlich »…gibt es ja auch andere Beispiele. Also natürlich sterben die dann am Ende, aber…«

Moni erklärt mir, dass genau das ja nicht sein solle. Wenn irgendwer am Ende sterbe, sei sie damit nicht einverstanden. Das müsse nicht sein, und das möchte sie nicht unterstützen. Es gehe ja auch um Menschen, die nicht ausgebeutet

Sojaanbau

In der industriellen Tierproduktion wird Soja zugefüttert, damit Tiere schneller wachsen und viel Milch geben, und somit Fleisch und Milch zu niedrigen Preise angeboten werden können. Die Mengen Soja, die dafür benötigt werden, kommen unter anderem aus Lateinamerika (Brasilien, Argentinien, Paraguay …). Dort verdrängen Sojamonokulturen traditionelle mittlere und kleine landwirtschaftliche Betriebe und sorgen für die Abholzung des Regenwaldes, um noch mehr Sojaanbaufläche zu schaffen. Flugzeuge versprühen Pestizide, denen immer neue Gifte beigemischt werden, um des Unkrauts Herr zu werden. Diese Gifte beeinträchtigen auch die Felder und die Gesundheit der Kleinbauern und können ihre Ernten zerstören. Darüber hinaus haben viele Kleinbauern keine Nachweise über ihren Landbesitz. So kann es passieren, dass sie von ihrem Grund und Boden vertrieben werden, vor allem wenn ein ausländischer Investor Interesse an dem Land zeigt (Haerlin 2012, Dahlmann 2011). In der Bio-Branche werden keine chemisch-synthetischen Pestizide eingesetzt. Auch wird verstärkt auf den heimischen Bio-Sojaanbau gesetzt.

werden sollen, und überhaupt ginge es insgesamt um Anstand.

Mein Stichwort, um mein Lieblingsthema wieder auf den Tisch zu bringen: »Ich glaube, dass auch beim konventionellen Landbau Menschen ausgebeutet werden.«

Moni stimmt mir zu. Sagt, sie habe so etwas schon im Zusammenhang mit Baumwollanbau gehört. Und sie ergänzt:

»Auch ganz schlimm ist das bei Soja – den Bauern wird das Land weggenommen, die leben dann in den Feldern, kriegen die ganzen Giftstoffe ab, werden todkrank, sterben ... Aber da ist eben die Tierindustrie ganz vorne mit dabei, bei der Ausbeutung, vor allem weil alles billig sein soll. Also, da zahle ich auch gerne mehr für Sojamilch, die anständig produziert wurde.«

Wir sind uns einig, dass es irgendwie ganz schön kompliziert ist herauszufinden, was man kaufen kann. Alles total undurchsichtig. Obwohl es ja eigentlich das Normalste der Welt sein sollte, dass Produkte anständig produziert wurden, also ohne Ausbeutung und Vergiftung.

Moni ergänzt: »Aber das ist leider nicht so, und das finde ich ganz erschreckend. Da schäme ich mich bald, Mensch zu sein. Das ist alles ganz schön widerlich, was hier abgeht«, und führt ihre These an, mit der sie diese Entwicklung zu erklären versucht: »Das ist halt diese Ausbeutungsmentalität. Und ich glaube, das wird als Kind schon so indoktriniert, durch Fleischverzehr, habe ich mal gelesen, von so einem Sozialwissenschaftler. Wenn man als Kind lernt, sein banales Bedürfnis nach Fleischkonsum über das Lebensrecht eines anderen zu stellen, gibt das ein Signal ab. Ich finde, das hat etwas Chauvinistisches. Wir kennen das aus einem anderen Zusammenhang, aber Chauvinismus bedeutet Glaube an die Überlegenheit der eigenen Gruppe. Ich finde das ganz passend. Das kennzeichnet den Willen der Menschen, etwas Besseres sein zu wollen, und das rechtfertigt dann alles, was wir dieser Welt antun. Vielleicht habe ich den Begriff nicht richtig verwendet, aber das war ein Gedanke von mir.

Ich hab gemerkt, dass, als ich Veganerin wurde, ich anfing, über viele Sachen ganz anders zu denken. Positiver. Ich bin selbst menschlicher geworden. Dass ich diese ganze Kultur des

Sich-gegenseitig-Fertigmachens, diese Ellenbogenkultur, die hatte ich auch ein bisschen in mir drin gehabt, dass ich die nicht gut finde. Und die habe ich dann nach und nach abgelegt. Ich fand zum Beispiel gewisse Fernsehformate nur noch schrecklich, die ich früher vielleicht noch lustig gefunden hätte. Veganismus führt dazu, dass man einfach achtsamer ist – mit allem, sich selbst gegenüber, den Tieren gegenüber, der Natur gegenüber und den anderen Menschen gegenüber. Ethische Gründe machten mich zur Veganerin. Erst hinterher habe ich erfahren, dass sich das Ganze auf die Natur, die Ökosysteme und die Menschen auswirkt.«

Ich versuche es noch einmal und frage nach Stutenmilchfarmen. Dort wird nur die Milch abgegeben, die wirklich übrig ist. Zunächst wird das Fohlen versorgt, was übrig bleibt, darf abgezapft werden. Das entscheiden die Pferde selbst und freiwillig. Nicht jedes lässt sich jeden Tag melken. Das wäre doch eigentlich okay, oder?

Nicht für Moni: »Ich bin ein erwachsener Mensch und kein Fohlen. Ich finde es verrückt, Milch zu trinken. Auch Reiten finde ich problematisch, weil die Pferde davon Rückenprobleme kriegen. Wenn auf einem Gnadenhof [Auffangstation für Tiere, die dort für einen unbegrenzten Zeitraum leben und versorgt werden] Hühner leben und die sowieso Eier legen, hab ich nichts dagegen, wenn Menschen die essen. Man muss die ja nicht wegschmeißen. Aber ich würde es selbst nicht tun. Aus moralischer Sicht fände ich es in Ordnung, wenn das alles freiwillig ist und ohne dem Tier zu schaden, ich finde es nur überflüssig. Ich würde jetzt auch keine Hühner züchten, weil: Die leiden ja schon durch die genetische Veranlagung, so viele Eier zu legen.«

Ich verweise auf alte Rassen, die nicht überzüchtet sind. Trotzdem ist Moni nicht überzeugt. Sie fände, das sei zwar dem vorzuziehen, was es sonst so gäbe, will aber Tierzucht und Tierhaltung generell nicht unterstützen. Mein letzter Versuch – ich frage nach Therapiepferden:»Wie stehst du dazu?« »Das finde ich bei Pferden nicht nötig. Ich glaube, dass da Hunde besser geeignet wären für die Interaktion mit dem Menschen. Ein Pferd muss immer ein Stück weit unterworfen werden. Ich steh dem ganz kritisch gegenüber, wie Menschen mit Pferden umgehen. Mädchen, die Pferde haben, sind immer ziemlich herrische, dominante Charaktere. Da muss viel mit Zwang gearbeitet werden. Ich würde zu Therapiezwecken dem Hund den Vorzug geben, weil ich denke, dass das freiwilliger funktioniert. Ich frage mich sowieso, warum man Tiere braucht, um Menschen zu therapieren. Da fehlt dann irgendwas Zwischenmenschliches – dass Menschen nicht mehr so auf andere Menschen zugehen können. Ich glaube, dass da was im Argen liegt, woran man auch mal arbeiten könnte.«

Ich habe Respekt vor Moni und ihrer Entscheidung. Neben meinen Fragen nach verschiedenen Tierhaltungsformen, die ich bisher nie in Zweifel gezogen hatte, steht in meinem Kopf noch ein riesengroßes Stoppschild, das mich vor möglichen Mangelerscheinungen warnt. An der Uni wurde gepredigt, dass zumindest Milchprodukte zu einer ausgewogenen Ernährung dazugehören. Und nur eine ausgewogene Ernährung macht gesund. Und Veganismus ist nicht ausgewogen, sondern da fehlt was. So die Uni-Lehrmeinung, die tief in mir drinsteckt.

Moni dazu:»Ich hatte, wie jeder andere auch, erst Bedenken wegen meiner Gesundheit und dachte: ›Oje, wenn ich jetzt Mangelerscheinungen bekomme.‹ Ich bin dann auch zum Arzt gerannt, hab meine Blutwerte untersuchen lassen und so, und es war immer alles in Ordnung. Je mehr ich mich jetzt informiere und Studien lese, die seriös erscheinen, desto beruhigter bin ich auch, und desto überzeugter bin ich, dass das ein guter Weg ist, den ich da eingeschlagen habe.

Ich empfehle Veganismus natürlich gerne weiter, weil ich mir sicher bin, dass es demjenigen selbst auch einen Vorteil bringt. Mittlerweile lasse ich auch meine Blutwerte nicht mehr kontrollieren: Eisen, Kalzium, B_{12} – es wurde nie was festgestellt, und mir geht es auch gut. Ich habe auch keinen festen Plan, welche Lebensmittel ich der Nährstoffe wegen essen muss. Ich esse, worauf ich Lust hab, und versuche, dass viel Gemüse dabei ist. Ich bin nämlich ein Obstmuffel, und auch Gemüse ist nicht immer mit dabei. So ganz kriege ich das nicht hin, aber es reicht offenbar. Neuerdings nehme ich allerdings Nahrungsergänzungsmittel wegen Vitamin D und B_{12} und so. Aber ich hatte keine Probleme, die das nötig gemacht hätten. Ich habe vorher kein Vitamin B_{12} supplementiert. Ich glaube, B_{12}-Mangel ist ein Problem unserer hygienischen Lebensweise, denn Vitamin B_{12} gibt es in Kolibakterien, wenn man sich nicht so die Hände waschen würde ... ja, aber das möchte ich natürlich auch nicht. Ich möchte gerne hygienisch leben. Da supplementiere ich lieber, als dass ich schmuddelig werde.

Ich bin da aber lieber vorsichtig. Wenn da was dran ist, dass man einen Mangel kriegen könnte, dann will ich lieber was nehmen. Es ist ja nicht Ziel meiner Ernährung, dass ich hinterher krank werde. Aber ich bin gespannt, was rauskommt, wenn das näher untersucht wird. Denn es gab die gleichen Gerüchte über Kalzium und Eisen, dass man verreckt, wenn man kein Fleisch mehr isst, das hat sich alles nicht bewahrheitet. Und außerdem ist Vitamin B_{12} ja auch überall zugesetzt, in der Sojamilch zum Beispiel.«

Vitamin B$_{12}$

Für den Menschen verwertbares Vitamin B$_{12}$ (Cobalamin) findet sich in tierischen Produkten (Fleisch, Geflügel, Fisch, Meeresfrüchte, Eier, Milch). Daher sollten Veganer Vitamin B$_{12}$ unbedingt supplementieren (zum Beispiel mit Vitamin-B$_{12}$-Tabletten). Das Vitamin kann wie gesagt auch synthetisch hergestellt werden. Ebenso ist es wichtig, das Blutbild einmal im Jahr kontrollieren zu lassen. Die Vitamin-B$_{12}$-Speicher im Körper halten sehr lange, circa zehn bis fünfzehn Jahre. Daher ist ein Mangel nicht sofort sichtbar.

Moni hat recht, wenn sie sagt, dass man sich nicht verrückt machen und sich lieber darauf konzentrieren soll, sich abwechslungsreich zu ernähren, ohne auf jeden »Nährstofffitzel« zu achten. Aber es ist wichtig, über eine gewisse Grundinformation zu verfügen und seine Blutwerte mindestens ein Mal im Jahr testen zu lassen. Das sage ich auch Moni.

Und frage sie dann nach einem Thema, das in meinem Kopf eng mit dem Vegansein verknüpft ist: Anfeindungen. Moni kennt das. Sie sagt, man müsse sich ja schon fast schämen, den Begriff »vegan« in den Mund zu nehmen. Sie versuche, das zu vermeiden.

»Ich weiß auch nicht, warum, aber manche reagieren da ziemlich allergisch drauf. Man kann damit auch böse auf die Schnauze fliegen. Man wird doof angemacht, hört dumme Sprüche. Es gibt viele Anfeindungen, vor allem im Internet. Wenn man einen Leserkommentar ablässt, wird man direkt angegriffen, das ist ganz schrecklich. Wenn ich mich mit Leuten persönlich unterhalte, werde ich nicht so fies angefeindet, nicht so mit der Faust drauf wie im Internet. Aber es kommen schon irgendwelche dummen Bemerkungen, die einfach überflüssig sind. Da werden Uralt-Veganerwitze ausgepackt, mit denen sie sich ganz witzig oder frech vorkommen. Das entlockt mir dann ein Gähnen, und ich denke mir: ›Was für ein Dummkopf!‹ ... Das muss ja nicht sein. Man merkt schon, dass da ganz starke Aversionen gegen Veganismus sind, deswegen versuche ich, das letztendlich mehr oder weniger zu verbergen. Ich versuche gar nicht erst, das Thema drauf zu lenken, und versuche, dass die das gar nicht groß rauskriegen, dass ich Veganerin bin. Ich suche auch andere Begriffe für ›vegan‹ und sage: ›Ich ernähre mich eher pflanzlich.‹

Man sollte vielleicht darauf verzichten, durch die Welt zu rennen und den Leuten zu erzählen, wie toll vegan ist, weil viele sich davon direkt angegriffen fühlen. Ich versuche eigentlich, jedes Gespräch abzuwehren, was in diese Richtung geht. Onkel und Tante fragen dann so: ›Was machst du und wie geht das?‹, und dann kommen die ganzen Klischees hoch, und ich denk dann immer: ›Mensch, denk doch mal ein bisschen nach.‹ – Na ja, irgendwann, wenn man dann erklärt, was da so passiert, dass Schweine unbetäubt kastriert werden, dann werden die wütend und fühlen sich gleich angegriffen oder schuldig und holen gleich ihre Aggros raus, und dann kommen diese Sachen: ›Du willst mich missionieren‹, dann bin ich die, die angegriffen hätte, weil denen das wehtut in dem Moment. Und auf so was kann ich gut verzichten. Am Ende ist immer der Streit da.

Ernährung ist halt was sehr Soziales. Man gehört dann in eine Gruppe. Man merkt das schon, dass man manchmal ausgegrenzt ist dadurch, dass man etwas anderes isst. Und ich denke, deswegen wehren sich auch viele, etwas zu ändern, also nicht nur wegen der Gewohnheit, sondern auch wegen der Zugehörigkeit. Die ganze Welt ist anders ausgerichtet. Es ist total anstrengend, sich dagegenzustellen und etwas anders zu machen als alle anderen. Gerade wenn das der Freundeskreis nicht mit unterstützt, dann ist das echt schwierig. Ich habe meine ganzen Verwandten jetzt nicht direkt gegen mich, aber mein Onkel zum Beispiel, der macht die ganze Zeit blöde Kommentare. Die essen alle viel Fleisch. Wobei ich sagen muss, dass meine Eltern inzwischen weniger Fleisch essen. Allerdings weiß ich nicht, ob das was mit mir zu tun hat oder damit, dass es allgemein jetzt mehr in der Kritik steht…«

Das Gespräch mit Moni hat mir sehr geholfen, erste Ideen zu bekommen, einen groben Rahmen abzustecken und Leben in das Thema »Veganismus« zu bringen. Moni ist das erste fremde »Vegangesicht«, das ich zu einem Gespräch getroffen habe. Ich war sehr aufgeregt vor dem Treffen, wusste nicht, wie sie auf meine auch kritischen Fragen reagieren würde, hatte Angst vor Zurückweisung. Moni war ein guter Buddy, hat mir eine gute erste Unterrichtsstunde in Veganismus gegeben, aus der ich folgende Themen mitgenommen habe, die zum Vegansein dazugehören:

- Kochen und Essen,
- Kleidung,
- Kosmetik,
- vegane Kindererziehung,
- Nährstoffversorgung,
- Landwirtschaft,
- Auswirkungen auf Umwelt und Gesundheit,
- Tierschutz und
- Anfeindungen.

Wie würden Sie »vegan« definieren?

Um ein Thema zu erschließen, hilft meist eine fundierte Definition, um zu wissen, wo man steht. Ich mache es wie viele und gucke erst mal bei Wikipedia (2013). Dort wird mir erklärt, dass es sich bei Veganismus um eine Einstellung, Lebensweise und Ernährungsweise handelt, die eine Nutzung von Tieren und ihren Produkten ablehnt. Der Duden (2013) gibt eine kurze Definition zu »Veganer«, und das ist ein »strenger Vegetarier, der auf tier. Produkte in jeder Form verzichtet«. Bei Wikipedia schließt diese Definition noch die Nutzung von Tieren ein, dazu gehören dann wohl auch Blindenhunde und Haustiere. Bedeutet »vegan« vielleicht für jeden etwas anderes, und der Verzicht auf tierische Produkte in jeder Form ist der kleinste gemeinsame Nenner?

Auch auf meiner weiteren Suche nach Antworten lerne ich viele interessante Menschen kennen, die mich ein Stück mitnehmen und mir ihr persönliches Vegansein zeigen. Allen stelle ich die gleiche Frage: Was ist »vegan« für dich/Sie? Wie würdest du/würden Sie »vegan« übersetzen? Ich bekomme bunte Antworten, so vielfältig, wie auch die Menschen sind, die ich treffe und die im Laufe des Buches noch näher vorgestellt werden.

Thorsten und Anna Ritz, die biovegane Landwirtschaft betreiben, sehen das für sich beispielsweise so: »Vegan ist für uns nicht nur Ernährung, sondern schließt den Verzicht auf tierische Produkte auch in anderen Bereichen ein, wie zum Beispiel die Nutzung von Leder. Vegan bedeutet für uns, alle Produkte auszuklammern, die in Verbindung mit Tierleid, Tierausbeutung und Tiertötung stehen. Wir wollen möglichst wenig Tierleid durch unsere eigene Existenz verursachen. Wir wollen hier auf dieser Erde leben, ohne die Freiheit der Tiere einzuschränken.«

Björn Moschinski, einer der bekanntesten veganen Köche, tut sich schwer mit einer Definition. Für ihn ist Veganismus »eine Lebensweise. Das hat nicht allein mit Ernährung zu tun. Da gehört auch dazu, was ich anziehe und was ich allgemein konsumiere. Der Konsum von nicht tierischen Produkten ist Veganismus.«

»›Vegan‹ heißt für mich der Verzicht auf das Verzichtbare. Ich muss keine Tierprodukte essen, um gesund leben und lecker essen zu können«, sagt Sohra Behmanesh, die Betreiberin der Homepage tofufamily.de.

Moni, Vegan-Buddy aus Hessen, findet, dass Veganismus ein Weg ist, »der nicht mit Leichen gepflastert ist. Also ein Weg, den man gehen kann. Oder auch Menschlichkeit. Vielleicht kann man es damit übersetzen.«

Und Jan Bredack, Gründer und Geschäftsführer der Veganz-Supermärkte, sieht Veganismus so: »Das ist keine reine Ernährungssache, sondern eine Lebenseinstellung – und zwar eine lebensbejahende und liebevolle Lebenseinstellung gegenüber Lebewesen, Tieren und Menschen. Ich erlebe oft, dass viele Veganismus mit Tierschutz in Verbindung bringen und sich darauf fokussieren. Dass man zu seinen Mitgeschöpfen, also auch Menschen, auch eine liebevolle zwischenmenschliche Basis finden muss, das wird oft vergessen. Das gehört für mich aber zum Veganismus mit dazu. So ist auch unser Claim entstanden: ›Wir lieben Leben.‹ Das ist doppelsinnig und heißt nicht nur, dass wir nicht töten, sondern auch das Leben bejahen. Das beinhaltet, dass wir uns fair, respektvoll et cetera behandeln.«

Wenn ich mir die Definitionen so ansehe, merke ich, dass jeder andere Schwerpunkte setzt, und dennoch verfolgen alle dieselbe Idee. Doch gibt es Punkte, die miteinander in Verbindung stehen: Veganismus bedeutet, kein Leid zu verursachen, weder bei Menschen noch bei Tieren. Unterstützt wird der Gedanke durch den Konsum von nicht tierischen Produkten. Daraus entsteht (im Idealfall) eine lebensbejahende, liebevolle Grundeinstellung zum Leben. Die schlägt sich dann nicht nur im Konsum nieder, sondern im gesamten Verhalten anderen gegenüber. Eingerahmt wird dies vom Verzicht auf das Verzichtbare.

Denn, so sagt Sohra Behmanesh, wenn sie ein Medikament brauche, um gesund zu sein, dann schaue sie nicht, ob da was vom Tier drinnen ist. Aber Kosmetik, Zoos und Zirkusse seien keine lebensnotwendigen Dinge. Ähnlich sieht das auch Jan Bredack. Er versuche, mit allen Lebewesen respektvoll umzugehen. »Das ist ein tagtäglicher Auftrag. Wann immer es eine vegane Alternative gibt, sollte man die wählen.«

Das zeigt, dass vegan nicht für jeden das Gleiche bedeutet, dass aber alle in die gleiche Richtung schauen.

Was bedeutet vegan für Sie? Wo würden Sie Ihre Grenzen ziehen? Was ist Ihnen besonders wichtig? Wo setzen Sie Ihren Schwerpunkt?

»Grenzen ziehen« ist definitiv ein Thema im Veganismus. Manche ernähren sich vegan, andere verzichten in allen Bereichen komplett auf Tierprodukte bis hin in den medizinischen Bereich, und dazwischen gibt es viele, viele Nuancen. Dass das so ist, bemerkte ich das erste Mal, als ich in einem Internetforum eine Diskussion verfolgte, die davon handelte, ob Autofahren vegan sei, weil man ja damit so viele Fliegen töte. Das fand ich ziemlich »abgefahren«. Ein Veganer vertrat die Meinung, dass Autofahren in sommerlicher Abenddämmerung grob fahrlässig sei, weil da die ganzen Insektenschwärme unterwegs seien. Für ihn sei das mit Veganismus nicht vereinbar (Raketenmann 2002). Manche Veganer sehen das anders und sagen, ihnen sei klar, dass es ein tierleidfreies Leben nicht geben könne, sie versuchten aber das Leid zu minimieren. Sohra Behmanesh, Bloggerin auf tofufamily.de, sieht das als Einzelfallentscheidung: »Wenn ich weiß, dass es Alternativen gibt, dann nehme ich die sehr gerne. Es kommt auf den Bereich an. Aber ich fühle mich auch nicht schuldig, wenn ich etwas brauche ... Wie notwendig finde ich irgendetwas.«

Die Vegane Gesellschaft Deutschland erteilt auf ihrer Homepage Fliegenklatsche und Insektenfänger ganz klar eine Abfuhr. Dort heißt es: »vegan lebende menschen schlagen keine kleinstlebewesen tot. sie fangen fliegen und andere insekten vorsichtig mit lebendfängern und bringen die kleinen tiere in die freiheit« (Vegane Gesellschaft Deutschland e. V. 2013).

Ich sehe mich in der Küche einen Bio-Kopfsalat waschen, der voller kleiner Fliegen und Käfer ist. Die Insekten landen im Abfluss. Ich gehe davon aus, dass sie das nicht überleben. Wie gehen Veganer damit um?

Buddy Moni hat das in ihrem Haushalt so für sich geregelt, dass sie alles, was bei ihr lebt, sie aber nicht in der Wohnung haben will, »rausschmeißt«: »Ich mache eigentlich nichts platt. Außer Mücken, die haue ich irgendwann tot. Mückenabwehrlotionen und -sprays wirken bei mir nicht. Ich habe Angst davor, Krankheiten von den Mücken zu kriegen, vor allem im Ausland. Ich finde es bewundernswert, wenn jemand das anders macht und die Mücke zum Beispiel trinken lässt. Ich sehe das aber nicht als zwingend notwendig an, um weiterhin vegan leben zu können. Auch wenn ich Flöhe oder Läuse hätte, würde ich die nicht auf mir rumleben lassen. Ich glaube, man muss sich nicht alles gefallen lassen.«

Veganer, kleine Typenkunde

Jetzt, da Sie und ich wissen, was vegan ungefähr bedeutet, schauen wir uns mal »*den* Veganer« genauer an. Veganer werden von vielen pauschal als Spinner abgetan. Das haben Sie ja auch zu Beginn des Buches schon erfahren. Damit erleiden sie kein Einzelschicksal. Das ging auch den Vegetariern so und den Ökos/Bios ebenso. Heute sind beide in der sogenannten Mitte der Gesellschaft angekommen, und Veganer befinden sich auf dem besten Weg dorthin. Aber wenn ich meinen Eltern jetzt sagte, dass ich vegan wäre, würde ich damit keinen Jubelsturm auslösen. Eher wohl einen Tsunami des Argwohns. Unverständnis. Genervtes Schulterzucken. Wie ich meinen Eltern unterstelle, dass sie reagieren würden, solch ein Klima herrscht meinen Beobachtungen nach auch in unserer Gesellschaft. Auch ich hätte wohl so reagiert. Ich konnte dann im Laufe der Recherchen für meine »Spinnerthese« aber keine Belege finden. Allerdings habe ich festgestellt, dass es tendenziell dennoch spezielle Veganertypen gibt. Diese sind im Folgenden einmal als überzeichnete Stereotypen dargestellt.

Der Ur-Veganer

Der Ur-Veganer als blasser, magerer Mensch mit einem leidenden Gesichtsausdruck, der jeglichen Spaß am Leben verloren hat und immer verbitterter wird, ein Einzelkämpfer und auch Außenseiter. Möglicherweise ist er barfuß unterwegs und trägt seine Weltverbessererpose körnerfressend zur Schau.

Ich habe während all meiner Recherchen so jemanden nicht gefunden. Vielleicht weil diese Spezies sich versteckt, vielleicht auch, weil es sie nicht gibt und diese Geschichte gleich neben

dem Mythos von der Weißen Frau und anderen Schauergeschichten abgelegt werden kann.

Der Krawallo

Der Krawallo tummelt sich vor allem im Internet und sorgt
dort für gehörig Aufruhr im Gemüsebeet. Jedes Ziel ist ihm
recht, und es wird scharf geschossen: So werden Fleischfresser
mit Auftragsmördern gleichgesetzt oder mit konsumfrönen-
den, bluttriefenden Zombies, die kein Herz haben. Das sind
nur einige Beispiele für sein Wirken. Im Namen des Tierschut-
zes greift er gern auf gewaltige Worte zurück, von denen sich
Andersdenkende leicht angegriffen fühlen. Sein Ziel: provozie-
ren. Dazu kommen Bilder und Filme von leidenden, gequälten
Tieren. Das ist seine Methode, um wachzurütteln. Aber auch
Einbrüche zur Tierbefreiung stehen auf seinem Plan.

Gerade im Internet gibt es einige, die sich so geben und damit das Bild des radikalen Pöblers in der Öffentlichkeit schü-
ren, obwohl sie mengenmäßig nur einen Bruchteil der Veganer
ausmachen. Ich bin im echten Leben noch nie so angegriffen
worden. Allerdings findet sich die Methode, Schockbilder zu
verbreiten, auf Veranstaltungen wie dem veganen Weihnachtsmarkt wieder. Das schreckt mich und viele andere eher ab, als
dass es Interesse weckt.

Der Vegan-Polizist

Ähnlich dem Krawallo, doch eher in die ethisch-moralische
Richtung drängend, versucht der Vegan-Polizist, Nichtveganern konstant ein schlechtes Gewissen zu machen. Bilder- und
Filmduschen von leidenden Tieren, die über Facebook inflatio-
när verteilt werden, sind das Mittel der Wahl, begleitet vom

erhobenen Zeigefinger. Auch der Vorwurf, man möge sich nicht mit wichtigen Fragen beschäftigen wollen, die über persönliche Geschmacksvorlieben hinausgehen, stammt von der Vegan-Polizei. Und falls ein »Opfer« beleidigt reagiert, kontert der Vegan-Polizist: »Wenn Tatsachen als Beleidigungen angesehen werden, können wir die Perversion der Tatsachen bereits erkennen« (Ela Esspunkt 2012c).

Der Vegan-Polizist will aufklären, indem er an Ethik und Moral appelliert. Dabei kommt er oftmals als spaßbefreiter Gewissensapostel daher, der Essen nicht als persönliche Angelegenheit sieht und dem niemand so recht zuhören mag. Wer sich jedoch auf seine Argumente einlässt, kann lohnenswerte Denkanstöße zur persönlichen Weiterentwicklung mitnehmen.

Der überzeugt Entspannte

Der überzeugt Entspannte ist der unscheinbarste Veganertyp und wird von veganen Hardlinern auch als »veganer Toleranzapostel« beschimpft (Daniel Herr 2012b). Er lebt den Veganismus vor allem für sich selbst und aus vollster persönlicher Überzeugung. Streit geht er aus dem Weg, diskutiert gern, aber nur, wenn er danach gefragt wird.

Sein Mittel der Wahl zur Überzeugung anderer, auch wenn er es weder als solches sieht noch bewusst einsetzt: Vorbild sein und den Kochlöffel schwingen. Vegane Geschmackserlebnisse sind der Auslöser, der viele Nichtveganer dazu bringt, ihr verstaubtes Veganerbild aufzupolieren.

Der überzeugt Entspannte hat Verständnis für andere Lebensweisen und freut sich über jeden, der ab und zu mal vegan isst oder anfängt, über Veganismus nachzudenken. Diese Art Veganer ist am häufigsten vertreten.

Der Esser

Der Vegan-Esser krempelt nicht sein ganzes Leben um, weil er ja noch Hobbys, Arbeit, Familie und Freunde hat, ernährt sich aber vegan, weil er findet, das sei eine gute Sache. Und wenn er mal Lust auf einen Joghurt hat, dann kauft er den ausnahmsweise, weil er sich auch nicht unnötig geißeln will. Der Vegan-Esser kann leicht mit dem nächsten Typus in unserer Auflistung verwechselt werden, dem Hipster. Allerdings interessiert sich Ersterer für die Hintergründe des Veganismus. Vegane Ernährung ist für ihn ein integrierter, an Nachhaltigkeit orientierter Bereich seines Lebens. Nur möchte er es sich nicht unnötig kompliziert machen, daher verzichtet er auf vegane Alternativen in anderen Lebensbereichen.

Der Hipster

Der Hipster tummelt sich vor allem in der Medien- und Designbranche, geht gern mit dem Trend und is(s)t deswegen momentan vegan. Was dahintersteckt, ist zunächst einmal egal, Hauptsache, die Restaurants sind angesagt und die Klamotten chic. Der Hipster nutzt Veganismus als Instrument, um sich von der Masse abzusetzen. Nachdem grüner Konsum mittlerweile im Mainstream angekommen ist, glänzt Veganismus als neuer Szenetrend.

Beim Hipster ist das Verständnis vom Veganismus oberflächlich und konsumorientiert. Es geht keine ganzheitliche beziehungsweise nachhaltige Einstellungs- oder Verhaltensänderung damit einher. Wenn ab morgen Steak zum Frühstück angesagt sein sollte, wird der Hipster schnell vergessen, dass er vor Kurzem noch vegan gelebt hat.

Test: Welcher Vegantyp sind Sie?

Finden Sie in den Beschreibungen jemanden wieder, den Sie kennen? Wollen Sie selbst vielleicht einmal testen, welcher Typ Sie sind? Bitte nehmen Sie das Ganze nur nicht zu ernst. Hier wurde bewusst mit Klischees und Übertreibungen gespielt. Dennoch zeigt diese Stereotypisierung, dass das Vorurteil, Veganer seien verklemmte, pöbelnde Missionarsspinner, nicht greift. Es gibt nicht *den* Veganer. Genau, wie es auch nicht *den* Vegetarier oder *den* Allesesser gibt. Aber es gibt verschiedene Grundtypen Veganer, und wer Spaß daran hat, kann im Folgenden einmal herausfinden, in welche Kategorie er fallen würde. (Selbstverständlich kann man Tests dieser Art auch mit Fleischessern, Autofahrern, Haustierbesitzern, Autoren und so weiter machen. Aber das ist hier ja nicht das Thema.) Der Ur-Veganer kommt im Test nicht vor, da es diesen Typus ohnehin nicht gibt und er nur als Geist in meinem beziehungsweise in unseren Köpfen umherschwebt.

Wenn Sie morgens aufstehen – was machen Sie als Erstes?

a) Das gestern Nacht befreite Huhn füttern.
b) Ihre Facebook-Freunde fragen: »Ihr wollt keine Pferde essen, warum dann Kühe?«
c) Duschen, anziehen, Zähne putzen.
d) Veganen Rührtofu braten.
e) In diversen Blogs checken, welche vegane Location gerade »in« ist, und dort einen Tisch zum Mittagessen reservieren.

Was könnten Sie gesagt haben?

a) »Leute, die Fleisch essen, sind Auftragsmörder.«
b) »Rechtfertigt das Argument ›Mir schmeckt's halt‹ die Tötung eines Lebewesens?«
c) »Ich verurteile niemanden, der eine andere Einstellung hat als ich.«
d) »Vegan essen ja. Bei Leder & Co. hört es allerdings bei mir auf. Ich sehe das etwas entspannter.«
e) »Für mich bitte einen Espresso. Ich bin jetzt vegan.«

Vor Ihren Augen beißt jemand in ein Steak:

a) Sie schauen angeekelt und kommentieren: »Sie Leichenfresser!«
b) Sie sehen es als Ihre Pflicht, wehrlose Geschöpfe zu schützen, und sagen: »Wissen Sie, dass Sie dem Rind viele wertvolle Lebensjahre geraubt haben?«
c) Sie ertragen es und verurteilen ihn nicht dafür.
d) Sie fragen: »Hast du Lust, mal ein veganes Steak zu probieren? Ich lade dich ein.«
e) Sie denken: »O Mann. Mir entgeht ganz schön was. Aber ich bleibe stark und verzichte da jetzt drauf.«

Wie würden Sie jemanden davon überzeugen, vegan zu leben?

a) Ich würde ihm die Augen öffnen, indem ich ihm wünsche, er möge an seinem Schweinebraten ersticken, und schicke noch ein paar Bilder von gequälten Tieren hinterher.

b) Ich frage: »Körperverletzung ist strafbar. Das Töten von Tieren ist nicht strafbar – findest du das okay?«

c) Ich versuche, niemanden aktiv zu überzeugen.

d) Ich würde ihn zum veganen Essen einladen.

e) Ich zeige ihm den kleinen Laden, der diese trendy veganen Schuhe verkauft.

Auswertung

Überwiegend a: Sie leben nach dem Motto »Viel hilft viel« und überfordern damit Ihr Gegenüber recht häufig. Versuchen Sie, Ihrem Gesprächspartner etwas wohlwollender und einfühlsamer entgegenzutreten. Dann finden Sie auch Gehör.

Überwiegend b: Sie konfrontieren die Menschen gern mit gewaltigen ethischen Fragen, auf die kaum jemand, der sich noch nicht lange oder noch nie mit dem Thema »Veganismus« beschäftigt hat, eine Antwort weiß und sich daher schnell überfordert und angegriffen fühlt. Niemand wird gern moralisch in eine Ecke gedrängt. Tipp: einen Gang runterschalten, dann entwickeln sich gewiss interessante Gespräche, die Augen und Ohren öffnen.

Überwiegend c: Sie gehen Diskussionen zum Thema »Veganismus« am liebsten aus dem Weg. Auf Streit, Anfeindungen oder Auseinandersetzungen können Sie nämlich verzichten. Sie halten nichts von ethischen Moralkeulen. Sie leben aus Überzeugung vegan, machen das primär für sich und geben bei Fragen gern Auskunft. Für sich selbst haben Sie einen Weg gefunden und leben danach, so wie Sie es für richtig halten. Bekommen Sie Besuch, wird vegan gekocht – das hat den einen oder anderen nebenbei schon

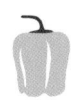

zum Nachdenken gebracht. Das haben Sie nicht bewusst bezweckt, es freut Sie aber natürlich.

Überwiegend d: Vegan essen – ja. Vegan leben – nein. Das stand von Anfang an für Sie fest. Sie glauben daran, dass auch kleine Schritte helfen, etwas Großes zu bewirken. Sie halten es aber gern einfach. Sind Sie auf Geschäftsreisen, machen Sie auch mal eine vegetarische Ausnahme. Denn die Frage, ob etwas vegan ist, soll nicht Ihr Leben beherrschen, Sie wollen sich nicht unnötig kasteien, denn dann bleiben Sie ja doch nicht bei der Stange. Deshalb gilt bei Ihnen: Vegan essen, wann immer es geht, und wenn es mal nicht geht, ist es auch kein Beinbruch.

Überwiegend e: Hippe Restaurants, angesagte Szenetreffs, aktuelle Modetrends – das ist Ihre Welt. Sie drücken sich durch Ihren Konsum aus, und der folgt dem jeweils angesagten Lifestyle. Das ist momentan der vegane. Was dahintersteckt, ist Ihnen egal, und mit der nächsten Trendwelle ist das alles auch schon wieder weggespült. Aber wer weiß, vielleicht finden Sie ja Gefallen am Veganismus und werfen doch noch dauerhaft Ihren Anker. Und eins steht fest: Aus welchen Gründen auch immer und wie lange Sie vegan leben, Ihr Körper, Ihre Gesundheit und die Umwelt danken es Ihnen.

2. Warum vegan – und wenn, was bringt's?

Vorurteil Nr. 2: *Veganer wollen die Welt retten und fühlen sich als bessere Menschen.*

Die Umfrage innerhalb meines Freundeskreises hat ergeben, dass viele Veganismus mit Verzicht, Dogmatismus, Einschränkungen und Genussfeindlichkeit assoziieren: »Vegan ist vegetarisch für ganz Harte.« Einige wenige verbanden mit Veganismus auch Gesundheit, Verantwortung oder Tierschutz. Welche Auslöser gibt es, die Menschen dazu bringen, plötzlich oder auch nach und nach vegan zu leben?

Jan Bredack kennt verschiedene Motive: »Es gibt unterschiedlichste Gründe, die zum Umdenken führen. Ich habe schon viele, viele, viele Kunden bei uns erlebt: Bei dem einen ist es eine Krankheit oder der Verlust eines Familienangehörigen, das ist der schlimmste Fall, bei dem anderen ist es eine Allergie, eine Reise nach Afrika und bei wieder einem anderen eine Reportage zur Abholzung des Regenwalds oder, oder, oder … Das muss jetzt gar nichts mit Veganismus zu tun haben, aber dann fangen sie an, von irgendwo den Faden aufzunehmen und drüber nachzudenken. Und unweigerlich kommen die irgendwann an den Punkt, und dann fangen die an, eine Lösung zu suchen. Und die Lösung ist da, und die ist da, ohne dass ich mich verbiegen muss, ohne dass ich asketisch werden muss.

Das Schlimme ist: Den meisten – und da war ich selber einer –, denen ist es egal, ob in Afrika jemand gestorben ist und warum der gestorben ist. Das hat man zwar jeden Tag irgendwo irgendwie gehört, aber richtig beschäftigt habe ich mich damit nicht. Das war weit weg. Und die Leute, die drauf aufmerksam gemacht haben, die habe ich als Spinner abgetan.«

Nachdenken also als Schlüssel zum Umdenken. Und von irgendwoher kommt der Anstupser.

Sohra Behmanesh ist nicht den Tieren zuliebe vegan geworden: »Ich bin gar nicht tierlieb. Ich kann mit Tieren ganz wenig anfangen. Natürlich habe ich langsam ein neues Bewusstsein den Tieren gegenüber, aber damals fand ich Tiere langweilig – man kann sich mit denen nicht unterhalten und so –, nichts lag mir ferner, als mich als ›tierlieb‹ zu bezeichnen. Trotzdem war das kein Grund für mich, Tiere zu essen. Dass ich vegan lebe, ist eine klare politische Entscheidung, aber die hat deswegen nicht weniger Gewicht. Ich kam aus der Menschenrechtsbewegung zum Veganismus. Ich bin vegan geworden, nachdem ich mich für die Grünen politisch engagiert habe, und dann kam der Kosovo-Einsatz. Ich war höchst empört, dass meine pazifistische Partei den Kriegseinsatz unterstützt hat. Ich habe mich damals sehr definiert über Anti-Gewalt und Anti-Militär. Zu dem Zeitpunkt habe ich mir zufällig eine CD gekauft von einer Band, von der ich nicht wusste, dass es eine vegane Band ist. Die haben in ihrem Booklet einen veganen Katalog propagiert, in dem stand: ›We encourage a nonviolent lifestyle …‹, blablabla. Und ich dachte: ›Was meinen die denn jetzt? Was soll denn Gewalt mit meiner Ernährung zu tun haben?‹ Das hat mich sehr beschäftigt, weil ich mich zu dem Zeitpunkt stark dem Thema ›Gewaltlosigkeit‹ verschrieben hatte. Und da dachte ich: ›Krass! Das war mir bisher nicht klar.‹ Also, ich wusste von Massentierhaltung, und ich war damit nicht einverstanden, aber dass mir die Connection aufgefallen ist, dass, wenn ich gegen Gewalt gegen Menschen bin, das auch die Gewalt gegen Tiere implizieren muss, weil es strukturell die gleiche Gewalt ist, das war mir bis dahin einfach nicht bewusst. Als mir das bewusst wurde, habe ich aufgehört, Fleisch zu essen, und bin kurz darauf vegan geworden.«

»Die Kuh gibt ja eh Milch«

»Könntest du dir vorstellen, vegan zu leben?«, lautete eine der Fragen, die ich in einer liebevollen Massenmail an alle meine Freunde rausgehauen habe. Die Antworten waren überraschend und zahlreich. Heißt das, dass mich meine Freunde lieb haben oder dass das Thema irgendwie interessant ist? Ein dickes Dankeschön an alle, die aus dem einen oder anderen Grund mitgemacht haben!

Viele (hätte ich gar nicht erwartet) erklärten, sie können es sich vorstellen, vegetarisch zu leben. Einige sagten sogar, sie könnten sich ein veganes Essverhalten vorstellen, möchten jedoch nicht komplett vegan leben. Manche konnten sich vegan auch überhaupt nicht vorstellen. Einige hielten eine vegane Ernährungsweise für überflüssig, da Hühner »ja ohnehin Eier legten« und Kühe »ja eh Milch gäben«. Der Großteil meiner Freunde, die diese Mail erreichte, sind Akademiker. Einige von ihnen sind auf dem Land aufgewachsen.

Ich muss sagen, ich war ein wenig erschüttert – »Die Kuh gibt ja eh Milch«… Mein omnivorer Freund, studierter Ernährungswissenschaftler, Stadtkind, er arbeitet in der Lebensmittelbranche, sagt dazu: »Wir haben uns zu weit von Lebensmitteln und deren Entstehung entfernt. Viele Menschen wissen nicht mehr, wie ihr täglich Brot produziert wird. Im Regal liegen immer verfügbare abstrakte Produkte. Es gibt immer alles. So wie es im Supermarkt keine Saison mehr gibt (auch im

Kühe und Milch

Kühe geben dann Milch, wenn sie Nachwuchs erwarten. Damit der Mensch die Milch nutzen kann, wird in vielen landwirtschaftlichen Betrieben nach wenigen Tagen oder auch Stunden das Kalb von der Mutterkuh getrennt und mit Milchaustauschern auf Basis von Fett und Eiweiß aufgezogen. Nur in den ersten Tagen bekommen Kälber Muttermilch (Kolostrum). Diese ist mit wichtigen Abwehrstoffen angereichert und darf ohnehin nicht in Verkehr gebracht werden. Bio-Kälber bekommen standardmäßig Kuhmilch anstatt Milchaustauscher, die jedoch nicht von der Mutterkuh stammen muss (Bundesanstalt für Landwirtschaft und Ernährung 2011).

Allerdings ist es so, dass die Milchleistung von Kühen nach rund 300 Tagen stark abnimmt (ebenda). Normalerweise würde sich ab dann das Kalb ja auch von Gras und Ähnlichem ernähren. So braucht die Mutterkuh auch keine großen Mengen Milch mehr zu produzieren. Für Menschen, die gern Milch und Milchprodukte konsumieren, ist das von Nachteil, da die geringen Milchmengen nicht ausreichen, um den Milchbedarf zu decken. Außerdem würde durch den Rückgang der Menge die Kosten in die Höhe steigen. Also wird die Kuh kurze Zeit nach dem Abkalben wieder besamt. Das sichert eine konstant hohe Milchproduktion. Aber auch die Kuh braucht mal eine Pause, um das Euter zu regenerieren und das ungeborene Kalb mit Nährstoffen zu versorgen. Deswegen wird sie möglichst acht Wochen vor dem Abkalben trockengestellt. Das bedeutet, sie wird nicht mehr gemolken (ebenda).

Dezember gibt es Erdbeeren, allerdings aus Chile), haben Waren keinen Ursprung mehr. Die Menschen können da nichts für. Sie wissen es nicht besser.«

Also denken heute aufwachsende Kinder nicht nur, dass die Kuh lila ist, sondern dass sie auch immer Milch gibt, die einfach da ist, und wir Menschen verwerten die halt. Und das denken nicht nur Kinder, sondern auch ein Teil meiner (erwachsenen) Freunde. Hab ich das vielleicht auch mal gedacht?

Der Hormonhaushalt der Kuh

Prolaktin ist das Milchbildungshormon. Die ständige Angabe von Prolaktin sorgt für fortdauernde Milchbildung und wird durch Melk- oder Saugreiz immer wieder angeregt. Progesteron ist ein Hormon, das für die Trächtigkeit verantwortlich ist, und hemmt die Prolaktinausschüttung. Daher kommt es im Laufe der Trächtigkeit allmählich zu einem Rückgang der Milchleistung. Kurz vor dem Abkalben wird kein Progesteron mehr gebildet. Durch die Ausschüttung von Prolaktin kann nun die Milchbildung starten.

Das Hormon Oxytocin wird auch »Milchentleerungshormon« genannt und sorgt dafür, dass die Milch ins Euter einschießt. Stimuliert man das Euter durch mechanische Reize wie Reinigung und Anmelken oder Saugen des Kalbes, wird Oxytocin freigesetzt, und die Milch schießt ins Euter ein. Oxytocin wird durch Adrenalin gehemmt. Wenn die Kuh also durch Lärm oder Schmerz gestresst ist, wird Adrenalin ausgeschüttet, was die Melkbereitschaft blockiert. (Education Group GmbH 2013)

Und die Hühner? Das stimmt, die legen ohnehin Eier – die weiblichen Hühner. Die männlichen heißen »Hahn« oder »Gockel«, stolzieren mit stolzgeschwellter Brust über den Hof, steigen auf den Mist und läuten mit ihrem Gekrächze morgens um fünf den neuen Tag ein. Zumindest war das in meiner Kindheit in unserem Dorf so. Und das war weder idyllisch noch romantisch, sondern schlicht nervig. Zumindest für Teenager. Allerdings gab es da nur einen Hahn und etwa dreißig Hühner auf dem einen Bauernhof, von dem ich spreche. Wenn es bei den Hühnern so funktioniert wie bei den Menschen, müsste doch eigentlich ein kleines Hähnchen nicht nur in jedem siebten, sondern in jedem zweiten Ei sein. Wo sind denn die ganzen Hähne? Diese Überlegung kann einen schon stutzig machen, wenn man zum ersten Mal über das ganze Thema nachdenkt.

Bei Hühnern gibt es zwei Nutzungsarten: Die einen sind spezialisiert aufs Eierlegen, und die legen ganz viele schöne Eier. Dann gibt es Federvieh, das darauf spezialisiert ist, schön dick zu werden, damit es auf dem Grill eine gute Figur macht. Die Schwestern vom Grillhähnchen legen nur kleine Eier, und an den Brüdern von Eierhühnchen ist meist nichts dran, was einen an die Grillbude locken würde. So wird also aus »ökonomischer« Sicht immer ein großer Teil »Ausschuss« produziert, den zu füttern sich nicht lohnt…

Warum erzähle ich das? Um zu erklären, warum Veganer auch auf Milch, Milchprodukte und Eier verzichten. Veganern geht es aber nicht nur darum, keine Tiere zu töten, sondern sie sollen auch nicht ausgenutzt werden. Tiere sollen Pausen bekommen, wenn ihnen nicht nach Eierlegen ist, sie sollen Milch für ihre Kälber geben und aufhören, wenn diese keine Milch mehr benötigen. Veganer möchten, dass der Mensch Tiere als Lebewesen behandelt und nicht als Maschinen. Veganer sind gegen Massentierhaltung und für Respekt und liebevollen Umgang miteinander und auch mit den Tieren.

Die meisten Veganer, die ich für Gespräche traf, haben früher gern und oft Fleisch gegessen. Aber heute verzichten sie darauf – »aus ethischen Gründen«. Ethik ist ein grundlegender Bestandteil des Veganismus. Und um Veganer und ihre Beweggründe zu verstehen, möchte ich Ihnen gern ein bisschen Hintergrundwissen vermitteln.

Jetzt geht's um die Wurst

Wurst wird aus Tieren hergestellt, meistens Rindern, Schweinen oder Puten, manchmal auch Lamm, Reh, Wildschwein, Schaf oder Pferd. Und – andere Länder, andere Sitten – diese Liste kann verlängert werden, je nachdem, wo man sich in der Welt befindet.

In der Regel werden die Tiere, aus denen Wurst und andere Konsumgüter hergestellt werden, nicht totgestreichelt. Um ethische Gründe für Veganismus zu erläutern, muss ich auf Themen eingehen, die nicht sonderlich schön sind. Einige ahnen vielleicht etwas, haben es bewusst verdrängt oder sich einfach noch nie Gedanken zu dem Thema gemacht: Wo kommt eigentlich mein Essen her? Meiner Meinung nach gibt es in dem Bereich starke Defizite, was die Aufklärung anbelangt, die schon in Kindergarten und Schule anfangen sollte.

Zur mangelnden Aufklärung kommt noch bewusste Verschleierung durch Werbung, Verpackungsgestaltung und Bauernhof-Bilderbuch-Idylle hinzu. Es wird uns Konsumenten sehr schwer gemacht, ein wahres Bild der heutigen Landwirtschaft und Lebensmittelproduktion zu erlangen. Dennoch gibt es Verbesserungen. Gerade bei Bio-Produkten ist Transparenz Teil des Konzepts, und Codes auf den Verpackungen lassen den Ursprung leichter nachvollziehen. Menschen, die sich vegan ernähren, möchten nicht, dass Tiere für sie getötet werden, aber auch nicht, dass Tiere leiden müssen. Tierleid lässt sich in hübsch gestalteten Bärchenwurstverpackungen, in Bergwiesen zeigenden Milchtüten oder Eierpackungen mit im Gras pickenden Hühnern nicht mehr erahnen. Auch muss ein jeder Verbraucher für sich selbst entscheiden, ab wann für ihn Leid anfängt, ob und wie viel Leid er tolerieren möchte und was für ihn akzeptabel ist. Einige Veganer finden bereits das Halten von Tieren in Gefangenschaft als inakzeptablen Vorgang. Manche Konsumenten sind damit einverstanden, dass Tiere gehalten und getötet werden, möchten aber ein unnötiges Leiden verhindern. Welches Leiden unnötig ist, muss wieder jeder für sich selbst entscheiden. Ich möchte Ihnen gern Informationen an die Hand geben, die Ihnen bei Ihrer Entscheidung helfen können. Denn ich finde, wer tierische Produkte konsumiert, sollte sich bewusst machen, wie diese produziert werden und welche Rahmenbedingungen er akzeptieren kann und möchte.

Zahlen und Fakten

Wie viel Fleisch und Milch verzehren wir eigentlich im Schnitt? Die Tabelle zeigt, wie viel tierische Produkte Männer und Frauen in Deutschland im Durchschnitt konsumieren. Der Bio-Marktanteil inklusive aller Produkte, also auch Obst, Gemüse, Getreide und so weiter, lag dabei im Jahr 2011 bei 3,7 Prozent (Bund Ökologische Lebensmittelwirtschaft 2012b).

Durchschnittlicher Verzehr von tierischen Produkten in Deutschland

Männer	Frauen
Fleisch und -produkte: circa 38 Kilogramm/ Jahr	*Fleisch und -produkte:* circa 20 Kilogramm/ Jahr
Milch und -produkte: circa 90 Kilogramm/ Jahr	*Milch und -produkte:* circa 83 Kilogramm/ Jahr
Eier: circa 6 Kilogramm/Jahr	*Eier:* circa 4 Kilogramm/Jahr
Fisch: circa 5 Kilogramm/Jahr	*Fisch:* circa 5 Kilogramm/Jahr

Quelle: Max Rubner-Institut und Bundesforschungsinstitut für Ernährung und Lebensmittel (2008).

In den letzten Jahrzehnten ist die Anzahl landwirtschaftlicher Betriebe kontinuierlich gesunken, während die Betriebsgrößen stetig steigen. Auch sind die Betriebe überwiegend spezialisiert, entweder auf Viehhaltung oder Pflanzenbau. 2010 waren in Deutschland über die Hälfte der 299 100 Betriebe auf Viehhaltung spezialisiert, und davon hielten 144 900 Betriebe Rinder, also fast die Hälfte. Das bedeutet, dass fast alle Betriebe, die sich auf Viehhaltung spezialisiert haben, Rinder halten. Dabei hatte ich im Kopf, dass es auch ganz viele Schweine in Deutschland gibt. 60 100 Betriebe hielten 2010 Schweine. 15 Prozent davon halten 17,5 Millionen Tiere oder auch

64 Prozent aller Schweine in Deutschland. 42 Prozent der Betriebe, also nahezu die Hälfte, halten weniger als fünfzig Schweine, machen damit einen Anteil von 1 Prozent am Gesamtbestand aus und sind relativ unbedeutend für die Gesamtschweineproduktion. Schweine werden also in Masse gehalten. Wenige Betriebe halten viele Tiere.

Wie sieht's denn aus im Schweinestall?

Schweine in Deutschland werden überwiegend auf Spaltenböden gehalten. 92 Prozent von ihnen müssen darauf stehen. Spaltenbödenställe brauchen wenig Pflege, Exkremente werden von den Tieren mit ihren Hufen durch die Spalten in einen Hohlraum gedrückt, der mit einem Schieber gereinigt werden kann, Einstreu gibt es nicht (Statistisches Bundesamt 2011). Diese Massen an Schweinen könnten nicht gehalten werden, wenn Ausmisten regelmäßig auf dem Programm stünde. Problem der Massen: Es wird sehr viel Gülle produziert, die auf den Feldern ausgebracht und dort in diesen Mengen Schäden für die Umwelt anrichtet. Die Gülle sickert teilweise ins Grundwasser, verunreinigt dies und folglich auch das Trinkwasser. Die in der Gülle enthaltenen Stickoxide und Ammoniak übersäuern in großen Mengen die Böden, was den Pflanzen schadet.

Außerdem ist die Gefahr sich verbreiternder Krankheiten groß, daher werden die Schweine häufig mit Antibiotika behandelt. Das Liegen und Stehen über der Gülle begünstigt Infektionen und Erkrankungen. Auch Kreislaufschwäche, Muskel- und Gelenkkrankheiten und Klauenverletzungen stehen in Zusammenhang mit der Haltungsform. Und die durch die Massen eingesetzten Spaltenböden verhindern, dass die Schweine ihr natürliches Verhalten ausleben können. Denn Schweine verrichten ihr »Geschäft« eigentlich nie dort, wo sie auch schlafen. Sie lieben Bewegung, wühlen in der Erde, reiben sich an Bäumen und bauen ihr Schlafnest. Die Spaltenböden werden glitschig durch Kot und Urin, sodass die Ausrutsch- und Verletzungsgefahr für die Tiere recht hoch ist. Schweine in dieser Haltungsform leben auf sehr engem Raum beieinander und werden mangels Beschäftigungsmöglichkeiten verhaltensauffällig, was in Schwanzbeißen und anderem aggressiven Verhalten münden kann. Um dessen Herr zu werden, werden die Schweine ohne Betäubung kupiert, werden die Schwänze gekürzt (Tierschutzbund 2013).

Sauen, die kurz vor dem Abferkeln stehen, ziehen sich von Natur aus von der Gruppe zurück. In der landwirtschaftlichen Praxis sieht das häufig so aus, dass sie in Einzelbuchten gebracht werden. In Kastenständen werden sie fixiert, sodass nur noch Aufstehen und Ablegen möglich ist. Umdrehen können sie sich hier nicht. Der Gedanke, der dahintersteckt, ist die Angst, dass freistehende Sauen ihre Ferkel erdrücken könnten. Ferkel, die in dieser Umgebung auf die Welt kommen, haben keine Möglichkeiten zum Spielen und Rennen, im Spaltenboden können sie hängenbleiben und sich verletzen. Damit die Ferkel die Mutter beim Säugen nicht verletzen können, werden ihnen häufig die Eckzähne abgeschliffen. Männliche Ferkel werden zusätzlich häufig ohne Betäubung kastriert. Dazu wird mit einer Skalpellklinge die Haut im Genitalbereich aufgeritzt, beide Hoden herausgedrückt und abgeschnitten. Das geschieht innerhalb der ersten sieben Tage, nachdem sie geworfen wurden, und ist laut Tierschutzgesetz erlaubt, obwohl das gleiche Schmerzempfinden der Ferkel in diesem wie in jedem anderen Alter nachgewiesen wurde (ebenda). Das geschieht, um dem späteren potenziellen Ebergeruch des Fleisches vorzubeugen, der sich mit der Geschlechtsreife der Schweine entwickelt, sich auch im Muskelgewebe anreichert und vom Verbraucher nicht gewünscht ist: Beim Erhitzen des Fleisches kann es zu unangenehmen Gerüchen kommen. Das ist bei etwa 5 Prozent der Jungeber der Fall (ebenda).

Ein Großteil der Schweine in Deutschland wird unter diesen Bedingungen gehalten. Denn nur so können Massen an Schweinen zu günstigsten Preisen angeboten werden. Günstige Preise, das ist anscheinend das, was der durchschnittliche deutsche Verbraucher will.

Aber es gibt auch andere Beispiele. In Bio-Haltung sind Vollspaltenböden verboten, es gibt stattdessen Einstreu, es werden Beschäftigungsmöglichkeiten angeboten, und die Tiere haben doppelt so viel Platz wie im konventionellen Bereich. Außerdem steht Bio-Schweinen eine Auslauffläche im Freien zu. Sie dürfen nicht länger als ein Fünftel ihrer Lebenszeit ausschließlich im Stall gehalten werden. Masttiere wachsen langsamer, was besser für ihre Gesundheit ist. Zähneabschleifen und Schwänzeabschneiden ist keine Standardprozedur in Bio-Betrieben, sondern bedürfen einer Genehmigung (Bund Ökologische Lebensmittelwirtschaft 2013b). Ferkelkastration ist im Bio-Bereich nicht einheitlich geregelt. Seit 2012 ist die Regelung für Bio EU-weit mit Betäubung und/oder Gabe von Schmerzmitteln zur Nachbehandlung festgelegt (Bundesanstalt für Landwirtschaft und Ernährung 2012). Manche Verbände, wie zum Beispiel Bioland, schreiben eine Narkose vor. Der Neuland-Verband ist zwar kein Bio-Verband, schreibt aber auch Kastration unter Narkose und Gabe von Schmerzmitteln vor. 0,6 Prozent des Fleischs wurde 2011 in Bio-Qualität gekauft (Bund Ökologische Lebensmittelwirtschaft 2012b).

Wie werden Rinder gehalten?

Zwar halten *viele* Betriebe in Deutschland Rinder, aber auch hier werden die Bestände immer größer. Wenige Betriebe halten einen Großteil der deutschen Rinder. In Zahlen ausgedrückt, sieht das so aus: 9 Prozent der Betriebe hält 39 Prozent aller Rinder in Deutschland, das sind über 200 Tiere pro Betrieb. Bei den Milchkühen ist die Situation eine ähnliche. Rund ein Drittel aller Milchkühe steht mit über hundert Kolleginnen im Stall. Ein weiteres Drittel wird auf Betrieben mit kleinen Tierbeständen von bis zu 49 Kühen gehalten.

Die gängigste Haltungsform ist die Laufstallhaltung. 74 Prozent oder 10,4 Millionen Rinder fristen so ihr Dasein (Statistisches Bundesamt 2011). Im Laufstall können sich die Tiere frei bewegen, es gibt einen Liege- und einen Fressbereich. Laufställe gibt es in verschiedenen Varianten und Ausführungen, als da wären Ställe mit Spaltenböden, mit Einstreu, planbefestigte Böden oder auch eine Kombination. Für das Tierwohl förderlich ist eine Kombination der Liege- und Fressplätze mit einem Auslaufbereich oder der Möglichkeit des Weidegangs.

Drei Millionen Rinder leben in Anbindehaltung. Das bedeutet, sie sind an ihrem Platz fixiert, können sich nicht mal um die eigene Achse drehen, sondern nur aufstehen und hinlegen. Fressen, Melken, Ruhen, Koten – alles passiert an Ort und Stelle.

Und wie viele Kühe grasen auf saftigen grünen Weiden? Von 12,5 Millionen deutschen Rindern insgesamt konnten 4,8 Millionen, also etwas mehr als ein Drittel, auf die Weide gehen. Milchkühe waren dabei allerdings in der Minderheit. Kälber, Bullen, Mutterkühe und so weiter machten den Großteil der weidenden Rinder aus. Und das, obwohl auf vielen Milchpackungen grüne Wiesen mit oder wahlweise ohne Kühe zu sehen sind. Zumindest die Verpackungen ohne Kühe bilden die Realität etwas genauer ab. Auch die Weidedauer war bei Milchkühen kürzer als bei ihren Artgenossen. Sie durften im Schnitt für 24 Wochen ins Gras beißen, während ihre Kollegen vier Wochen länger weiden konnten (Statistisches Bundesamt 2011).

Das Leben einer Milchkuh

Die durchschnittliche deutsche Milchkuh gibt zwischen 18 und 25 Liter Milch pro Tag. In einem Jahr sind das rund 7000 Liter Milch (European Food Safety Authority [EFSA] 2009). In Einzelfällen kommt eine Milchkuh sogar auf 40 Liter täglich. Das ist weit mehr, als ein Kalb braucht (PROVIEH 2006), aber damit versorgt eine Kuh in einem Jahr circa siebzig Konsumenten mit frischer Milch und Milchprodukten. Die durchschnittliche Tagesleistung einer Kuh entspricht etwa vier Packungen Butter, 19 Kilogramm Joghurt oder 2,2 Kilogramm Käse (Bundesministerium für Ernährung, Landwirtschaft und Verbraucherschutz 2010a). Diese Leistungen gehen jedoch auf Kosten der Kuhgesundheit – sie stößt an ihre Grenzen (PROHVIEH 2006). Die Lebenserwartung von Kühen ist in den letzten vierzig Jahren stark zurückgegangen (EFSA 2009). Wurden Kühe vor gar nicht allzu langer Zeit noch zehn Jahre alt, sind es heute im Schnitt nur noch fünf. In der Zeit haben sie meist vier Kälber zur Welt gebracht und wurden nach jeder Kalbung 300 Tage gemolken. Danach werden die ausgemergelten und erschöpften Tiere geschlachtet (PROHVIEH 2006).

Eine Evaluierung der Europäischen Behörde für Lebensmittelsicherheit EFSA zum Wohlbefinden von Kühen hat ergeben, dass Hauptgründe für geringes Wohlbefinden das Auftreten von Krankheiten, vor allem Fuß- und Beinprobleme und Mastitis (Euterentzündung) sind. Hinzu kommen Fortpflanzungs-, Verhaltens- und Stoffwechselstörungen. Hauptursache für diese Erkrankungen sieht die EFSA in der langjährigen Züchtung hin zu höheren Milcherträgen pro Kuh. Die Kuh soll immer mehr Milch geben, und das bringt gesundheitliche Probleme mit sich.

In den letzten dreißig Jahren hat sich der Milchertrag pro

Kuh in Europa konstant erhöht. Die genetische Auswahl spielt in diesem Zusammenhang eine bedeutende Rolle. Die Züchtung hin zu mehr Milch hat auch die Form und Größe der Milchkuh verändert. Sie braucht nun mehr Platz im Stall, auch ist sie empfindlicher und leichter verletzbar durch technische Belastungen. Verletzungen an äußeren Körperteilen wie Haut, Schenkel und Klauen treten nun häufiger auf. Auch Lahmheit steht in Zusammenhang mit der Züchtung auf höhere Milchmengen. Verletzungen, Schmerzen und Erkrankungen der Euter können durch schlecht gebaute oder gewartete Melkapparate verursacht werden. Auch der Umgang des Menschen mit der Milchkuh – barsches Verhalten oder unregelmäßige Abläufe während des Melkens – kann das Wohlbefinden der Kuh beeinträchtigen und zum Beispiel zu Euterbeschwerden führen. Lange Wartezeiten vor dem Melken führen dazu, dass den Kühen weniger Zeit fürs Fressen und Ausruhen bleibt. Dadurch kann das Risiko von Lahmheit gefördert werden.

Mechanisierte Melkanlagen wie Melkroboter können das Wohlergehen der Kühe fördern, wenn sie exakt eingestellt und sorgfältig überwacht werden. Melkroboter ermöglichen den Kühen, selbst zu entscheiden, wann sie gemolken werden möchten. Ein Melkroboter kann aber auch unsachgemäß eingesetzt werden, sodass es bei den Kühen zu langen Wartezeiten kommt. Es gibt auch Fälle, in denen Futter- und Wassergaben beschränkt werden, um die Kühe zum Besuch des Melkroboters zu animieren. Kühe können sich dadurch benachteiligt oder frustriert fühlen, so die EFSA. Auch kann es vorkommen, dass die Tiere beim Einsatz von Robotern nicht mehr regelmäßig begutachtet werden und die Früherkennung von Erkrankungen und Beschwerden so erschwert wird. Die EFSA rät dazu, Kühen jederzeit Zugang zu Futter und Wasser zu er-

möglichen, und zwar unabhängig von der Nutzung des Melkroboters, es sei denn diese Technik wird zu anfänglichem Trai-
ning eingesetzt (European Food Safety Authority 2009).
Milchkühe geben Milch, weil sie zuvor ein Kalb zur Welt
gebracht haben, für das diese Milch bestimmt ist. Laut EFSA
sind Kühe, die 24 Stunden mit ihrem Kalb verbringen dürfen
und danach von ihm getrennt werden, weniger gestresst, als
wenn die Trennung zwei Tage oder später erfolgt, wenn sich
der Bund zwischen Mutterkuh und Kalb noch stärker gefestigt
hat. Die Trennungsreaktion wird umso stärker, je länger Kuh
und Kalb zusammen sein konnten. Wenn Kuh und Kalb außer
Hör- und Sehweite untergebracht werden, ist die Stressreaktion
der Kuh niedriger, so die Meinung und Empfehlung der EFSA-
Experten. Es gibt keine eindeutigen Ergebnisse zur Frage:»Ist
es besser für das Wohlbefinden der Kuh, das Kalb für ein ver-
längertes Säugen dazulassen oder beide nach 24 Stunden zu
trennen?« Im Hinblick auf die Eutergesundheit ist möglicherweise begrenztes Säugen, etwa zweimal am Tag, zu bevorzugen
(ebenda).

Kälber werden in vielen Betrieben bis zur achten Lebens-
woche in Einzelboxen auf Vollspaltenböden gehalten. In den
ersten Tagen bekommen sie das Kolostrum, das ist besonders
nährstoffreiche, abgemolkene Muttermilch, die das Immunsystem des Kalbs stärkt. Danach bekommt es häufig Milchersatz aus Magermilchpulver und Pflanzenfett. Kälber in Einzelboxen können nicht mit ihren Artgenossen spielen, auch fehlt
die Nähe zur Mutter. Nach acht Wochen werden die Kälber in
Gruppen gehalten. Dort kann es zu Verhaltensstörungen wie
gegenseitigem Besäugen kommen, was die Euter schädigt und
zu Entzündungen führt. Um späteren Verletzungen bei Rang-
ordnungskämpfen in den engen Ställen vorzubeugen, werden
die Kälber außerdem enthornt. Das bedeutet, dass ohne Betäu-

bung mit einem Brennstab die Hörner weggebrannt werden (PROVIEH 2003). Innerhalb der ersten sechs Lebenswochen ist diese Prozedur laut Tierschutzgesetz erlaubt (Bundesverband der Verbraucherzentralen 2013).

So könnte es sein

Optimalerweise würden Milchkühe in planbefestigten, luft- und lichtdurchfluteten Laufställen mit Liegeboxen, Weidegang im Sommer und einem Laufhof für den Winter gehalten werden. Das ermöglicht den Tieren, ihrem Bedürfnis nach Bewegung nachzukommen, sie können fressen, wann immer ihnen danach ist. Bewegung beugt Klauenerkrankungen vor. Ein großzügig gestalteter Stall ermöglicht Ausweichmöglichkeiten und das Halten von behornten Kühen im Stall. Scheuerpfähle und -bürsten, eingestreute Liegeflächen oder gummierte Liegematratzen tragen zum Wohlbefinden der Tiere bei. Eine Konzentration auf Langlebigkeit statt Milchhöchstleistungen schont Euter und Gesundheit der Kuh (PROVIEH 2006).

Diese Maßnahmen kosten viel Geld. Billige Milch- und Fleischproduktion ist damit nicht zu gewährleisten. Nur wenige Betriebe leisten sich so etwas.

Für ökologische Rinderhaltung ist regelmäßiger Auslauf vorgesehen. In kleinen Bio-Betrieben, die ihren Kühen regelmäßigen Weidegang oder Auslauf ermöglichen, ist die Anbindehaltung noch erlaubt. Das trifft auf etwa ein Drittel der Bio-Milchkühe zu. Zugang zur Weide oder zumindest einem befestigten Auslauf ist generell vorgeschrieben (Bund Ökologische Lebensmittelwirtschaft [BÖLW] 2013b).

Enthornen ist bei Bio-Kühen nur unter Betäubung und nach Genehmigung erlaubt, beim Verband Demeter komplett verboten (Bundesverband der Verbraucherzentralen 2013). Aber auch Bio-Milchkühe werden nicht grundsätzlich älter als ihre konventionellen Kolleginnen. (BÖLW 2013b)

Zicke, zacke, Hühnerkacke

Geflügelhaltung in Deutschland konzentriert sich auf Masthähnchen, Gänse, Enten und Puten. Häufig wird Geflügel in kleineren Beständen und in Betrieben mit noch anderen Tierarten gehalten. In reinen Geflügelbetrieben lebten 2010 in Deutschland durchschnittlich 8800 Tiere. 16 Prozent der Betriebe halten 65 Prozent des Gesamtgeflügelbestands von 128,9 Millionen Tieren (2010). 45 Prozent der Legehennen leben mit 100 000 oder mehr Artgenossinnen zusammen, Masthühner und Junghennen vorrangig in Bodenhaltung.

Für Legehennen gibt es drei Haltungsformen: Käfig-, Boden- oder Freilandhaltung. Erstere, die Sie vermutlich vor Augen haben, ist in Deutschland seit 2009 verboten. Heute heißt das »Kleingruppenhaltung« (Statistisches Bundesamt 2011). In der Kleingruppenhaltung muss jedes Huhn mindestens 800 Quadratzentimeter Platz haben, und der Käfig muss wenigstens 50 Zentimeter hoch sein (Elfrich 2012). 800 Quadratzentimeter ist die Größe eines DIN-A4-Blatts plus etwa fünf EC-Karten. Bestimmungen zu Sitzstangen, Nestbereich und Einstreu sind vorgegeben. 18 Prozent der Legehennen wurden 2010 in Deutschland so gehalten. Bodenhaltung macht mit

63 Prozent im Jahr 2010 den Löwenanteil deutscher Lege-
hennendomizile aus (Statistisches Bundesamt 2011). Bodenhaltung bedeutet, dass sich neun Hennen einen Quadratmeter
teilen, mindestens ein Drittel des Stalls muss ausgestreut sein.
Vorteil der Bodenhaltung: Tiere können scharren und sich
bewegen. Nachteil: Es kommt zu Rangkämpfen, da Hühner
zwar Herdentiere sind, sich aber nicht viel mehr als fünfzig
Artgenossen merken können. Nahezu die Hälfte aller Legehennen leben jedoch mit 100 000 oder mehr Artgenossinnen zusammen. Wegen der Verletzungsgefahr wird den Tieren meist der Schnabel gestutzt (Elfrich 2012). Das geschieht
mittels heißem Draht oder Laserstrahl (PROVIEH 2013),
meist ohne Betäubung. Der Schnabel ist ein wichtiges Sin-
nesorgan und daher konzentriert durchzogen von Nerven.
Deshalb verursacht diese Prozedur starke Schmerzen (PRO-
VIEH 2010).

Im Freiland wurden 2010 in Deutschland 13 Prozent der
Legehennen gehalten. Das bedeutet, dass zusätzlich zum Hüh-
nerstall jedem Huhn 4 Quadratmeter Freilandauslauf gewährt
werden müssen, der überwiegend begrünt sein muss. Dadurch,
dass die Tiere draußen sein können, sind sie unempfindlicher
und können ihr arttypisches Verhalten ausleben. Allerdings
schwanken Eiqualität und -quantität. Den geringsten Anteil
machen die Bio-Hennen aus. Nur 6 Prozent von ihnen lebten
2010 auf deutschen Ökohöfen.

Im Ökostall teilen sich nur sechs Hennen einen Quadratmeter Platz, und routinemäßiges Schnabelkürzen sowie Käfig-
haltung sind verboten. Die Möglichkeit zum Auslauf ist vorgeschrieben (Elfrich 2012). Aber auch im Bio-Bereich wird auf
ein Leistungsoptimum hingezüchtet, was Folgen für die Tier-
gesundheit haben kann. Da passiert es schon mal, dass einem
Junghuhn ein Ei im Eileiter stecken bleibt, weil das Ei zu groß

für das junge Huhn war. Unter seinen 500 Kolleginnen ist es nicht weiter aufgefallen und schließlich daran gestorben. Aber Konsumenten wollen anscheinend große Eier. Eine Hofladenbesitzerin erzählt, dass Kundinnen bei kleinen Eiern verzweifeln. Sie wissen nicht, wie sie mit kleinen Eiern ihren Kuchen backen sollen, wenn im Rezept »große Eier« steht… (Halter 2012)! Durch diese Legeleistung werden Bio-Hennen nicht älter als konventionelle. Auch hier ist die Legeleistung nach circa 1,5 Jahren erschöpft (Bund Ökologische Lebensmittelwirtschaft 2013b).

Natürlicherweise würde das Huhn jetzt eine Mauser machen, Federn verlieren, fast keine Eier legen, um Kräfte zu sammeln für die nächste Produktion. Das ist für viele Bauern nicht rentabel. Daher hat das Huhn nun ausgedient und wird als Suppenhuhn zum Schlachten ausgemustert. Teilweise lohnt sich nicht mal das. In der Schweiz gibt es die erste Bio-Gasanlage, die auch Hühner zusammen mit Schlachtabfällen zu Strom umwandelt (Halter 2012). Nur wenige Betriebe halten die Hennen noch ein zweites Jahr, mit niedrigeren Eierträgen (Bund Ökologische Lebensmittelwirtschaft 2013b).

Nicht das Gelbe vom Ei

Der Bedarf an Eiern ist groß, vor allem die Lebensmittelindustrie verschlingt Massen in Fertiggerichten und Industriewaren. Ein Durchschnittshuhn legte 2010 circa 294 Eier (Statistisches Bundesamt 2011). Das ist eine enorme Leistung, die durch Züchtung und Fütterung erreicht wurde. Das »Urhuhn« hingegen, also der Vorfahre der heutigen »Industriehühner«, legte gerade mal zwanzig Eier im Jahr (PROVIEH 2013). 2010 gab es in Deutschland 27,2 Millionen Legehennen (Statistisches Bundesamt 2011).

Die männlichen Küken, die regelmäßig in den Eiern stecken, können als Eierlieferant nicht gebraucht werden, denn Legehennen werden auf maximale Eierlegeleistung gezüchtet. Doch kann das bei der Befruchtung entstehende Geschlecht nicht beeinflusst werden. Männliche Küken, die dabei entstehen, sind nicht zu gebrauchen, weil sie keine Eier legen und an ihnen einfach zu wenig Fleisch dran ist, um sie als Brathähnchen anzubieten. Für die Hähnchenfleischproduktion gibt es andere Züchtungen. Also werden sie kurz nach dem Schlüpfen vergast oder zerschreddert (PROVIEH 2013). Das passiert auch mit Bio-Küken.

Broiler, Brathähnchen, Backhuhn ...

Im Jahr 2010 wurden in Deutschland 1,8 Millionen Tonnen Geflügelfleisch produziert, das sind 81 Prozent mehr als vor zehn Jahren (Statistisches Bundesamt 2011). Die Mast dauert heute im Schnitt circa 35 Tage. Weil Hähnchenbrust und -schenkel sehr beliebt sind, werden die Tiere so gezüchtet, dass Brust- und Schenkelmuskulatur besonders groß sind. Das schnelle Wachstum führt häufig zu gesundheitlichen Problemen: sowohl Herz-Kreislauf- als auch Wirbelsäulen- sowie Beinschmerzen und -schäden. Es kommt vor, dass sich Tiere am Ende der Mast gar nicht mehr bewegen können und dann verhungern oder verdursten (PROVIEH 2013b). Geflügelhaltung in unfassbaren Massen wie im konventionellen Bereich von über 100 000 Tieren ist im Bio-Bereich verboten. Hier gelten Höchstgrenzen von 3000 Legehennen und 2500 Puten pro Einheit. Außerdem muss Geflügel mindestens ein Drittel seines Lebens Freilandzugang haben. Einige Bio-Verbände haben in ihren Richtlinien Wintergärten für Geflügel vorgesehen, sodass auch bei schlechtem Wetter Auslauf im Freien möglich ist.

Bio-Masthähnchen wachsen langsamer, nämlich doppelt so lange wie konventionelle Hähnchen (Bund Ökologische Lebensmittelwirtschaft 2013b).

»Zweinutzungsrassen«:
Weder Fleisch noch Fisch, aber Huhn

»Zweinutzungsrassen« nennt man Hühnerrassen, die sowohl für die Eier- als auch die Fleischproduktion geeignet sind. Die Erträge sind geringer und die Preise für Fleisch und Eier darum meist höher. Dafür müssen männliche Küken direkt nach dem Schlüpfen nicht mehr getötet werden. Im Raum Berlin gibt es die Aktion »ei Care«. Naturlandbetriebe im Berliner Umland halten Hühner der Sorte »Les Bleus«. Diese Tiere legen genug Eier und setzen genug Fleisch an, um am Biomarkt Abnehmer zu finden. Eier kosten circa 10 Cent mehr als das normale Bio-Ei, Fleisch kostet etwa 2 Euro mehr pro Kilo als das normale Bio-Hähnchenfleisch.

Nur ein totes Tier kann man essen

Das Ende sieht für alle ähnlich aus, ob Schwein oder Rind, ob Ein- oder Zweinutzungshuhn – sie alle werden zum Schlachthof transportiert und dort zu Lebensmitteln verarbeitet.

Im Jahr 2012 wurden in Deutschland über 58 Millionen Schweine geschlachtet. Außerdem über 3,5 Millionen Rinder und fast eine Million Lämmer, knapp 11 500 Pferde und noch viele weitere Tiere. Die Zahl der Hausschlachtungen (in der Regel am Hof des Erzeugers zur Verwendung im eigenen Haushalt) war recht bescheiden. Um bei den oben genannten Tieren zu bleiben: Hausgeschlachtet wurden knapp 37 000 Rinder, knapp 153 000 Schweine, circa 39 000 Lämmer und 151 Pferde. Schweinfleisch macht mit 67,8 Prozent der Gesamtfleischerzeugung den Hauptteil aus, gefolgt von Geflügel (17,7 Prozent) und Rind (14,1 Prozent). Der Rest ist verschwindend gering (Statistisches Bundesamt 2012). Diese Zahlen zeigen, dass es um große Mengen geht. Massen, die transportiert werden, und Massen, die durch die industrialisierte Schlachtanlage geschleust werden. Sie sollten sorgfältig geschlachtet werden, landen aber in einem Fließbandprozess, der keine Zeit für Fehler lässt, und wenn doch welche unterlaufen, dann leiden darunter die Tiere. Aber nicht nur Fehler, auch Kostendruck für billiges Fleisch lässt Tiere kurz vor dem Tod unnötig leiden. Greenpeace führt an, dass beispielsweise Schweine vor der Schlachtung teilweise mit Kohlendioxid (CO_2) betäubt werden. Das Gas führe bei den Schweinen zu Panik, Atemnot und Erstickungsanfällen. In Großschlachthöfen sei dies laut *Greenpeace Magazin* eine übliche Methode, obwohl es Alternativen gebe. Man könne auch reaktionsträge Gase wie Argon oder Helium zum Einsatz bringen, die von den Schweinen nicht wahrgenommen würden. Sie fielen dann einfach um (Greenpeace 2012). Animal Health online sieht das anders. Hier heißt es, dass CO_2-Betäubung eine stressfreie Methode sei, was man auch daran erkennen könne, dass teilweise Menschen, die aus Versehen in CO_2-Senken geraten, dort ohnmächtig würden und stürben... (Keckl 2012).

Weiterhin gibt es verschiedenste Reportagen in allen möglichen Medien zu Missständen in Schlachthöfen. Es wird berichtet von Tieren, die nicht richtig betäubt wurden und bei vollem Bewusstsein in heiße Brühbecken geworfen werden. Es wird darauf hingewiesen, dass Betäubungsdosen zu klein, Mittel aus Kostengründen zu schlecht und die Durchlaufzahl der Tiere pro Sekunde/Minute/Stunde/Tag zu hoch ist. Auf Animal Health online ist hingegen zu finden, dass es keine konkreten Zahlen gebe und dass die Schlachthöfe selbst auch daran interessiert seien, stets exakt und fehlerfrei zu arbeiten (ebenda).

Fest steht: Konkrete, aktuelle Zahlen zu Missständen in Schlachthöfen sind mir nicht zugänglich. Die Schlachtmengen sind jedoch sehr hoch, und es können Fehler passieren, die die Tiere unnötig leiden lassen. Weiterhin herrscht ein immenser Kostendruck, damit Verbraucher billiges Fleisch in Massen kaufen können. Es ist eine Binsenweisheit, dass da, wo Kostendruck herrscht, um immer billiger zu produzieren, an vielen Stellen eingespart wird. Ausschließen kann man folglich sicher nicht, dass auch bei Betäubungsmitteln der Rotstift angesetzt wird.

Doch wenn es darum geht, wie billiges Fleisch produziert wird, müssen wir auch daran denken, dass das alles nicht nur auf Kosten der Tiere geschieht, sondern auch auf Kosten der Menschen. Immer mal wieder ist von Lohndumping zu hören, von osteuropäischen Arbeitern, die für die Hälfte oder noch weniger der deutschen Löhne arbeiteten, als Leiharbeiter, Selbstständige oder »Honorarkräfte« von Subunternehmen, und dazu noch schlecht untergebracht seien (Knödler 2012). Auch die Bauern leiden unter dem Preisdruck und viele, die mit den Großen nicht mehr mithalten und nicht noch billiger produzieren können, müssen aufgeben. Im Zeitraum von 2007 bis 2010 wurden 22 500 Betriebe geschlossen. Nur 200 waren darunter, die keine Tiere hielten (Statistisches Bundesamt 2011).

Lohnt sich Tierhaltung nur noch in Massen, und auf wessen Kosten liegt das billige Fleisch im Kühlregal? Will ich durch meine Konsumgewohnheiten solch ein System unterstützen? Das (massenhafte) Töten von Tieren, dazu unter inhumanen Bedingungen? Ich denke, dass im Besonderen die vornehmlich auf *billig* ausgerichtete Produktion von Fleisch wie auch anderen landwirtschaftlichen Erzeugnissen *immer* auf Kosten des Tierwohls beziehungsweise der Umwelt, der Gesundheit und der Gesellschaft geht. Ich erkenne keinen Anlass, aus Tieren eine Massenware machen zu müssen. Warum ist der Sonntagsbraten zum Alltagsessen mutiert? Wieso verbrauchen wir Millionen Liter Milch im Jahr? Bio erleichtert da auch nicht unser Gewissen, macht es doch nur etwa 6 Prozent der Agrarproduktion aus. Und auch dort gibt es nicht nur kleinbäuerliche Landwirtschaft. Das Gros tierischer Lebensmittel wird unter den oben geschilderten Bedingungen produziert, anders sind billige Lebensmittel nicht zu realisieren.

»Könnte ich selbst schlachten oder zumindest dabei zusehen?« Dies ist für mich zumindest eine Grunderfahrung, die jeder Fleischesser einmal machen sollte. Sicher wird so mancher, der den Herstellungsprozess seines Schnitzels kennt, bei der Zusammenstellung seines Speiseplans mit einem anderen Bewusstsein an die Sache herangehen.

Auch ein Teil von »vegan«: Tierversuche

Diskutiere ich mit Freunden über das Thema »Veganismus«, stehen auch Tierversuche schnell auf der Agenda. Die Medizinstudentin sagt, sie möchte lieber, dass künftige Ärzte zum Beispiel den Luftröhrenschnitt zunächst am Schwein üben statt am Menschen. Das leuchtet mir ein. Weitere Argumente lauten: »Lieber ein Tierleben als ein Menschenleben opfern.« Oder auch: »Ich würde keine Medikamentenversuche *an mir* machen wollen, aber an irgendwem muss es ja getestet werden.« Stimmt. Ich auch nicht! Sieht so aus, als führe bei aller Tierliebe also kein Weg an Tierversuchen vorbei.

Dann entdecke ich im Internet die Organisation »Ärzte gegen Tierversuche«. Hoppla. Ärzte? Na, das hört sich für mich seriös an. Mit denen muss ich unbedingt sprechen. Silke Bitz, wissenschaftliche Mitarbeiterin und Pressesprecherin des Vereins »Ärzte gegen Tierversuche«, erklärte sich bereit, mir meine Fragen zu beantworten.

Seit fast 35 Jahren gibt es diese Vereinigung schon, die ein bundesweiter Zusammenschluss von Tierärzten und Naturwissenschaftlern ist. Sie lehnen Tierversuche aus ethischen und wissenschaftlichen Gründen ab. Stattdessen kämpfen sie für eine moderne, humane Medizin und Wissenschaft ohne Tierversuche, die sich am Menschen orientiert. Aber ich dachte immer, alle Tierversuche orientieren sich am Menschen? Dafür werden die Versuche doch gemacht – um beim Menschen gesundheitliche Fortschritte zu erzielen. Ist das etwa nicht so?

Silke Bitz ist da anderer Meinung. Sie sagt, Tierversuche ließen nicht nur Durchbrüche im Bereich der Heilung von menschlichen Krankheiten vermissen, sondern könnten auch gefährlich für uns sein: »Allein in Deutschland sterben pro Jahr rund 60 000 Menschen an den Folgen von Arzneimittelnebenwirkungen. Die schweren Folgen konnten im Tierversuch nicht vorhergesagt werden.« Krankheitsentstehung beim Menschen sei ein multikausaler Prozess, in dem Faktoren wie Ernährung, Lebensgewohnheiten, Rauchen, Alkohol- oder Drogenkonsum eine zentrale Rolle spielen. Das werde in der Tierversuchsforschung jedoch nicht berücksichtigt. Hinzu kämen psychische Faktoren und Alltagsstress, die ebenfalls das Krankheitsgeschehen beeinflussen könnten. Jeder Mensch reagiere individuell auf dieses Zusammenspiel. In der Tierforschung jedoch fänden sich Tiere oft in sterilen, standardisierten Einzelboxen. Die oben genannten Einflussfaktoren auf die menschliche Gesundheit würden so von vornherein ausgeschlossen.

»Im Ergebnis werden mit Erkenntnissen aus Tierversuchen, die fern jeder realistischen Parallele zur menschlichen Situation sind, Hoffnungen kranker Menschen geweckt, die auf die Aussagen der Tierexperimentatoren vertrauen, im Endeffekt jedoch bitter enttäuscht werden.«

Also sind die Tierversuche gar nicht auf den Menschen übertragbar? Silke Bitz erklärt, dass verschiedene Tierarten und erst recht Menschen auf verschiedene Substanzen unterschiedlich reagieren: Asbest beispielsweise erzeugt beim Menschen Krebs, ist für Ratten und Hamster jedoch verträglich. Während Arsen giftig für den Menschen und gut verträglich für Schafe ist, verhält sich das bei Paracetamol anders. Das vertragen Menschen gut und wirkt bei Katzen giftig. Morphium hat für Menschen eine beruhigende Wirkung und für Katze, Rind und Pferd eine stimulierende. Diese Beispiele zeigen, dass die Wirkungen von ein und demselben Medikament ganz gegensätzlich sein können – je nachdem, wer sie einnimmt.

Das überrascht mich. Ich dachte, es sei einigermaßen sicher, dass an Tieren getestete medizinische Wirkungen auf den Menschen übertragbar seien. Ich finde Bestätigung auf der Seite von Pro Forschung e. V. Dort heißt es, dass bestimmte Tierarten und Studienmodelle für bestimmte Fragestellungen besonders geeignet seien und 70 bis 80 Prozent der in Tierversuchen auftretenden Wirkungen und Nebenwirkungen von Arzneimitteln auch beim Menschen vorkommen. Für neue Operationstechniken wird sogar eine Übertragbarkeit von 100 Prozent angegeben. Eine Ausnahme bilden, laut Pro Forschung, Bio-Pharmaka (Arzneistoffe, die mittels Bio-Technologie hergestellt wurden), zum Beispiel hochspezifische Antikörper. Hier seien Ergebnisse vom Tiermodell auf den Menschen häufig nicht übertragbar. In den Fällen müsse, wo immer möglich, menschliche In-vitro- oder Ex-vivo-Systeme zum Einsatz kommen (Pro Forschung 2012). »In vitro« heißt bei wissenschaftlichen Versuchen »im (Reagenz-)Glas (durchgeführt)«. Bei »Ex-vivo«-Experimenten wird lebendes biologisches Material dem Organismus entnommen und »außerhalb des Lebenden« weiter untersucht.

Silke Bitz entgegnet, die US-amerikanische Gesundheitsbehörde habe in einer Studie veröffentlicht, dass 92 Prozent der potenziellen Arzneimittel, die sich im Tierversuch als sicher und wirksam erwiesen, die klinische Prüfung nicht bestünden, weil sie entweder nicht wirksam seien oder unerwünschte Nebenwirkungen hervorriefen. Außerdem sei einer aktuellen kanadischen Studie zufolge für rund ein Viertel der zugelassenen neuen Wirkstoffe wahrscheinlich, dass schwere Risiken bekannt werden, die zu Warnhinweisen oder Marktrücknahmen führen. Daher habe für sie der Spruch »Lieber ein Tierleben opfern als ein Menschenleben« auch keine Relevanz, da die Ergebnisse nicht mit der nötigen Sicherheit übertragbar sind.

Als Alternative zu Tierversuchen in Medikamentenstudien sieht Silke Bitz In-vitro-Verfahren, die in einer Vielzahl zur Verfügung stünden und zudem aussagekräftiger, zuverlässiger und kostengünstiger als Tierversuche seien. »Die Wirkung neuer Arzneimittel kann detailgenau im Computer oder an Bio-Chips simuliert und an menschlichen Zell- und Gewebekulturen, die zum Beispiel aus Operationen zur Verfügung stehen, getestet werden. Zur Prüfung der Erbgutschädigung eignen sich Bakterienkulturen. Die hautreizenden Eigenschaften von Chemikalien und kosmetischen Stoffen können an künstlicher Haut getestet werden. Für die Untersuchung auf Fieber auslösende Substanzen in Medikamenten und Impfstoffen steht heute ein Test mit menschlichem Blut zur Verfügung.«

Außerdem weist sie auf weiteren Forschungsbedarf hinsichtlich der wirklichen Ursachen menschlicher Erkrankungen hin. In Vergleichsstudien mit kranken und gesunden Menschen etwa konnte der Einfluss der Lebensweise wie Rauchen, Alkoholmissbrauch, fleisch- und fettreiche Ernährung, Stress, mangelnde Bewegung und dergleichen auf die Entstehung und den Verlauf verschiedenster Zivilisationskrankheiten eindeutig gezeigt werden. Das bedeutet, es gibt Alternativen, an denen man ansetzen kann, die in vielen Fällen sogar kosteneffizienter als Tierversuche sind, außerdem schneller und im Ergebnis zuverlässiger hinsichtlich ihrer Aussagekraft für den Menschen.

Ich frage sie nach dem Luftröhrenschnitt. Denn ich fühle mich beruhigter, wenn das ein junger Mediziner schon mal geübt hat, zum Beispiel am Schwein. Silke Bitz erklärt mir, dass sich Mensch, Tier und verschiedene Tierarten in Stoffwechsel, Organfunktionen und auch Anatomie stark voneinander unterscheiden. Sie schlägt vor, dass junge Mediziner bei OPs zuschauen und unter Anleitung assistieren. Außerdem verweist sie auf eine große Palette an lebensechten Modellen zum Üben.

Im Jahr 2011 waren es über 2,9 Millionen Tiere, die unter anderem in den Bereichen Arzneimittelforschung, chemische und Kosmetikindustrie, Grundlagenforschung, Studium/Ausbildung oder Giftigkeitstest verwendet wurden. Nach wie vor sterben also Jahr für Jahr Millionen Tiere für Versuche, die teilweise völlig unnötig sind.

Gesundheitliche Gründe für Veganismus

Voller Energie, tolle Haut und nie wieder krank

Als Veganer wird man schlank und schön, deswegen gibt es in Kalifornien so viele Veganer. Oder wird man blass und dürr, weil man ganz starke Nährstoffdefizite hat? Beide Geschichten gibt es. Welche ist wahr? Wie immer liegt die Wahrheit wahrscheinlich in der Mitte. Die Menschen, die vegan leben und sich bereit erklärt haben, sich mit mir zu treffen, waren wie gesagt alle… unterschiedlich. Dicke, Dünne, Große, Kleine, Athletische, Unsportliche, Musikalische, Unmusikalische – die ganze Palette. Alle versicherten mir, sie hätten keinen Mangel an Nährstoffen. Einige ließen ihre Werte regelmäßig prüfen, andere nicht.

Und dann gibt es noch diese Wundergeschichten, die umhergeistern. »Ich kenne wen, der kannte mal wen, der hatte eine Nachbarin, die vegan lebte, und alle ihre Krankheiten waren plötzlich weg.« Ja klar. Wunderheilung und so. Am Anfang habe ich die Geschichten noch abgetan: »Lächerlich.« Doch sie mehrten sich, kamen aus den unterschiedlichsten Ecken. Der eine hatte plötzlich reine Haut, der andere keine Allergien mehr, der Dritte hatte tolle Blutwerte, und wieder einer kriegte seinen Diabetes in den Griff.

»Na ja, der eine schwört halt auf Kanne-Brottrunk, der andere auf vegan«, so erklärte ich mir das. Doch der Keim des Zweifels, ob das wirklich alles nur heiße Luft sei, wuchs in mir heran. Da ich ja in gewisser Weise Naturwissenschaftlerin bin, traue ich Studien mehr als Selbsterfahrungsberichten. Aber das mit dem »Mehr-Energie-Haben« interessierte mich nun doch sehr, zumal ich einer der Zeitgenossen bin, die das ganze Jahr unter Frühjahrsmüdigkeit leiden. Gehört habe ich, dass sich der ehemalige US-Präsident Bill Clinton aus gesundheitlichen Gründen vegan ernähren soll. Vegane Ernährung als Medizin, sozusagen »auf Rezept«, gibt es in den USA, so hab ich den Eindruck, häufiger als hier. Obwohl es auch in Deutschland viele gute vegane Rezepte gibt …

Haben Veganer die besseren Blutwerte?

Die Begriffe »schlechte Blutwerte« und »Mangelerscheinungen« fallen oft im Zusammenhang mit Veganismus. Die Sorge liegt darin begründet, dass bestimmte Nährstoffe in hohen Mengen in tierischen Produkten vorkommen. Vitamin B_{12} zum Beispiel muss deswegen von Veganern supplementiert werden, etwa mit veganen Vitamin-B_{12}-Tabletten, es gibt wie gesagt jedoch schon viele Produkte wie zum Beispiel die eine oder andere Pflanzenmilch, die aus dem Grund mit synthetischem Vitamin B_{12} angereichert sind.

Weitere Nährstoffe, die als kritisch im Rahmen einer veganen Ernährung angesehen werden, sind Eisen, Vitamin D, Omega-3-Fettsäuren, Kalzium, Zink oder auch Proteine. Bei einer ausgewogenen und verantwortungsvoll geplanten veganen Ernährung lassen sich diese Nährstoffe über pflanzliche Lebensmittel jedoch gut zuführen. Ein immer wieder vorgebrachtes Argument gegen den Veganismus lautet: »Wenn mir die Nahrung nicht all das gibt, was ich brauche, dann kann das gar keine gesunde Ernährung sein.« Ein Gegenargument wäre: »Der stetig wachsende Konsum tierischer Produkte ist Ursache vieler Erkrankungen. Lieber nehme ich jeden Tag eine Vitamin-B_{12}-Tablette und bleibe gesund.« Der Nachteil, krank zu werden durch eine Ernährung, die mich mit allem versorgt, wiegt für mich schwerer, als jeden Tag ein Nährstoffpräparat zu schlucken.

In der Fachsprache ausgedrückt, findet sich diese Auffassung in der wissenschaftlichen Zeitschrift *American Journal of Clinical Nutrition*. Dort heißt es, Studien zeigten zwar, dass Veganer einen niedrigeren Cobalamin-(Vitamin-B_{12}-)Status und eine höhere Homocystein-Konzentration im Blut hätten als Omnivoren und dass dies auf mögliche Unzulänglichkeiten einer veganen Ernährung hinweise, dass man aber die umfassenden gesundheitlichen Vorteile einer pflanzenbasierten Ernährung nicht ignorieren könne (Elmadfa 2009). Vitamin B_{12} kommt in tierischen Produkten vor wie Fleisch, Milch und Eiern. Ein Mangel kann zu irreversiblen Hirnschäden führen. Homocystein ist eine Aminosäure, die im Stoffwechsel entsteht und mittels Folsäure und Vitamin B_{12} abgebaut wird. Ein geringer Vitamin-B_{12}-Status mindert somit den Abbau. Ein erhöhter Homocystein-Spiegel ist ein Risikofaktor für Herz-Kreislauf-Erkrankungen. Es gibt jedoch neben einem Mangel an Vitamin B_{12} und Folsäure weitere Faktoren, die zu einem erhöhten Homocystein-Spiegel führen können (Deutsche Gefäßliga 2007). Um einer möglichen Mangelsituation frühzeitig entgegensteuern beziehungsweise den Homocystein-Wert beobachten zu können, sollten Veganer einmal im Jahr zum Arzt gehen, um die Blutwerte überprüfen zu lassen. So können Fehlversorgungen früh erkannt und ihnen kann rechtzeitig entgegengewirkt werden, bevor sich klinische Mangelerscheinungen (zum Beispiel neurologische Schäden) manifestieren. Wenn Sie darauf achten, Vitamin B_{12} als Nährstoffsupplement oder in Form von angereicherten Produkten zuzuführen, und sich ansonsten ausgewogen und abwechslungsreich ernähren, sollte in der Regel nichts gegen eine rein pflanzliche Kost sprechen.

Was für Veganer gilt, trifft allerdings für alle Menschen zu: Sie sollten sich mit dem beschäftigen, was Sie essen und was Sie an Nährstoffen brauchen, um sich gesund und ausgewogen zu ernähren. Sie sind verantwortlich für Ihre Gesundheit. Wir kümmern uns in der Regel mehr um unser Auto als um uns selbst. Unser Auto schicken wir regelmäßig in die Inspektion und vernachlässigen den Check-up am eigenen Leib. In Einzelfällen kann es immer Probleme mit der Nährstoffversorgung geben. Das hat verschiedene Gründe. Hier ist es ratsam, eng mit dem Arzt zusammenzuarbeiten. Es gibt Fälle, da ist aus gesundheitlichen Gründen eine rein vegane Ernährung nicht möglich. Auch sind dem *American Journal of Clinical Nutrition* zufolge Vitamin-B_{12}-Mangel und hohe Homocystein-Werte keine Erscheinung, die ausschließlich bei Veganern vorkommen; auch Omnivoren oder Vegetarier können davon betroffen sein (Elmadfa 2009). Die American Dietetic Association ist sogar der Meinung, »dass eine gut geplante vegetarische Ernährungsform, einschließlich komplett vegetarischer oder veganer Ernährungsformen, gesund, ernährungsphysiologisch bedarfsgerecht ist und gesundheitliche Vorteile in der Prävention und der Behandlung bestimmter Krankheiten bietet. Eine gut geplante vegetarische Ernährungsform ist für Menschen aller Altersstufen geeignet, einschließlich für Schwangere, Stillende, Kleinkinder, Kinder, Heranwachsende und Sportler« (PETA 2013).

»Tierische Produkte sind gesundheitsschädlich«

So oder so ähnlich steht es in vielen Artikeln und Berichten. Was steckt dahinter? Krank durch eine ausgewogene Mischkost – ist das möglich? Wie viel tierische Produkte gehören in eine ausgewogene Ernährung und welche? Kann man sich auch ohne tierische Produkte ausgewogen ernähren? Diese Fragen zu klären, darum geht es im Folgenden.

Es sickert immer weiter durch ins allgemeine Bewusstsein:

Der Verzehr zu vieler tierischer Produkte ist nicht gut für unsere Gesundheit. So titelt der Internetdienst der *Neuen Westfälischen* am 28. Februar 2012: »Gütersloher Professor: ›Zu viel Milch macht krank‹« (Bätz 2012). Und Süddeutsche.de schreibt am 10. September 2012: »Wer täglich rotes Fleisch, Wurst oder Schinken isst, verkürzt seine Lebenserwartung deutlich. Fleischmahlzeiten erhöhen das Risiko für Herzinfarkt, Schlaganfall, Diabetes und verschiedene Krebsleiden« (Bartens 2012). Ein Kommentar in der Fachzeitschrift *Canadian Family Physician* handelt vom Zusammenhang zwischen einer typischen nordamerikanischen Ernährungsweise, die – ähnlich der deutschen – reich an raffiniertem Zucker, tierischen Fetten und tierischen Proteinen ist, und Volkskrankheiten wie Übergewicht, Diabetes, Herz-Kreislauf-Erkrankungen, Bluthochdruck und so weiter begünstigt. Ein gegenteiliger Effekt wird Vegetarismus und Veganismus nachgesagt, was darauf schließen lässt, dass eine pflanzlich basierte Ernährungsweise viele der aktuellen Gesundheitsprobleme, -sorgen und -kosten reduzieren könnte. Blickt man nach Asien, dem Mittleren Osten und Afrika, sieht man dort ähnliche Zivilisationskrankheiten wachsen wie hierzulande. Und zwar seitdem diese Regionen ihre ursprünglich pflanzenbasierte traditionelle Ernährung zugunsten eines westlichen Ernährungsstils mit raffiniertem Zucker und viel tierischen Produkten aufgegeben haben. Studien konnten zeigen, dass vegetarische oder vegane Ernährungsweisen die Entwicklung von Übergewicht, einigen Krebsarten, Bluthochdruck und anderen Erkrankungen positiv beeinflussen konnten. Die höhere Aufnahme von pflanzlichem Protein ist gut geeignet als Schutz gegen Osteoporose und für die Knochengesundheit, sofern eine adäquate Kalzium- und Vitamin-D-Aufnahme gesichert ist. Laborergebnisse lassen sogar vermuten, dass das konzentrierte tierische Protein in Kuhmilch und Fleisch zur Entwicklung von Osteoporose beiträgt, weil es die Ausscheidung von Kalzium über die Nieren verursacht (Grant 2012). Im *American Journal of Clinical Nutrition* wird gesagt, dass Knochenbrüche aufgrund von Osteoporose in den Ländern am häufigsten vorkommen, die am meisten Milch, Kalzium und tierisches Protein konsumieren (Lanou 2009). Hätten Sie das gedacht? Dass Milch, einer der wichtigsten Kalziumlieferanten, sogar zu Kalziumverlust und damit Osteoporose beiträgt, statt selbige zu verhindern? Und warum erfahren wir das erst jetzt und so schleppend? Frauen nehmen am Tag circa 227 Gramm Milch und Milchprodukte zu sich, Männer circa 248 Gramm (Max Rubner-Institut 2008). Das macht pro Jahr 82,6 Kilogramm Milch und Milchprodukte pro Frau und 90,3 Kilogramm pro Mann. Es wäre also einiges, was da wegfiele, würden wir ab sofort Milch meiden. Was allerdings zusätzlich wegfiele, wäre auch die Aufnahme von tierischen Östrogenen in der Milch, die hormonelle Veränderungen in Kindern und Erwachsenen verursachen könnte (Grant 2012).

Und wie halten Sie zukünftig Ihre Knochen fit? Für die Knochengesundheit zuträglich sei eine pflanzliche Kalziumversorgung, reduzierter Verzehr von tierischem Protein, tägliche Bewegung und die ausreichende Versorgung mit Vitamin D – im Sommer durch die Sonne, im Winter durch Supplemente, so das *American Journal of Clinical Nutrition* (Lanou 2009). Sie mögen sich fragen, ob eine Kalziumversorgung durch Gemüse, Nüsse, Samen & Co. ausreichend ist. Haben vielleicht gehört, dass der Körper tierisches Protein viel besser verwerten kann. Das habe ich auch gehört und sogar an der Uni gelernt. Aber Studien konnten zeigen, dass Kalzium aus Bohnen und vielen Gemüsearten mit 40 bis 64 Prozent besser aufgenommen wird als Milchkalzium mit nur 32 Pro-

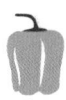

zent. Die Aufnahme von Kalzium aus angereicherten Pflanzenmilchgetränken ist mit 28 bis 36 Prozent ähnlich hoch wie die von Kuhmilchkalzium. Milch steht aber nicht nur im Verdacht, Osteoporose zu begünstigen, sondern auch, das Erkrankungsrisiko an einigen Krebsarten, Autoimmunerkrankungen und Allergien vor allem bei Kindern zu erhöhen. Und es kommt immer mal wieder vor, dass Rückstände von Antibiotika, Hormonen oder Pestiziden in Milch gefunden werden (ebenda). Seit längerem schon steht der Fleischkonsum am Pranger und wird als Auslöser verschiedener Krankheiten bezichtigt. Es gibt Hinweise, dass Fleischkonsum das Risiko erhöht, an speziellen Krebsarten zu erkranken, etwa Brust- oder Prostatakrebs (Huang 2012).

Vegane Diäten sind meist reich an Ballaststoffen, Magnesium, Folsäure, Vitamin C, Vitamin E, Eisen und sekundären Pflanzenstoffen. Sie tendieren wie gesagt dazu, eine niedrigere Energiedichte – also weniger Kalorien – zu haben sowie weniger Fett, Omega-3-Fettsäuren, Vitamin D, Kalzium, Zink und Vitamin B_{12} (Craig 2009). Weniger oder gar nicht Omega-3-Fettsäuren, Vitamin D, Kalzium, Zink und Vitamin B_{12} zu liefern ist natürlich kein positiver Befund und weist darauf hin, dass Veganer auf ihre diesbezüglichen Werte und die Inhaltsstoffe ihrer Nahrung besonders achten sollten. Dennoch haben die erstgenannten Eigenschaften – reich an Ballaststoffen und so weiter, weniger Fett – positive gesundheitliche Auswirkungen wie einen niedrigen Cholesterinspiegel oder geringeres Schlaganfallrisiko. Im Allgemeinen wird mit vegetarischen Ernährungsweisen ein niedrigeres Risiko für Herz-Kreislauf-Erkrankungen, Übergewicht, Typ-2-Diabetes (erworbener oder »Altersdiabetes«) und einige Krebsarten in Verbindung gebracht. Dennoch sind weitere Studien vonnöten, vor allem mit Langzeitveganern, die sich mehr als fünf Jahre vegan ernähren. Denn erst dann werden die gesundheitlichen Auswirkungen deutlich sichtbar (Craig 2009).

Diese Ausführungen legen den Schluss nahe, dass Volkskrankheiten wie Diabetes, Herzinfarkt, Bluthochdruck, Übergewicht und so fort durch eine Ernährungsumstellung hin zu einer pflanzenbasierten Ernährung möglicherweise eingedämmt werden könnten. Hochrechnungen zeigen, dass die Kosten für derartige Krankheiten im Jahr 2020 auf bis zu 18,5 Milliarden Euro ansteigen werden (Ärzteblatt 2009). Diese Kosten könnten wahrscheinlich stark reduziert werden, indem mehr Menschen auf eine pflanzenbasierte Ernährung umsteigen würden. Das Risiko, das mit einer gut geplanten pflanzenbasierten Ernährung einhergeht, ist bei gründlicher Information und mit Wissen über Nahrungsmittel und Nährstoffe sowie enger Zusammenarbeit mit dem Arzt gering.

Dr. med. Ernst Walter Henrich, Inhaber der Website provegan.info, sieht das Problem darin, dass es sich bei Ernährungsweisen meist um die Prävention von Krankheiten handelt. Prävention spiele aber keine so wichtige Rolle in der Medizin wie die Behandlung von Krankheiten. Er sieht es, kurz gesagt, so, dass die Tierindustrie am gesundheitsschädlichen Ernährungsstil verdient und die Gesundheitsindustrie durch die daraus entstehenden Krankheiten dann noch mal Reibach macht. (Dr. med. Heinrich Pro Vegan – Stiftung 2013) Veganer haben sich dazu entschieden, diesen Weg nicht weiter zu gehen, und tun damit nicht nur ihrer Gesundheit etwas Gutes.

Rettet den Regenwald!

Was hat mein Steak mit der Regenwaldabholzung in Brasilien zu tun? Brasilien ist sehr, sehr weit weg, und das Steak auf dem Teller verrät nicht, woher es stammt. Wenn man nicht entsprechend informiert ist, fällt es schwer, die Verbindung zwischen einem Rind herzustellen, das in einem hiesigen Stall stand und möglicherweise mit Soja aus Brasilien gefüttert wurde, damit es schnell groß und stark wird, und dem gebratenen, gewürzten Steak auf dem eigenen Teller.

Brasilien ist neben den USA weltgrößter Exporteur von Soja. 90 Prozent der dort angebauten Sojapflanzen sind gentechnisch verändert. Deutschland führt über 3,5 Millionen Tonnen Sojaschrot und Sojabohnen ein – überwiegend aus Brasilien (agrarheute 2013).

Im Jahr 2008 kamen die Futtermittelimporte (ohne Futtergetreide) vor allem aus den Niederlanden, aus Brasilien und aus Argentinien (Bundesministerium für Ernährung 2010a). Es könnte also gut sein, dass das Schnitzel auf unserem Teller dazu beigetragen hat, dass der Regenwald ein Stück kleiner ist. Macht ja nichts, gibt's ja genug von, könnte man denken. Doch der Bestand an Regenwald ist dramatisch zurückgegangen. Vor weniger als hundert Jahren haben die Regenwälder noch mehr als 10 Prozent der Landfläche der Erde bedeckt. Mittlerweile sind es nur noch etwa 5 Prozent. Hinzu kommt, dass Jahr für Jahr circa weitere 12 Millionen Hektar gerodet werden (OroVerde 2013b). Deutschland ist etwa 35,7 Millionen Hektar groß. Innerhalb von drei Jahren wird also so viel Regenwald abgeholzt, dass unser Land da flächenmäßig einmal reinpassen würde.

Die Abholzung von Regenwald hat verschiedene verhee-

rende Folgen. Zum Beispiel werden viele Tier- und Pflanzen-
arten für immer ausgerottet, weil ihre Lebensräume zerstört
werden (ebenda). Auch das Klima wird beeinflusst, denn die
Brandrodung von Bäumen ist verantwortlich für bis zu 17 Prozent der weltweiten CO_2-Emissionen. Bäume speichern über
Jahre atmosphärisches Kohlenstoffdioxid in Form von Kohlen-
stoff. Durch einen Brand werden auf einen Schlag große Mengen davon wieder in das Gas umgewandelt und freigesetzt.

Wenn die globale Klimaerwärmung nicht auf 2 Grad Celsius
über dem Wert vor der Industrialisierung begrenzt wird, zerstören wir unsere eigene Lebensgrundlage, so sind sich die Experten einig. Durch menschliche Einflüsse wird die Zusammensetzung der Gase in der Atmosphäre verändert. Schon eine
geringe Veränderung reicht, um starke Wirkungen zu erzielen,
das bedeutet, die Erde erwärmt sich allmählich um mehrere
Grad. Zwar hat sich im Laufe der Zeit das Klima der Erde
immer mal wieder auch teils dramatisch verändert, was zeigt,
dass unser Klimasystem sehr empfindlich ist, aber diese Veränderungen ließen sich auf bestimmte natürliche Ursachen zu-
rückführen. Der momentane, unverhältnismäßig starke Temperaturanstieg lässt sich nicht mit diesen Ursachen allein
erklären, sondern nur, wenn die vom Menschen verursachten
Treibhausgase mitberücksichtigt werden. Daher sehen Wissenschaftler den Temperaturanstieg vorherrschend als menschen-
gemacht an.

Wie immer haben komplexe Ereignisse auch verschiedene
Auslöser. Im Klimafall steigt die Konzentration von CO_2 in
der Atmosphäre durch Verbrennung fossiler Brennstoffe, zum
Beispiel Kohle oder Erdöl, doch auch die Abholzung von Wäldern trägt dazu erheblich bei (OroVerde 2013a). Sie fragen
sich, was das mit Ihrem Schnitzel zu tun hat? Rinder bekommen häufig Kraftfutter, in dem auch Soja enthalten ist, das sich

großer Beliebtheit erfreut. Soja findet ideale Wachstumsbedingungen in den Tropen und Subtropen. Für den Sojaanbau wird häufig Tropenwald gerodet. Sojaanbau wird als einer der Hauptverursacher der Zerstörung des Regenwalds gesehen. Dass Soja in hohen Mengen nachgefragt wird, liegt am hohen Fleischkonsum.

> *Um eine Portion Fleisch herzustellen, braucht man ein Vielfaches an Soja, Getreide oder anderem proteinhaltigem Futter. Es wäre also effizienter, Soja direkt als Nahrung zu verarbeiten und pflanzliches statt tierisches Protein zu nutzen. (OroVerde 2013c)*

Veganer schützen durch Ihren Verzicht auf tierische Produkte also auch den Regenwald und tragen somit zum Schutz des Klimas bei. Durch eine einfache Entscheidung, die sie für ihren Speiseplan fällen. Nun könnte man argumentieren, aber Veganer äßen doch Soja, und das zerstöre ja den Regenwald. Man muss auf die Verpackung schauen. Inzwischen wird auch in Europa Soja angebaut, und wenn die EU als Herkunftsland der Sojabohnen in der Sojamilch, der Sojasahne oder des Sojaschnitzels angegeben wird, musste der Regenwald darunter nicht leiden. Zweitens ist es ja auch so, dass zur Fleischerzeugung ungleich mehr Soja benötigt wird, wie wenn man es direkt äße. Man könnte also eine Menge Anbaufläche sparen, wenn es nicht mehr als Tierfutter benötigt würde. Noch ineffizienter ist übrigens der Anbau von *essbaren* Pflanzen zur Erzeugung von etwa Bio-Ethanol. Denn diese Pflanzen stehen der menschlichen Ernährung dann überhaupt nicht mehr zur Verfügung.

Landwirtschaft, die Klimasau

Doch nicht nur der Futtermittelanbau und die damit ver-
bundene Regenwaldabholzung schädigt das Klima. Auch in
Deutschland trägt Landwirtschaft zum Klimawandel bei. Gase
entstehen hier beispielsweise durch die Tierhaltung, durch den
Einsatz von mineralischen Düngemitteln, die zum Teil auf Erd-
ölbasis hergestellt wurden (Bundesministerium für Ernährung
2010a). Zum Beispiel machen landwirtschaftlich genutzte und
entwässerte Moore nur 8 Prozent der landwirtschaftlichen
Nutzfläche in Deutschland aus. Doch diese emittieren so viel
Treibhausgase wie der gesamte deutsche Luftverkehr (Welling
2011).

Weltweit setzt Landwirtschaft circa 10 bis 14 Prozent Treibhausgase frei. Deutsche Treibhausgase sind zu circa 11 Prozent auf die Agrarkultur zurückzuführen. Sie verursacht rund
5 Prozent CO_2-, 54 Prozent Lachgas- (N_2O, Distickstoffoxid)
und 51 Prozent Methanemissionen (CH_4). 93 Prozent des
Methanausstoßes stammen aus der Rinderhaltung, und zwar
überwiegend von Milchkühen (Bundesministerium für Ernährung 2010a). Lachgas entsteht vor allem, wenn mit Gülle und
Stickstoff gedüngt wird, während Methan im Verdauungstrakt
der Rinder gebildet wird. Methan und Lachgas haben enorme
Auswirkungen auf den Treibhauseffekt. Die Atmosphäre wird
von CO_2-Emissionen aufgeheizt. Doch die Wirkung von Methan auf die Aufheizung der Atmosphäre ist 23-mal und bei
Lachgas 300-mal so stark so stark wie bei CO_2 (Löwenstein
2011). 37 bis 40 Prozent der Gesamtmenge an Methanaus-
stoß stammen aus der Landwirtschaft, bei Lachgas sind es sogar bis zu 50 Prozent. Das Umweltbundesamt berichtet, dass
es einen direkten Zusammenhang gibt zwischen der Intensität,

mit der der Boden bewirtschaftet wird, und der Emissionshöhe von Lachgas. Daher empfiehlt das Umweltbundesamt zum Beispiel, die Fläche der ökologischen Landwirtschaft auszuweiten (Umweltbundesamt 2011a). Was hat jetzt der Öko-Landbau mit Klimaschutz zu tun?

»Bäuerchen« und noch schlimmere Klimazerstörer

Die Food and Agricultural Organization of the United Nations (FAO) kommt in ihrem Report »Livestock's long shadow. Environmental issues and options« aus dem Jahr 2006 (!) zu dem (Teil-)Ergebnis, dass der globale Viehsektor für 18 Prozent der Treibhausgasemissionen (gemessen in CO_2-Äquivalenten) verantwortlich ist und damit einen höheren Anteil hat als der globale Verkehrssektor. Besonders die Abholzung von Wäldern, um darauf Futtermittel anzubauen, hat eine hohe Auswirkung auf die Freisetzung von Kohlenstoffdioxid. Die höchsten Emissionen gehen von der synthetischen Düngung der großen Monokulturen Mais und Sojabohnen aus, die viel Energie verbraucht und Lachgas freisetzt – 300-mal klimaschädlicher als CO_2 (vgl. http://www.metropolis-verlag.de/820/book.do).

Darüber hinaus ist der Viehbestand für 37 Prozent der vom Menschen verursachten Methanfreisetzungen verantwortlich. Und Methan wirkt 23-fach stärker auf die globale Erwärmung als CO_2 (Food and Agricultural Organization 2006). Methan wird zum Beispiel durch Kuhwinde und -rülpser abgesondert. Dennoch ist nicht die Kuh der Klimakiller, sondern die exzessive Agrarindustrie des Menschen.

Durch den Abbau von Stickstoffdünger und Gülle wird Lachgas freigesetzt. Außerdem können Pflanzen im Durchschnitt nur zwei Drittel des Stickstoffdüngers aufnehmen. Der Rest wird ausgewaschen, sobald es regnet, und gelangt so in Gewässer, und auch das Grundwasser wird belastet. Hinzu kommt, dass die Herstellung von chemischem Dünger mit einem hohen energetischen Aufwand verbunden ist, was ebenfalls das Klima belastet (Umweltbundesamt 2011b). Chemisch-synthetische Stickstoffdünger sind im ökologischen Landbau jedoch nicht erlaubt. Dort werden Hülsenfrüchte (Leguminosen) eingesetzt, die mit Rhizobium-Bakterien zusammenleben. Diese Bakterien können Luftstickstoff fixieren und der Pflanze als Nährstoff zur Verfügung stellen. Wird später die Wurzelmasse oder die ganze Pflanze in den Boden eingearbeitet, steht der Stickstoff der Pflanze zur Verfügung, die als Nächstes auf dem Boden angebaut wird (Bund Ökologische Lebensmittelwirtschaft 2013a). Auch Gülle beeinflusst das Klima. Gülle ist zwar ebenso im ökologischen Landbau erlaubt, jedoch mengenmäßig begrenzt, da Tiere möglichst mit betriebseigenen Futtermitteln versorgt werden sollen, wodurch die Bestandsgrößen begrenzt sind und somit auch die Güllemenge. Gerade in der industriellen Massentierhaltung wird eine Unmenge an Gülle produziert, die dann auf Feldern ausgebracht wird, die eigentlich zu klein sind für diese Massen. Nitrat aus der Gülle reichert sich als Folge im Grundwasser an. Nitrat kann in krebserzeugende Substanzen umgewandelt werden und schadet so der Gesundheit. Auch Hormon- oder Medikamentenrückstände können durch die Gülle auf die Felder gelangen (Vegetarierbund Deutschland 2013a).

Nicht zu vergessen ist der Gehalt an Lachgas, der in Gülle steckt. Wird diese nicht sofort in den Boden eingearbeitet, gelangt das Gas in die Atmosphäre und verstärkt dort den Treibhauseffekt.

Landwirtschaft ohne Tiere – wie soll das denn funktionieren?

Diese Umweltschäden durch intensive Massentierhaltung möchten Veganer nicht unterstützen. Das Gegenmodell dazu liefert die biovegane Landwirtschaft. In Deutschland gibt es nicht besonders viele Höfe, die biovegan wirtschaften. Was wohl schon daran liegt, dass drei Viertel der Betriebe Nutztiere halten, was in der bioveganen Landwirtschaft nicht erlaubt ist. Da ich immer davon ausgegangen bin, dass Tiere für eine umweltverträgliche Landwirtschaft mit nahezu geschlossenen Stoffkreisläufen zwingend nötig sind, beschließe ich, zu einem bioveganen Hof zu fahren, um mir von den Besitzern erklären zu lassen, wie biovegan funktioniert. Ich fahre also in den Vogelsberg, um mich dort mit Anna und Thorsten Ritz zu treffen.

Die beiden leben seit drei Jahren vegan, haben ihren Hof aber schon etwas länger. Sie sind nicht, wie man denken könnte, auf einem landwirtschaftlichen Betrieb groß geworden. Sondern sie wohnten vorher in der Stadt, sind aus beruflichen Gründen aufs Land gezogen und planten, sich selbst zu versorgen. Sie haben dann gemerkt, dass sie das auch größer machen können, und haben dann ihren kleinen Betrieb gegründet.

»Bio war eh klar. Bevor wir vegan wurden, hatten wir noch mit dem Gedanken gespielt, Hühner und eine Kuh zu halten, doch schlachten wollten wir nicht. Aber als wir dann die Wahrheit über Milch erfahren haben, haben wir das wieder verworfen und uns voll und ganz auf die Pflanzenwirtschaft konzentriert.«

Die Ritzens führen ihren Betrieb nebenberuflich. Biovegane Landwirtschaft hatten sie nicht geplant, sondern sind dort hineingewachsen, durch ihre Überzeugung. Das Motto, unter dem sie ihren Hof führen, lautet:»Im Einklang mit der Natur.« Sie möchten Tiere nicht als Sklaven halten, so Thorsten Ritz. Biovegane Landwirtschaft erklärt er folgendermaßen:»Wir geben unseren Flächen genügend Zeit, sich zu regenerieren. Wenn wir auf einer Parzelle angebaut haben, nehmen wir im nächsten Wirtschaftsjahr eine andere Parzelle und lassen eine dann ruhen oder machen Grün-Dung drauf, damit das Unkraut nicht so hochkommt. Und der Grün-Dung (Zwischenpflanzen, Leguminosen) sammelt den Stickstoff aus der Luft, der wird dann in den Boden eingearbeitet, und so bekommen wir auch den Stickstoff in den Boden rein. Das, was die anderen über Gülle und Mist machen, machen wir über Grün-Dung. Die Bodenlebewesen müssen erhalten werden, und durch Gülle und Mist werden die ziemlich unterdrückt. Natürlich gibt es Rahmenbedingungen für Gülle, aber an sich ist das Gemisch aus Fäkalien und Urin der Tiere unnatürlich, denn die Tiere würden das niemals zusammen machen. Grün-Dung ist die Lösung.

Es gibt Möglichkeiten, man muss sich nur damit auseinandersetzen und beschäftigen. Ich bin auch kein gelernter Landwirt. Ich muss mir das auch anlesen. Aber Landwirtschaft, wie sie heute betrieben wird, und Tierhaltung an sich ist eine Sklavenhaltung. Die Tiere werden ihrer Freiheit beraubt, und ihr eigenes Bedürfnis, in Freiheit zu leben, können sie nicht erfüllen. Glückliche Tiere, die in Ställen eingepfercht leben, gibt es nicht. Ich achte zum Beispiel auch beim Mähen darauf, nicht dann zu mähen, wenn die Wiese voller Insekten ist. Ziel ist es, möglichst wenig Leid zu verursachen. Das lässt sich nicht immer vermeiden. Wenn ich über die Wiese laufe, töte ich auch Fliegen – oder auch beim Autofahren. Kompromisse müssen gemacht werden zwischen unserer Lebensweise und der Natur und den Interessen der anderen Lebewesen.

Das Reh wartet nicht darauf, geschossen zu werden, das will auch leben. Deswegen machen wir alles auf Pflanzenbasis. Der Ertrag ist zwar geringer, dafür ist die Qualität höher. Unsere Produkte sind sehr schmackhaft, und unsere Kunden bestätigen uns das.«

> »Glückliche Tiere, die in Ställen eingepfercht leben, gibt es nicht.«
> (Thorsten Ritz)

Familie Ritz verkauft ihre Produkte in einem Radius von 30 Kilometern. Ein veganes und ein konventionelles Restaurant sind unter den Kunden. Hinzu kommen noch einige Privatstammkunden. Vor allem verkaufen sie Kartoffeln. Der Hof von Thorsten und Anna Ritz liegt in einem kleinen Dorf mitten in der Region Vogelsberg. Das Gebäude ist nicht als Bauernhof zu erkennen, da es ursprünglich ein einfaches Wohnhaus war. Die landwirtschaftlichen Flächen haben sie dazugekauft.

»Wir werden schräg angeguckt und als Sonderlinge angesehen.«

Neben vielen konventionellen Landwirten gibt es in dem kleinen Dorf im Vogelsberg auch einen Bio-Landwirt, allerdings hält dieser Mastrinder. Das Wissen generieren die Ritzens aus eigener Erfahrung durch Ausprobieren und Experimentieren. Das regionale Klima in dem kleinen Dorf im Vogelsberg ist rau. Der Hof liegt fast 500 Meter über Normalnull.

»Landwirtschaft hier ist schwer. Und es dauert, bis man rausgefunden hat, welche Pflanzen hier gut wachsen. Wir experimentieren und konzentrieren uns dann auf das, was gut funktioniert. Wir haben vier Hektar und bewirtschaften davon einen Hektar, der Rest liegt brach.«

Doch die biovegane Landwirtschaft kommt bei den Kunden gut an.

»Wir können derzeit gar nicht alle Kunden bedienen, weil wir nicht die ausreichenden Mengen produzieren können. Wir bauen auch gerade ein Gewächshaus, um die Vegetationsperiode etwas auszudehnen. Denn die reicht momentan von Mai bis September und ist sogar zu kurz, um uns vollständig selbst zu versorgen.«

Das wäre sicherlich ein schönes Ziel für die Familie Ritz, denn sie haben es mit ihrer Rolle als Veganer auf dem Dorf nicht immer leicht.

»Oft schwimmen wir gegen die Masse. Seitdem wir vegan sind, befinden wir uns in einem Kampf mit der Gesellschaft. Das ist ein Spagat, denn wir können uns von der Gesellschaft ja nicht abkoppeln. Hier auf dem Dorf ist Vegansein ganz schwierig. Wir hatten mal eine Referentin, die an der Schule über Veganismus referiert hat. Sie hat das ziemlich provokativ gemacht, mit geheim gefilmten Aufnahmen aus Schlachthöfen. Die Kinder und Jugendlichen, viele von ihnen stammen selbst von Höfen, haben sie dann mit Argumenten plattgemacht. Sie waren der Meinung, ihre Tiere werden gut gehalten und haben ein gutes Leben, und Tiere essen gehört zum Kreislauf der Natur. Vielleicht hat man ja ab 35 eher eine Chance, Leute zum Nachdenken zu bringen. Ich meine, brauchen wir Fleisch überhaupt? In welche Richtung gehen wir zukünftig? Aber da das ganze Thema immer mit Emotionen verbunden ist, vermeide ich, darüber zu sprechen.«

Ich frage, was sich Thorsten Ritz denn für die Zukunft wünsche.

»Ich wünsche mir, dass die vegane Lebensweise der Normalzustand wird und alles andere die Ausnahme. Natürlich ist das regionenabhängig. Die Gesellschaft müsste sich viel mehr

Gedanken über Lebensmittel an sich machen. In einer Reisegruppe, die gemeinsam ins Restaurant geht, fällt es schon auf, wenn man sich von der Speisekarte absondert. Es wäre schön, wenn sich das änderte. Weniger Fleisch ist ein Schritt in die richtige Richtung, es ist ein Zwischenschritt, aber nicht das Ziel. Das Bewusstsein muss sich ändern und die Grundeinstellung. Wir müssen uns über die Bedeutung des Wortes ›Lebensmittel‹ bewusst werden.«

Etwas ernüchtert kehre ich aus dem Vogelsberg heim. Liegt es an meinen fehlenden landwirtschaftlichen Grundlagen, oder warum habe ich das Gefühl, dass ich biovegan immer noch nicht komplett verstanden habe? Ich habe das Gefühl, einen Profi dazu befragen zu müssen, damit ich herausfinde, ob was dran ist an der Forderung der Veganer, auf bioveganen Landbau umzusteigen. Ich fahre zu jemandem, der auch als der »Bio-Prinz« bekannt ist, der Bestsellerautor und Vorstand verschiedener Ökoinstitutionen ist und der selbst Landwirtschaft betreibt – zu Dr. Felix Prinz zu Löwenstein. Ich möchte von ihm vor allem wissen, ob Leguminosen ausreichen, um Stickstoff in den Boden zu kriegen, weil Gülle und Mist im bioveganen Landbau ja wegfallen.

»Sie kriegen nicht besonders viel Stickstoff in den Boden, wenn Sie nur Leguminosen nehmen. Wenn Sie das noch durch Komposte, die Sie importieren, zum Beispiel von Kompostwerken, ergänzen, schon eher. Wir importieren Kompost für unseren Hof von einem Grünschnittkompostwerk. Das ist Grünschnitt von Straßenrändern oder Gärten. Wir haben hier zwar Tiere, das ist aber Streichelzoo. Von den Dungeinheiten pro Hektar ist das irrelevant. Der reine Bio-Ackerbau funktioniert aber nur durch den Nährstoffimport von außen. Biovegan funktioniert also. Das Einzige, was wir dadurch nicht hinkriegen: Es gibt 5,5 Millionen Hektar Grünland in Deutschland. Was machen wir, wenn wir biovegan als Gesamtlösung propagieren, mit dem Grünland? Nutzen wir es, damit dort Kuscheltiere weiden? Das ist wohl nicht machbar. Halten wir es mit Landschaftspflegemaßnahmen offen? Das wird ein bisschen teuer. Oder lassen wir es zuwachsen? Das verändert unsere Kulturlandschaft sehr stark.«

Ich habe als Vorschläge von veganer Seite dazu gehört, auf dem Grünland Obstwiesen anzupflanzen, die Wiesen zu mähen oder zu bewalden. Felix Löwenstein meint, dass es keinen Mangel an Obstwiesen gäbe.

»Wir haben eher ein Problem von zu vielen Obstwiesen, die nicht gepflegt werden. Überall verrottet das Obst. Würden wir biovegan als Gesamtlösung anbieten, würden wir damit unsere Nahrungsmittelherstellungsflache um ein Drittel reduzieren, wenn wir das Grünland nicht mehr verwenden. Denn Raufutterfresser wie Kühe oder Schafe können im Gegensatz zu uns Menschen das Grünland verwerten und daraus Nahrung für uns Menschen herstellen. Außerdem bereichern die Tiere, die es in der biveganen Landwirtschaft ja nicht mehr gibt, durch ihren Dung den Nährstoffkreislauf. Wir transportieren Nährstoffe vom Grünland auf den Acker. Das wird nicht mehr stattfinden können. Außer man würde das Grünland mähen und auf den Acker bringen.

Dennoch habe ich damit immer noch nicht auf der Fläche Nahrung hergestellt. Das Geniale am Grünland und den Raufutterfressen (Kühe, Schafe) ist, dass die etwas, was wir Menschen nicht essen können, in Nahrung für uns verwandeln. Und das Bescheuerte der modernen Tierhaltung ist, dass wir Raufutterfresser zu Nahrungskonkurrenten machen, indem wir sie mit Getreide vollstopfen und damit noch zusätzlich ihrer Gesundheit schaden. Da liegt das Problem. Aber an sich ist es genial, dass wir diese fünf Millionen Hektar zu einer

Nahrungsgrundlage für uns machen können, indem wir die Raufutterfresser dazwischenschalten. Ich würde sagen, im Einzelbetrieb kann biovegan funktionieren. Aufs Ganze gesehen funktioniert das meiner Ansicht nach nicht.«

»... das Bescheuerte der modernen Tierhaltung ist, dass wir Raufutterfresser zu Nahrungskonkurrenten machen, indem wir sie mit Getreide vollstopfen und damit noch zusätzlich ihrer Gesundheit schaden.« (Dr. Felix Prinz zu Löwenstein)

Mich interessiert, ob die Erträge wohl geringer ausfallen, wenn man biovegan wirtschafte, im Vergleich zu einer Landwirtschaft, die auch Tierdung einsetzt. Felix Löwenstein meint, man könne das nicht pauschal sagen. Erträge fielen dann geringer aus, wenn weniger Nährstoffe zur Verfügung stünden und der Boden kein Wasser hält. Da im Ökolandbau, also auch bei biovegan, die Nährstoffe nicht aus dem Düngesack geholt werden dürfen, müssen natürliche Quellen wie Leguminosen und Kompost Nährstoffe liefern.

»Ob ich das aus Mist hole oder aus pflanzlichen Quellen (Leguminosen), macht keinen ernsthaften Unterschied aus. Daher: Auf den Einzelbetrieb gesehen funktioniert das System biovegan. Und das ist keine große Erfindung. Es gibt viele Ackerbaubetriebe, die genau das machen. Aber aufs Ganze gesehen funktioniert das eben nicht.«

Die letzte Frage, die mich beschäftigt, ist die Beeinflussung des Klimas. Denn in Gülle steckt Lachgas, das zur Veränderung der Zusammensetzung der Atmosphäre beiträgt. Bei biovegan fiele das weg. So frage ich mich und Felix Löwenstein: Ist biovegan die klimafreundlichere Landwirtschaft?

»Überall, wo ich Stickstoff habe, kann auch Lachgas entstehen. Auch bei Kleegras zum Beispiel. Kleegras dient dazu, durch den Klee Stickstoff in den Boden zu bringen und durch das Wachstum des Kleegrases Unkraut zu regulieren. Früher haben wir Kleegras immer gemulcht [zerkleinert und auf dem Feld ausgebracht]. Durch den Mulchungsprozess werden Stickoxide [Treibhausgase] frei. Wir haben jetzt eine bessere Lösung: Schafe. In dem, was die Schafe hinterlassen, sind die Stickoxide viel stabiler als in Mulch. Und auch im Mist ist Stickstoff stabiler als in Gülle. Biovegan ist nicht zwangsläufig besser für das Klima, weil dort weniger Lachgas frei wird. Es hängt davon ab, wie ich mit pflanzlichem oder tierischem Dünger umgehe. Wird Mist kompostiert? Wird Gülle in den Boden eingearbeitet? Wird Kleegras gemulcht oder kompostiert? Das macht Unterschiede. Man kann es gut oder schlecht machen, und das hat große Auswirkungen auf die Treibhausgase.«

Weniger Fleisch für die dicken Deutschen, mehr Brot für die Welt, bitte

»Bleib doch mal beim Thema«, sagte ein Journalist einer großen deutschen Tageszeitung in einer Talkshow, in der es um unsere Ernährung ging. »Immer packst du gleich die großen Themen aus – Klima, Welthunger …«

Nur ist es leider so, dass unsere Ernährung maßgeblichen Einfluss auf diese »großen Themen« hat. Um »beim Thema« zu bleiben, kann man also nicht einfach die Scheuklappen aufsetzen und so tun, als gäbe es diese Konsequenzen nicht. Ich gebe zu, es ist nicht unbedingt die erste Assoziation, dass man sich beim Anblick des saftigen Steaks auf dem Teller jedes Mal neben dem Welthunger auch noch die Produktionsbedingungen, die Regenwaldabholzung und die Klimaerwärmung vorstellt. Das ist wahrscheinlich zu viel verlangt und wirkt vordergründig betrachtet weit hergeholt. Das Traurige ist aber, dass solche Gedanken durchaus berechtigt sind. Wenn viele sich davor scheuen oder auch einfach gar keine Lust haben, sich mit diesen Zusammenhängen auseinanderzusetzen und die Verbindung zu ihrem Essen auf dem Teller herzustellen, kann ich das bis zu einem gewissen Grad nachvollziehen. Auch ich bin manchmal an dem Punkt, an dem ich zu kapitulieren drohe, vor allem angesichts der Flut sich oft widersprechender Informationen. Manchmal sind sie mir einfach über, diese ewigen Diskussionen. Die Argumente fliegen wie Pfeile hin und her, und ich hab das Gefühl, wenn ich nicht wenigstens in Agrarwissenschaft, Ernährungsökonomie sowie Klima- und Umweltforschung promoviert habe, verstehe ich das sowieso alles nicht. Dann neige ich dazu, auf Autopilot geschaltet durch den Supermarkt zu gehen und zu kaufen, was mir gefällt, auch gern fiese, ungesunde Industrieprodukte. Dann hab ich genug von ethisch-moralischen Diskussionen, die vermutlich nie ein Ende finden und bei denen es kein eindeutiges Richtig oder Falsch zu geben scheint. Aber den Kopf in den Sand zu stecken hilft ja bekanntlich auch nicht. Deswegen sind solche Auszeiten zwar lässlich, sollten aber nicht zum Dauerzustand werden.

Jeder, der Güter konsumiert, egal, welcher Art, sollte sich auch damit beschäftigen, wo sie herkommen und unter welchen Bedingungen sie produziert wurden. Das gilt für Lebensmittel ebenso wie für Kleidung, Kosmetik, Drogerieartikel oder Einrichtungsgegenstände … Das ist Ihnen zu viel? Kann ich verstehen. Mir ja auch. Aber es ist wichtig, irgendwo anzufangen. Nehmen Sie sich einen kleinen Teil vor und bauen Sie es nach und nach aus. Dieser Prozess dauert Jahre und ist vermutlich nie abgeschlossen. Nur Mut.

Und was ist jetzt mit den dicken Deutschen? – Im Jahr 2009 stieg hierzulande die Fleischproduktion um 2,5 Prozent auf 5,25 Millionen Tonnen an. Der Verbrauch wiederum sank auf 4,36 Millionen Tonnen (BMELV 2010a). Das bedeutet, obwohl der Verbrauch in Deutschland zurückgeht, wird die Fleischproduktion intensiviert, besonders die von Schweinen. Wie schon gesagt wurde, braucht man einen vielfachen pflanzlichen »Input«, um ein Stück Fleisch herzustellen. Außerdem verschlingt die Fleischproduktion unwahrscheinlich viel Wasser. Eine Milchkuh trinkt zwischen 30 und 174 Liter pro Tag, je nachdem, in welchem Teil der Laktationsperiode sie sich befindet (European Food Safety Authority 2009). Derweil haben weltweit etwa eine Milliarde Menschen keinen Zugang zu sauberem Trinkwasser (Keller 2011). Aber was passiert mit all den Tieren, deren Futter auf Flächen steht, die für menschliche Nahrung genutzt werden könnten? Sie werden exportiert. Was sie hinterlassen, sind eine Unmenge an Gülle, die auf hiesigen Feldern ausgebracht werden muss.

Momentan leidet fast eine Milliarde Menschen an Hunger. Das hat verschiedene Gründe. Die Herstellung von Energie aus Getreide, aber auch Börsenspekulationen mit Nahrungsmitteln, die die Preise in die Höhe treiben, oder Dürreperioden spielen eine Rolle. Aber noch schwerer wiegt der immer weiter steigende Bedarf an tierischen Lebensmitteln (Foß 2013). Etwa die Hälfte der weltweiten Getreideernte und etwa 80 Prozent des Sojaanbaus werden an Tiere verfüttert (Keller 2011). Damit auch die Tiere in Deutschland satt werden und schnell wachsen, müssen Futtermittel importiert werden. Die werden vor allem in Lateinamerika angebaut (Brasilien, Argentinien). Die Bauern dort bauen lieber Futtermittel für die Weltmärkte an, anstatt die eigene Bevölkerung mit Lebensmitteln zu versorgen. Das ist profitabler. Die westliche Politik unterstützt dieses System, indem sie weiter den Ausbau der Agrarindustrie fördert. Sowohl Fleisch- als auch Milchkonsum steigen weltweit stetig an. Die Erzeugung von Fleisch und Milch verbraucht viele Ressourcen wie Wasser, Land, Getreide und Soja. Mit der steigenden Fleischnachfrage steigt auch die Nachfrage nach Futtermitteln, wie Soja, Mais, Weizen oder Hafer. Dadurch werden die Preise für diese Lebensmittel weltweit in die Höhe getrieben. Reis wird von den Anbauflächen verdrängt, sodass auch die Reispreise steigen, weil plötzlich kleinere Mengen angebaut werden. Der Anbau von Tierfutter konkurriert um Ressourcen wie Anbauflächen und Wasser mit dem Anbau von pflanzlichen Lebensmitteln für den direkten menschlichen Verzehr. Schon durch eine zehnprozentige Schmälerung der Fleischproduktion könnte so viel Getreide für Futtermittel eingespart werden, dass davon sechzig Millionen Menschen satt würden (Foß 2013).

Aber momentan ist es leider so, dass wir Reichen mit unserem unmäßigen Hunger auf Fleisch und Milch den Armen die letzten Haare vom Kopf fressen. Während wir hier völlern und wegschmeißen, hungern am anderen Ende der Welt Menschen, weil auf ihren Feldern Sojabohnen für deutsche Schweine und Rinder angebaut werden. Hinzu kommt, dass durch die billige Massenüberproduktion hierzulande die Märkte in Entwicklungs- und Schwellenländern zerstört werden. Sie können keine heimische Produktion aufbauen, wenn ihr Heimatland mit Dumpingexporten aus Europa überschwemmt wird. Mit diesen Billig-Lebensmitteln können sie nicht mithalten. So zerstören unsere Massenwaren auch noch Existenzen in der Dritten Welt.

Wir Deutschen verwendeten im Jahr 2008 im Durchschnitt rund 9,9 Prozent unserer gesamten Ausgaben für Lebensmittel. Nur im Vereinigten Königreich, Luxemburg, Irland und

Österreich wurde in der EU noch weniger Geld für Lebensmittel bezahlt (Bundesministerium für Ernährung 2010a). Das zeigt, dass billige Lebensmittel in Deutschland eine hohe Nachfrage genießen. Und die meisten wissen nicht – oder sie wollen es nicht wissen –, wer den wahren Preis für unsere billigen Lebensmittel zahlt.

»Fühlst du dich als besserer Mensch?«

Die Gründe für ein Leben als Veganer klingen vielversprechend. Und leuchten mir ein. Bessere Gesundheit, gut für die Umwelt, klimaschonend, regenwaldschützend, welthungerbekämpfend – gewaltige Worte, fast wird einem schwindelig. Und alles bewirke ich nur dadurch, dass ich bestimmte Lebensmittel durch andere ersetze. Krasse Sache. Als Außenstehender hat man ja davon auch schon einen Hauch einer Ahnung bekommen. Und mit dem Hauch kam auch das schlechte Gewissen – so war es bei mir zumindest. Und ich dachte mir: »Mist – der tut was und ich nicht.« Meine Lösung? Ich griff zu Vorurteil Nr. 2 und verkündete: »Veganer wollen die Welt retten und fühlen sich als bessere Menschen. Die sitzen auf einem ethisch hohen Ross und stellen sich moralisch über mich. So was Eingebildetes.« Stimmt das eigentlich auch, oder habe ich mir das nur eingeredet um mich selbst weniger schlecht zu fühlen?

Ich fragte nach – allen Veganern, die ich zu meinen Gesprächen traf, stellte ich die gleiche Frage: »Veganer werden oft als ›bessere Menschen‹ bezeichnet. Fühlst du dich als besserer Mensch?« Ich bekam viele unterschiedliche Antworten (wie auch im Internet Diskussionen von Fleischessern und Veganern rund um das Thema »besserer Mensch« toben):

- »Veganer versuchen, etwas weniger schlecht zu sein. Das ist schon mal ein guter Anfang.«
- »Ich kann nicht alles richtig machen, aber auf dem eigenen Teller damit anfangen.«
- »Ich lebe mein Leben bewusster. Aber nicht als ›Ich lebe mein Leben besser als du‹, sondern eher ›Ich habe schon eine Erfahrung gemacht, die du noch nicht gemacht hast‹. Eher wie: ›Ich war schon in einem Film, den du noch nicht gesehen hast. Deswegen habe ich mir Wissen angeeignet. Guck doch den Film auch mal.‹«
- »Ein besserer Mensch kann niemand sein, der anderen seinen Willen aufzwingen will.«
- »Das, was mir gerade auch in der veganen Szene begegnet, hat mit ›besserer Mensch‹ nichts zu tun. Die nutzen das Vehikel *vegan* und dann meistens in Kombination mit Tierschutz, und alles drum herum wird mit der Kalaschnikow platt gemacht. Das ist so, wie die Veganer von der Öffentlichkeit wahrgenommen wurden – als radikal, rassistisch –, und das hat mit besserer Mensch nichts zu tun.«
- »Ich habe bei Hardcore-Veganern oft das Gefühl, dass sie trotzdem ihre Kleidung bei großen skandinavischen Modeketten kaufen, Auto fahren und zu Hause in billiger Bettwäsche aus konventioneller Baumwolle kuscheln. Entweder ganz oder gar nicht.«
- »Veganer werden oft von Fleischessern als ›bessere Menschen‹ bezeichnet. Das ist mir scheißegal. Ein Veganer muss nicht besser sein. Ein Fleischesser muss nicht schlechter sein. Der Konsum eines Veganers ist besser, aber ob der Mensch ein besserer ist? Der Mensch definiert sich nicht über seinen Konsum. Das, was der Mensch macht, macht ihn aus. Das hat nichts mit

besser oder schlechter zu tun. Das beste Argument, das ich Veganern gegenüber vorbringe: ›Ach, ihr seid euer Leben lang schon vegan?‹ ›Nein.‹ ›Und, wart ihr vorher schlechte Menschen oder was?‹ Das ist der Punkt. Viele denken nicht nach, was vor dem Veganismus war.«

• »Um zu sagen, man sei besser, müsste man erst mal definieren, was ein guter Mensch ist. Ich glaube, dass ich in Bezug auf meine Gesundheit eine sehr gute Entscheidung getroffen habe. Ich glaube, dass ich in Bezug auf meine Werte, was meinen Umgang mit anderen Lebewesen auf dieser Welt angeht, eine sehr gute Entscheidung getroffen habe. Aber ich bin nicht der Meinung, dass es ausreicht, vegan zu sein, um ein guter Mensch zu sein. Wenn ein Veganer sehr urteilend ist über Fleischesser oder überhaupt andere Menschen, dann, finde ich, ist das weit weg von dem, was ich mir für die Welt wünsche. Eine bessere Welt bedeutet für mich einen friedlicheren Umgang miteinander. Deswegen lebe ich ja auch vegan, weil ich den Frieden nicht nur für Menschen will, sondern auch für Tiere. Das ist nicht machbar, wenn wir bösartig oder gemein zueinander sind …«

Die gängigsten Argumente pro Fleisch und kontra vegan

Beim Thema »Veganismus« geht es aber leider nicht immer so bunt und schön und friedlich zu. Es gibt auch viele Anfeindungen. Die meisten kommen übers Netz – anonym. Teilweise tobt ein regelrechter Krieg mit Worten. Wobei sich auch Veganer nicht davon freisprechen können, den ersten Stein geworfen zu haben. Krawallos gibt es auf beiden Seiten. Und natürlich bringen viele plausibel scheinende Argumente gegen den Veganismus vor. Ihnen fallen bestimmt auch welche ein.

Nun, Sie haben bis hierhin viele Gründe vernommen, die Veganer dazu bewegen, auf tierische Produkte zu verzichten. Sie können sich aber immer noch nicht damit anfreunden, ein Leben lang kein Fleisch mehr zu essen? Irgendwas rebelliert in Ihnen? Sie wollen das gar nicht?

»Wäre Veganismus eine Lebensweise für dich?« Das habe ich denn auch meine Freunde gefragt. Viele haben geantwortet, sie könnten vegetarisch leben, aber nicht auf Milch und Käse verzichten. Andere konnten sich gar nicht vorstellen, kein Fleisch mehr zu essen, weil es für sie mit zu vielen Einschränkungen verbunden sei. Wieder andere meinten, sie folgten dem Flexitarier-Konzept und integrierten vegane und vegetarische Mahlzeiten in ihren Tagesablauf.

Als Gründe, sich gegen den Veganismus zu entscheiden, wurden Genussverlust, Einschränkungen, Verzicht, komplizierter Lebensstil, Verlust an Esskultur genannt oder auch die Befürchtung, Veganismus sei ungesund.

Auch auf der Facebook-Seite eines großen Bio-Supermarkts gab es im Dezember 2012 eine heiße Diskussion zum Thema »Vegan«. Die hier am häufigsten vorgebrachten Argumente sind im Folgenden aufgeführt.

»Fleisch schmeckt mir halt«

Viele meinen, das sei schon Grund genug, und dagegen könne man ja wohl kaum etwas sagen. Denn über Geschmack lasse sich bekanntlich nicht streiten. Nicht nur Veganer halten dem entgegen, dass geschmackliche Vorlieben keine Rechtfertigung für den Tod eines Lebewesens sein können. Wenn es danach ginge, könnte jemand mit speziellen kulinarischen Vorlieben so ja auch den Genuss von Menschenfleisch zu legitimieren versuchen. Ein Facebook-User-Gedanke dazu: »Wenn Arm und Reich ansonsten wenig gemein haben – da ist man sich einig: Unsere Wurst lassen wir uns nicht vom Brot nehmen. Wir fressen den halben Regenwald leer, hinterlassen einen immer mehr der Zerstörung ausgelieferten Planeten, aber zum Fest der Liebe spenden wir ein paar Groschen für die Armen. Das Geld holen wir eh locker wieder bei der Mastgans im Supermarkt raus. Muss ja auch noch etwas Kohle für die Silvesterballerei übrig bleiben.« (Elisa Jane 2012)

»Ich entscheide, was ich esse«: Ist Essen Privatsache?

Eine gute Wahl kann man treffen, wenn man möglichst viele Faktoren der zu klärenden Frage kennt. Es gibt bewusste und unbewusste Entscheidungen. Bestimmen Sie selbst, was Sie essen. Aber Sie sollten Ihre Lebensmittel bewusst und nicht aus Gewohnheit wählen oder weil die Verpackung so schön aussieht. Schauen Sie auf die Nährwertangaben und die Liste der Inhaltsstoffe. Was steckt da eigentlich drin in Ihrem Produkt? Hinterfragen Sie das Gütesiegel – ist es ein seriöses oder das Fantasiesymbol eines Unternehmens, das lediglich den Schein der Qualitätsware suggerieren und zum Kauf animieren soll? Vergleichen Sie Ihr gewohntes konventionelles Produkt mal mit einem Bio-Erzeugnis, manchmal sind die Bio-Produkte sogar günstiger als das, was man bisher so gekauft hat.

Das klingt kompliziert und hat gar nichts mit vegan zu tun? Kompliziert ist es, wenn man das bisher noch nie gemacht hat. Das meiste von dem, was man zum ersten Mal tut, scheint auf den ersten Blick kompliziert zu sein. Als Sie das Schreiben oder eine Fremdsprache zu lernen begonnen haben, war das auch ganz schön schwierig, und heute geht es quasi automatisch. So ist das auch mit der Information über Lebensmittel. Immer wieder tauchen Informationen über die Bedingungen in Schlachthöfen, die Klimaauswirkungen von Fleischproduktion, Hühnerhaltung und so weiter auch in den Mainstream-Publikumsmedien auf. Man sollte diese Reportagen nicht ignorieren beziehungsweise überblättern, sondern sich Stück für Stück seinen eigenen Informationspool aufbauen. Mit der Zeit erwirbt man sich so eine ganz andere Entscheidungskompetenz. Essen mag man dann zwar immer noch als Privatsache betrachten, in Kenntnis der Auswirkungen seines Konsumverhaltens wird der aufgeklärte Mensch aber in aller Regel die für sich und die Umwelt bessere Wahl treffen.

Sicher, Essen ist ein intimes, privates Thema. Dafür möchte man sich weder rechtfertigen müssen, noch will man sich da reinreden lassen. Doch das passiert gerade, bewusst und unbewusst, vor allem im Bereich Veganismus, aber auch in der Bio- oder Vegetarismusszene. Niemand lässt sich gern entmündigen, da wir doch schon durch unsere Geburt eine gewisse Kompetenz zum Thema »Essen« mitzubringen glauben: Schließlich ernähren wir uns jeden Tag, seit wir auf der Welt sind. Unser Erfahrungsschatz müsste also riesig sein. Warum sollte ich mich da von »Außenstehenden«, die ich vielleicht nicht mal persönlich kenne, belehren lassen? Kommentare im Internet und anderenorts spiegeln ähnliche Einstellungen wider. Dass man sich nicht das Essen vorschreiben lasse, heißt es hier, und dass Essen eben Privatsache sei.

Ganz anders in einem Artikel der *Sächsischen Zeitung*, wo die Überschrift lautet: »Warum Essen keine Privatsache mehr ist« (Keller 2011). Der Autor ist der Meinung, wir stünden alle in der Verantwortung, unsere Ernährung nachhaltig zu gestalten, Ressourcen, Umwelt und Klima zu schonen und Essen, nur

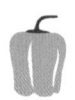

weil's schmeckt, als alleinige Begründung sei kein haltbares Argument mehr. Auch die Diskussionsteilnehmer auf der Bio-Supermarkt-Facebook-Plattform sehen das ähnlich. Hier herrscht die Meinung vor, Ernährung sei nur so lange eine private Entscheidung, wie sie anderen Lebewesen keinen Schaden zufüge. Es gibt vor allem von Omnivoren in der Diskussion den Aufruf zur Toleranz, und jeder »solle, wie er wolle«. Veganer finden aber, dass Toleranz fürs Töten ein bisschen weit gehe, und bringen Argumente wie: Wenn jemand seine Kinder schlüge, würde man auch nicht wegsehen und sich denken: »Jeder, wie er will.« (Lila Löwenzahn 2012, Alice Bacher 2012)

»Fleischessen ist Tradition und gehört zum Kulturgut«

»Fleisch ist ein Stück Lebenskraft«, »Iss, damit du groß und stark wirst«, »Fleischessen ist männlich« – Slogans und Sprüche wie diese begleiten uns von Kindesbeinen an. Ebenso wie die zur regionalen Esskultur gehörenden typischen Gerichte, als da wären Rheinischer Sauerbraten, Schäufele, Kohlrouladen, Thüringer Rostbratwurst, »Himmel und Ähd« als Beilage zu verschiedenen Fleischerzeugnissen und dergleichen mehr. Das Fleischessen ist in unserem Alltag wie an Feiertagen fest verankert. Traditionell gab oder gibt es den Sonntagsbraten, Weihnachten die Weihnachtsgans und Ostern das Osterlamm. Nichts davon ist vegan. Geht ein Stück Kultur verloren, wenn wir künftig pflanzliche Festmahle auftischen? Oder bildet sich vielleicht gar eine neue Kultur?

Bei der Facebook-Diskussion sind die Veganer der Meinung, dass nur weil etwas schon lange so sei, es nicht zwangsläufig auch richtig sein müsse. Sie finden, es sei ein Mythos, dass die Mehrheit immer recht habe und die Minderheit immer falsch liege (Daniel Herr 2012a). Rückblickend war früher und sei teilweise heute noch vieles gesellschaftlicher Konsens, was trotzdem falsch sei – wie Frauenunterdrückung, Sklavenhaltung, Beschneidung oder Kastendenken (Elisa Jane 2012b). Einige Veganer sind der Meinung, Fleischessen sei ein anerzogenes Verhaltensmuster und eine Gewohnheit.

Es fällt vielen schwer, sich gegen Traditionen und Muster zu stellen. Vielleicht ist vielen die Problematik des massenhaften Verzehrs tierischer Lebensmittel auch deswegen nicht bewusst, weil dieser in unserer Gesellschaft so tief verwurzelt zu sein scheint.

Angesichts des exzessiven Massenkonsums von Fleisch und tierischen Produkten lohnt es sich aber auch sicher für die Vertreter dieser These, zumindest darüber nachzudenken, ob es vielleicht nicht im Sinne der *richtig* verstandenen »Kultur« liegt, Fleisch als etwas Besonderes zu betrachten und seinen Konsum wirklich zu zelebrieren – an (manchen) Sonn- und Feiertagen eben. Denn der Blick fürs rechte Maß ist angesichts des unseligen Überflusses heutzutage definitiv verloren gegangen. Was gab es wohl früher unter der Woche zu essen? Was für Alternativen könnte ich mir für Wurst und Fleisch einfallen lassen? Schmeckt mir vielleicht Sojamilch oder Tofu? Durch Einschränkungen bekommen tierische Produkte wieder den Wert, der ihnen gebührt. Das wäre zumindest ein Anfang.

»Der Mensch ist ein Raubtier«

Weil der Mensch als Raubtier an der Spitze der Nahrungskette stünde, läge es in seiner Natur, andere Tiere zu essen. So lautet ein Argument, das auf Facebook noch von weiteren Äußerungen unterstützt wird: »Jedes Lebewesen nutzt – und quält andere, um zu überleben« (Sandra Kramer 2012). Oder: »Im Rahmen der Evolution hat der Mensch sich *meiner* Überzeugung nach an die Spitze der Nahrungskette entwickelt und sich somit aus der Rolle des Gefressen-Werdenden in die Rolle des Fressenden begeben« (Andreas Schmidt 2012a). Es gibt dort natürlich auch gegenteilige Äußerungen. Einige beispielsweise sehen den Menschen nicht höher gestellt als das Tier. Für sie sind Tiere genauso »die Nächsten« wie Menschen. Sie sind empört darüber, dass der Mensch sich über die Tiere stellt und sich sogar das Recht nimmt, sie zu töten: Es sei nicht vertretbar, »dass du dein Privileg, in diesem Land leben zu können, völlig unreflektiert als Waffe gegen jedes andere Leben auf dieser Welt einsetzt« (Dennis Habelmann 2012). Oder: »Traurig ist, dass vielen nach wie vor die eigene Gier wichtiger ist als die Erhaltung allen Lebens im Allgemeinen« (Elisa Jane 2012a).

Das konkrete Argument, der Mensch sei ein Raubtier und daher liege es in seiner Natur, Fleisch zu essen, wird mit dem folgenden Gedanken stark angezweifelt: »Raubtiere nehmen in der Natur eine wichtige und bedeutsame Rolle wahr. Gesunderhaltung der Beutetierbestände, Aufnehmen von Aas, um Krankheiten vorzubeugen. Und viele dieser Raubtiere sind physisch auf Fleisch in der Nahrungspalette angewiesen. Der Mensch allerdings ist *kein* Raubtier. Sein Fleischkonsum und dessen Folgen *schaden* der Umwelt, er ist *nicht* auf Fleisch angewiesen« (Thorsten Emberger 2012a).

Es gibt ausführliche Studien, die untersuchen, ob der Mensch von Natur aus eher Raubtier oder Vegetarier sei. Man kann es vereinfachend so zusammenfassen, dass manche Indizien wie bei vielem für die eine Richtung sprechen, manche für die andere, dass aber eines den Menschen vom Raubtier in der Tat deutlich unterscheidet: Das Raubtier isst, wenn es Hunger hat, also nach Bedarf. Der Mensch hingegen »produziert« und verarbeitet mittlerweile unvorstellbare Massen an Lebewesen, sodass über den extensiven »Verzehr*bedarf*« hinaus Unmengen von Tieren sogar auf die Welt kommen, nur um auf dem Müll zu landen oder bestenfalls verkompostiert zu werden.

Jan Bredack sieht es so, dass es Situationen gebe oder – historisch betrachtet – gab, in denen Menschen Tiere töten müssten, um zu überleben. Das hält er für vertretbar: »Zum Beispiel bei den [traditionellen] Eskimos, die sind gezwungen, Tiere zu töten, um zu überleben. Sie sind aber in den Lebensraum voll integriert und leben mit der Natur. Oder wenn ein Mensch im Wald in Not gerät und zum Überleben Lebewesen töten muss, dann wäre das für mich okay. Nur über was wir gerade reden: Wir leben in einer zivilisierten Welt, umgeben von allen Möglichkeiten, und wir machen eine Tötungsmaschinerie draus, und zwar völlig selbstverständlich, ohne ein Schuldgefühl dabei zu haben. Viele machen sich nicht bewusst, was hinter der Fassade der abgepackten Supermarktprodukte steckt. Früher haben die Leute zum Überleben gejagt, aber heute, wo die Lebensmittelerzeugung industrialisiert ist, hat das mit Überleben nichts mehr zu tun.«

Raubtiere gehen wohl eher nicht in den Supermarkt, um sich dort ihren abgepackten Zebraschinken auf Vorrat zu besorgen. Raubtiere töten ihre Beute selbst, und zwar bei Bedarf.

»Veganer sind extrem«

Viele bezeichnen Veganismus als eine extreme Ernährungsform, oft einhergehend mit außerordentlicher Einseitigkeit. Das »Übertriebene« macht manchen Angst. Es heißt dazu beispielsweise: »Extremismus/Einseitigkeit ist nie der moderate und gute Weg« (Nitrogen Inna Kingston 2012). Veganismus wird auch »ebenso wie übermäßiger Fleischkonsum« als »ein Nebeneffekt unserer vollständigen Entfremdung von der Nahrungsproduktion« gesehen: »Veganismus ist gewissermaßen die Kehrseite blinden Konsumverhaltens – eine radikale Überreaktion« (Jan-Erik Ella 2012). Es gibt auch die Meinung, alles Extreme habe schon immer »mehr Schaden angerichtet als irgendwem geholfen« (Ingo Knito von Mainz 2012). Die konsequente Replik von veganer Seite lautete dazu: »Klar, so ab und an mal ein Schwein töten (oder vielleicht auch mal nem Menschen in die Fresse hau'n?) könnte den Schaden vom konsequenten ... äh, sorry ... extremen Liebe und Freiheit leben etwas mildern? Sorry, aber das ist ein unreflektierter und nachgeplapperter Satz von dir, der meist in Diskussionen gut ankommt, aber zwischenzeitlich keinerlei tatsächliche aufgeklärte Relevanz mehr besitzt, da wir in einer so extrem pervertierten Welt leben, dass gelebte Konsequenz das Einzige ist, um hier noch etwas zu verändern. Wenn das für dich Extremismus ist, dann nenn' mich gerne Extremistin! Aber ich bleib dafür bei mir und bei meiner Intention, ein gewaltfreies und freiheitliches Leben zu leben und zu fördern« (Ela Esspunkt 2012a).

Und dazwischen sind diejenigen anzusiedeln, die es ganz praktisch zu lösen versuchen: Weil sie finden, dass Ideologien potenziell gefährlich sind, kochen sie für »Toleranz auf dem Teller« mal vegetarisch, mal vegan oder selten auch mal mit Fleisch (Imke Freitag 2012).

Während sich Veganer nicht als »extrem«, sondern »konsequent« bezeichnen, haben andere also vor dem »Extremen« Angst. Ich kann das verstehen. Ich dachte, obwohl ich ja Vegetarierin bin, auch immer: »Muss man es denn gleich so übertreiben?« Mittlerweile sehe ich das etwas differenzierter, weil ich mehr Hintergründe kenne und die Motivation verstehe, warum sich Menschen dafür entscheiden, vegan zu leben. Und was mir früher noch als extrem erschien, scheint auch mir heute eher konsequent zu sein. Ich sehe darin auch keine grundsätzliche Gefahr. Weder für die Gesellschaft (eher ist es ein »Benefit«) noch für die Betreffenden persönlich (sofern man sich mit Ernährung auskennt und alle Nährstoffe zuführt, die erforderlich sind).

»Veganismus ist ein Luxusproblem der Überflussgesellschaft«

»Habt ihr Probleme … Woanders hungern Menschen und haben gar keine Auswahl, was sie essen sollen! Seid froh, dass ihr etwas zu essen habt« (Ronny Selke 2012). Diese Meinung fand ich ebenfalls in der Facebook-Diskussion zum Thema »Veganismus«. Doch auch sonst hört man immer wieder das Totschlagargument, es gebe ja wohl sicher noch wichtigere Probleme, als über diese Ernährungsweise zu streiten.

Ich habe viele, die ich für Gespräche traf, mit dieser Meinung konfrontiert und gefragt: »Manche sehen ›vegan‹ als Luxusproblem der Überflussgesellschaft. Woanders sind Menschen froh, wenn sie überhaupt etwas zu essen haben. Wie siehst du/ sehen Sie das?«

Sohra Behmanesh antwortete: »Das sehe ich auch so. Diese Diskussion würden wir nicht führen, wenn wir in der Sahelzone wohnen würden. Man kann aber immer nur vor der eigenen Haustür kehren. Wir leben hier in Deutschland im Europa des 21. Jahrhunderts. Natürlich müssen wir zeitgemäße und regional angemessene Diskussionen führen. Dass man in Mali ganz andere Probleme hat, ist eine völlig fraglose Angelegenheit. Und ich kenne auch niemanden, der nach Afrika gehen würde, um dort eine Veganismus-Kampagne zu starten.

Ich würde das nicht als Luxusproblem sehen. Ich glaube, dass es tatsächlich eine moderne Angelegenheit ist, dass es einige Probleme gibt, die wir abgearbeitet haben, und dass es jetzt Raum gibt für neue Bewusstseinsebenen, zum Beispiel für ein neues Gesundheits- oder Umweltbewusstsein. Woanders auf der Welt sind andere Prozesse am Laufen, aber das macht unsere Probleme nicht weniger wichtig als andere Probleme woanders. Nur weil wir hier eine Diskussion über Veganismus führen, heißt das nicht, dass Veganismus wichtiger ist als der Kampf für die Homo-Ehe oder der Einsatz gegen die Abholzung des Regenwalds. Das impliziert gar keine Wertung der Wichtigkeit von globalen Problemen. Das ist eins von vielen Problemen, und es wird gerne gesagt: ›Setz dich doch lieber für hungernde Kinder ein.‹ Aber das heißt doch nicht, dass das Leid der Tiere wichtiger ist als andere Probleme. Aber es gibt halt einige Menschen, die das Tierleid berührt. Wer geht denn zu einem Aidshilfestand und sagt: ›Hör mal, es gibt doch verhungernde Kinder, warum kümmerst du dich nicht darum?‹ Es gibt so eine Fixierung auf die Tierrechtsbewegung, die ihr auferlegen will, mal zu überlegen, was die wirklich wichtigen Probleme der Welt sind. Und das finde ich unfair, weil, wenn man erst mal anfangen würde, die globalen Probleme der Wichtigkeit nach zu sortieren und oben anzufangen, um irgendwann später vielleicht mal sich mit so angeblich trivialen Probleme wie Tierleid auseinanderzusetzen, das ist überhaupt nicht realistisch und wird in anderen Hinsichten auch nicht gemacht.

Was aber auch übersehen wird, ist, was für eine tatsächlich globale Lösung Veganismus eigentlich ist. Es geht ja nicht nur darum, dass dann diese Kühe nicht mehr im Stall stehen müssen, sondern es geht auch um massive Schäden für die Umwelt, die dadurch vermieden würden, wenn wir keine Tierprodukte mehr essen würden. Man weiß es ja auch, die Landwirtschaft ist [zum Beispiel in Hinblick auf die Treibhausgasemissionen] schädlicher als der gesamte globale Verkehr. Unser Tierproduktkonsum ist ein massives Problem für den Regenwald. Es ist ein Desaster für

die Ozeane. Das weiß man ja auch, dass die Ozeane nahezu aus-
gefischt sind und dabei sind, komplett zerstört zu werden. Unser
Tierkonsum ist ein globales Problem. Wenn man bedenkt, dass
es auch den Welthunger betrifft, dass wir Tiere essen, dass wir
mitverantwortlich sind, dass es auf der Welt Hunger gibt, wird
deutlich, dass es so viele Themen gibt, die davon berührt werden.

Im Grunde wissen die meisten, wenn sie vegan leben, dass
sie auch gleichzeitig Umweltaktivisten, Menschenrechtsaktivis-
ten und natürlich auch Tierrechtsaktivisten sind und auch noch
was für ihre Gesundheit tun. Also im Grunde genommen ist es
tatsächlich eine sehr globale Lösungsmöglichkeit. Ja, ich würde
tatsächlich sagen, es ist eher ein Thema der Zeit als ein Thema
des Luxus.«

Björn Moschinski sieht es so: »25 Prozent der Weltbevölke-
rung haben Zugang zu Fleisch und verursachen die damit ver-
bundenen Probleme. Also ist es für mich ein Luxusproblem,
weil es nur circa 25 Prozent sind. Aber die verursachen so viele
Probleme, dass es den Rest massiv betrifft. Dass Menschen froh
sein können, wenn sie überhaupt was zu essen haben, ist für
mich das dümmste Argument, das es im Zusammenhang mit
Veganismus gibt. Wenn man sich die Ressourcenverschwen-
dung mal durchrechnet und überlegt, wie viele Menschen keinen Zugang zu Wasser haben, oder wie viele Wasserressourcen
angegraben und für immer vernichtet werden… und wofür?
Für Fleisch.

> *Veganismus beschäftigt sich tatsächlich mit einem »Luxus-
> problem«, aber in dem Sinne, dass er helfen kann, die negativen
> Folgen des ungezügelten Fleischkonsums einzudämmen,
> von denen auch weniger Privilegierte betroffen sind.*

Der Veganismus ist für mich die einfachste Art und Weise für jeden, gegen das Leid in der Dritten Welt anzukämpfen. Wenn wir so weitermachen, werden die Probleme der Dritten Welt auch hierherkommen. Irgendwann sind die Böden ausgelaugt. Irgendwann haben wir keinen Regelwald mehr – das führt zu bedrohlicher Klimaerwärmung. Wüsten werden sich ausbreiten. Sollte mich irgendwann mal mein Kind oder Enkel fragen, warum damals keiner was gemacht hat, kann ich sagen: Seit ich fünfzehn Jahre alt war, habe ich was dagegen gemacht. Ich habe alles, was mir möglich war, dagegen gemacht. Man sollte immer überlegen, was passiert, wenn wir nicht mehr da sind – was nach uns kommt.«

»Menschen- vor Tierrechten«

»Für mich kommen an erster Stelle die Menschenrechte und dann die Tierrechte« – so hört man es immer wieder, und auch auf Facebook ist diese Meinung vertreten: »In meinen Interessen [stehen] zuerst die Menschenrechte, bevor ich über weitergehende Tierrechte nachdenke. Selbst in der Tierwelt kümmern sich Tiere erst um ihre Artgenossen, bevor sie auf andere schauen […] und es sollte der Tag kommen, an dem jeder Mensch auf dieser Welt gleich ist, die gleichen Rechte, Pflichten und Möglichkeiten besitzen, keine Kriege mehr herrschen, dann verspreche ich Euch, setz ich mich auch für Tierrechte ein, weil dann kann man die ganze Thematik global angehen. Weil, ich muss sagen, als Tierrechtler in Deutschland jammert man […] auf recht hohem Niveau, denn es gibt viele Menschen auf der Welt, die noch weniger Rechte haben als Tiere in Deutschland« (Andreas Schmidt 2012b).

Letzteres mag ja stimmen, aber die Gegenargumente zeigen, dass man die Problematik nicht so isoliert betrachten kann:

Veganer leisteten auch für Menschenrechte unweigerlich mehr als der normale Fleischesser, und solange der Westen an seinem Fleischkonsum festhalte, bezahlten andere Menschen dafür (Thorsten Emberger 2012b). Und: »…ich opfere nicht ein Tier anstelle eines armen Menschen. Beide gehören nicht für diesen Wahnsinn geopfert« (Daniel Herr 2012).

Es wird auch weiterhin kontrovers diskutiert werden. Im Zweifelsfall ist es aber sicher zielführender zu sagen: »Ich engagiere mich aktiv für ein Thema, das mir am Herzen liegt.« Dann hat man zwar auch nicht alle Probleme dieser Welt gelöst, für sich aber einen Schwerpunkt gewählt, was mir immer noch besser zu sein scheint, als passiv zu bleiben und gar nichts zu tun.

Deutlich wird bei der Diskussion aber auch, dass man in der Betrachtung das eine vom anderen realistischerweise so gar nicht voneinander trennen kann: Veganismus hat immer auch etwas mit Menschenrechten zu tun, im Speziellen mit dem so grundlegenden Recht auf Nahrung.

Vegan für alle – kinderleicht?

Ein weiterer kontrovers diskutierter Punkt ist die Frage, ob die vegane Ernährung vom Säuglingsalter an geeignet ist. Während die amerikanische Gesellschaft für Ernährung ADA (American Dietetics Association) die vegane Ernährung für alle Lebensphasen geeignet hält, bewertet die Deutsche Gesellschaft für Ernährung (DGE) eine vegane Ernährung während Schwangerschaft und Stillzeit sowie für Kinder als ungeeignet. Die Begründung: Die Wahrscheinlichkeit, einen Nährstoffmangel zu erleiden, ist höher, je eingeschränkter die Lebensmittelauswahl ist. Bei veganer Ernährung sieht die DGE mögliche Defizite in den Bereichen Energiezufuhr, Proteinaufnahme, Versorgung mit Omega-3-Fettsäuren, Kalzium, Eisen, Jod, Vitamin D, Riboflavin, Zink und Vitamin B_{12}.

Man muss über diese Nährstoffe informiert sein, auch über die Lebensmittel, in denen sie enthalten sind, Zubereitungsmethoden und Nährstoffsupplemente. Bei einer Unterversorgung mit diesen Nährstoffen können kindliche Gesundheit und Entwicklung geschädigt werden. Um dieses Risiko zu minimieren, empfiehlt die DGE, keine Lebensmittel innerhalb der ersten Jahre auszuschließen. Aber auch eine ovolaktovegetarische Ernährung (pflanzliche Kost plus Eier und Milch[produkte], siehe Seite 296 sei möglich, sofern für eine ausreichende Eisen- und Jodversorgung gesorgt sei. Eine vegane Ernährung hält die DGE weder während Schwangerschaft und Stillzeit noch im gesamten Kindesalter für geeignet (DGE 2011).

Ich lese aus den Zeilen heraus – das ist meine ganz eigene Interpretation –, dass die DGE vor Nährstoffdefiziten warnen möchte und deswegen diese Ernährung für Kinder nicht empfiehlt. Doch müssen Veganer ja in jeder Lebensphase auf Nährstoffe achten und gut informiert sein. So – um es zu wiederholen –, wie wir das alle sollten. Ich denke, jede werdende Mutter macht sich Gedanken, wie sie ihr Kind in der Schwangerschaft optimal versorgt. Auch vegane Mütter, wahrscheinlich sogar die noch ganz besonders. Sind die Kinder erst mal da, ist die Situation keine andere. Wahrscheinlich sorgen sich die Mütter im Normalfall dann noch mehr um Gesundheit und Wohlergehen ihrer Kinder. Ich kann mir vorstellen, dass die DGE aus Verantwortungsbewusstsein generell von einer veganen Ernährung für Kinder abgeraten hat, weil man hierfür eben sehr gut informiert sein muss und dies nicht flächendeckend vorausgesetzt werden kann.

Aber es gibt ja auch professionelle Hilfe – da wären zum

Beispiel Ärzte, die die vegane Kinderernährung unterstützen, und auch Ernährungsberater, die in dem Punkt weiterhelfen. Was gefährlich ist, wäre, sich uninformiert und ohne Plan in eine vegane Schwangerschaft oder eine vegane Kindererziehung zu begeben. Denn dann ist das Risiko, dass dem Kind gesundheitlicher Schaden zugefügt wird, in der Tat recht hoch.

Man hört dann ja doch immer wieder diese Schauergeschichten, die einen verunsichern, von veganen Kindern, die an Mangelernährung schwer erkrankt oder sogar gestorben sind. Also habe ich mich auf den Weg gemacht, um gesunde, glückliche vegane Kinder zu finden. Die habe ich gefunden auf dem Blog von Sohra Behmanesh (www.tofufamily.de): lauter glückliche, wachsende, spielende vegane Kinder. Als ich mich mit Sohra in Berlin treffe, sind keine Kinder dabei, aber so können wir uns in Ruhe unterhalten.

Das sagt die vegane Mutter

Für Sohra stand es von Anfang an fest, dass sie ihr Kind vegan aufziehen würde. Ob es auch ablehnende Reaktionen darauf gab, will ich wissen.

»Dadurch, dass ich schon sehr lange vegan lebe, war das eine sehr unkomplizierte Sache. Ich kann von keinen negativen Erfahrungen berichten. Ich kenne aber zahlreiche Eltern, die erst in der Schwangerschaft oder als das Kind schon da war und es um die Frage ging ›Wie ernähre ich mein Kind?‹, auf den Vegan-Trichter kamen. Und dann kann ich mir vorstellen, dass der Widerstand in der Familie sehr groß ist, wenn man erst mal die ganzen Vorurteile abbauen muss. Das hatte ich ja schon Jahre zuvor erledigt, einfach dadurch, dass ich nicht vom Fleisch gefallen bin über all die Jahre. Meine Mutter ist Ärztin. Es gab große Widerstände, als ich vegan geworden bin.

Irgendwann sind denen einfach die Argumente ausgegangen, wenn Jahr für Jahr mein Blutbild in Ordnung war. Wenn nach zehn Jahren die Blutbilder konstant gut sind, was willst du da noch sagen? Und dadurch gab es wirklich keine Widerstände. Ich lebe in Berlin, da ist die Aufgeschlossenheit auch noch mal ganz anders.«

»Also, Blutbilder waren immer top. Das hört sich doch gut an, gibt Sicherheit. Wie steht es mit Vitamin B_{12}? Nimmst du das regelmäßig ein?«

»Ja, natürlich, das muss jeder Veganer machen. Ich will nicht sagen, dass es auf der Welt keine Veganer gibt, die ohne eine B_{12}-Versorgung gut zurechtkommen. Das mag es geben. Ich kenne das aber praktisch nicht. Und vor allem wenn man Kinder hat, ist das obligatorisch. Die Gefahr, dass man einen Mangel erleidet, ist zu groß. Und es ist so einfach. Man kann es nicht überdosieren, man kann nichts verkehrt machen. Ich finde es obligatorisch, als Veganer B_{12} zu nehmen, und das ist auch meine Standardempfehlung. Es gibt aber auch viele Fehlinformationen wie analoges B_{12} oder über die Selbstproduktion im Darm. Das liegt auch daran, dass wir in Deutschland keine Gremien haben, die entsprechende Informationen liefern. Dass die DGE sich kategorisch gegen eine vegane Ernährung stellt, führt nicht dazu, dass sich weniger Menschen vegan ernähren, sondern dass die, die sich vegan ernähren, schlechter an Informationen kommen.«

Bis hierhin hört sich ja alles ganz gut an. Sohra hat sich viel angelesen in den Jahren und wirkt auf mich, als wisse sie, was sie tut. Dennoch ist auch für mich als studierte Ökotrophologin das Thema »Nährstoffe« ein ganz komplexes. Und gerade wenn es um Schwangerschaft oder Kinder geht, machen sich Mütter besonders verrückt, dass sie und ihre Kleinen mit allem versorgt sind. Schon für »Allesesser« ist das eine große

Herausforderung. Wie ist das als Veganer? Gibt es eine Liste am Kühlschrank, wo draufsteht: »Jeden Tag zwei Walnüsse, 3 EL Weizenkleie« und, und, und ...?

»Nee, so was mach ich nicht. Ich glaube auch, dass man sich verrückt macht, wenn man nach Nährstofftabellen lebt und sich ständig fragt, wie man das umsetzen soll. Ich denke, dass es wichtig ist, mal ein bis zwei gute Bücher über Ernährung gelesen zu haben, zumindest wenn man ein Kind bekommt, aber ansonsten finde ich es wichtig, Basics zu wissen: Jeden Tag eine Eisenquelle, dazu ein Glas Orangensaft, jeden Tag Vitamin D und auch Vitamin-B_{12}-Supplementation. Aber das ist ja kein Veganproblem, sondern ein allgemeindeutsches. Ansonsten bin ich dreizehn Jahre gut damit gefahren, eine grundgesunde Ernährung zu haben. Ich nehme Vollkornpasta und keine Weißmehlprodukte, es gibt immer Gemüse und immer Obst. Nur Nudeln mit Tomatensoße, das gibt es bei mir nicht.

Gegenüber Verwandten und der Öffentlichkeit ist es gut, gut informiert zu sein. Wenn man weiß, was man antworten kann, wenn man gefragt wird: ›Woher kriegst du dein Protein?‹, gibt das ein sicheres Gefühl. Ich glaube auch, dass es halbwegs unrealistisch ist, diese ganzen Tabellen umzusetzen. Ich habe jetzt sehr viele Jahre nicht streng nach den Tabellen gelebt und habe eine gesunde Schwangerschaft hinter mir und ein gesundes Baby auf die Welt gebracht.«

Es gibt ja meiner Erfahrung nach auch eine hohe Ablehnung in der Ärzteschaft gegen vegane Ernährung. Ich stelle mir das schwierig vor, einen Arzt zu finden, der Verständnis für die persönliche Situation hat und das auch unterstützt. Ob es schwer war, so jemanden zu finden, frage ich Sohra.

»Nein. Ich kann kaum von negativen Erfahrungen berichten. Aber man tauscht sich ja auch aus. Wenn ich jetzt einfach nur das Telefonbuch aufgeschlagen hätte und zum nächstgelegenen Arzt gegangen wäre, hätte es gut sein können, dass ich da schlechte Erfahrungen gemacht hätte. Aber das macht man als Veganer eigentlich nicht, zumindest nicht in Berlin, wo es so viel Auswahl gibt. Wenn man in einer Stadt lebt, in der es nur zwei Ärzte gibt, sieht es schon wieder anders aus. Ich habe mir aber Empfehlungen geholt, und ich habe auch viele Kinderärzte durchprobiert, bis ich jetzt wirklich den Arzt gefunden habe, der mir zusagt, auch in Bezug auf Einstellungen andere Themen betreffend.

Einmal war ich bei einem Kinderarzt, als mein Kind gerade neu in die Kita gekommen ist. Mein Kind war permanent krank. Und ich habe mir sehr viele Sorgen gemacht. Weil man auch im Hinterkopf hat: Vielleicht stimmt ja doch was an den Vorurteilen [dass vegane Ernährung für Kinder nicht geeignet ist]. Ich bin dann von Arzt zu Arzt gerannt und wollte von meinem Kind ein Blutbild machen lassen, und niemand wollte das machen lassen, obwohl ich gesagt habe, dass wir vegan leben. Und alle haben gesagt: ›Nee, das ist normal, der erste Winter in der Kita …‹ Ich dachte aber, ich muss das wissen, damit ich beruhigter sein kann. Erst der sechste Kinderarzt war einverstanden, ein Blutbild zu machen. Bei dem bin ich dann auch geblieben.«

Es gibt ja schon viele Bedenken gegen vegane Kinderernährung. Ich kann mich auch selbst nicht ganz davon freisprechen. Es bleiben halt so Restzweifel. Weil man es jahrelang anders erzählt bekommen hat, weil einem gesagt wird, man kann da mehr falsch machen als mit »normaler« mischköstlicher Ernährung … Kannst du das verstehen?

»Die Realität ist, dass vegane Kinder hervorragend gesund leben und teilweise auch schon über zwanzig Jahre alt sind, die ich kenne. Es gibt Tausende vegane Kinder in der Welt, die gesund leben. Institutionen wie die DGE bereiten den Weg dahin, dass sich Veganer weniger gesund ernähren. Es ist wie eine sich selbst erfüllende Prophezeiung: Wenn es keine Infos von offizieller Seite gibt, informieren sich die Menschen eigenständig im Internet. Und dort gibt es auch viele dubiose Empfehlungen wie: Vitamin B_{12} ist nicht zwingend nötig. Wer sich mangels offizieller Informationen an solche Empfehlungen hält, ernährt sich dann schlechter, und die DGE behält recht, dass vegane Ernährung zu Mangelzuständen führt. So wie es omnivore Eltern gibt, die die Vitamin-D- und Kalziumversorgung über Fruchtzwerge abdecken, gibt es auch vegane Eltern, die denken, Vitamin B_{12} sei nicht wichtig.«

Das leuchtet mir ein. Es wäre wirklich wünschenswert, es gäbe handfeste offizielle Informationen. Das würde vielen mehr Sicherheit schenken. Vielleicht würden sich dann auch mehr Menschen trauen, vegan zu leben, die momentan abgeschreckt sind, weil sie befürchten, sich selbst oder ihren Kindern Schaden zuzufügen.

Aber es gibt ja noch andere Herausforderungen der veganen Kindererziehung. Ist die Hürde der Nährstoffe erst mal genommen, hat man sich eingefunden und weiß Bescheid, aber ich kann mir vorstellen, dass es Schwierigkeiten im Kindergarten oder auf Kindergeburtstagen gibt. Wie ist das so, der vegane Alltag mit Kindern? Gibt es da Hürden, die genommen werden müssen in Bezug auf Veganismus? Weil: Leicht stelle ich mir das nicht vor. Vor meinem geistigen Auge tauchen weinende vegane Kinder auf, die von den anderen gemobbt werden. Kinder, die nicht dabei sein können, wenn sich die anderen über den Schoko-Geburtstagskuchen hermachen.

Sohra meint, sie könne von keinen negativen Erfahrungen berichten. »Mein Kind geht zu einer omnivoren Kita mit einem Bio-Catering, das für ihn veganes Essen liefert. Die Kita nimmt Rücksicht auf seine Lebensweise, sie benutzt die Begrifflichkeiten, die ich gerne möchte, und geht mit dem Thema sehr rücksichtsvoll, kooperativ und sehr offen um. Zum Beispiel würde ich meinem Kind nie sagen: ›Du darfst das nicht essen, das ist nicht vegan.‹ Das weiß die Kita, und die machen das ebenfalls nicht. Ich arbeite grundsätzlich nicht mit Verboten. Außerdem habe ich einen großen veganen Freundeskreis und kenne viele vegane Eltern. Das macht es einfach.«

»Aber wie ist das denn jetzt zum Beispiel mit Süßigkeiten? Die lieben Kinder doch, und viele davon sind ja nicht vegan. Muss dein Kind dann verzichten, wird es traurig, oder wird es trotzig und will das essen, was alle essen?«

»Als er so um die zwei Jahre alt war und er noch nicht so viel mit Argumenten anfangen konnte, da gab es solche Situationen schon, dass er zum Beispiel Kinderriegel haben wollte. Ich habe dann von Situation zu Situation entschieden, wie wichtig es dem Kind jetzt gerade ist, das zu essen. Jetzt ist er drei, und wenn ich ihm sage: ›Das ist nicht vegan‹, dann will er es auch nicht essen. Wenn ich sage: ›Hey, es gibt Kekse‹, fragt er sogar oft von selber: ›Ist das vegan?‹ Wenn ich das verneinen würde, würde er das auch nicht essen.

Mir ist es aber auch wichtig, dass er ›vegan‹ nicht mit ›Verzicht‹ assoziiert. Das bedeutet im Alltag, dass ich dafür sorgen muss, dass ich vegane Alternativen anbieten kann für etwas, was nicht vegan ist. Oder dass ich zum Beispiel manchmal mit Süßigkeiten großzügiger bin, als ich es normalerweise wäre. Ich sage dann zum Beispiel: ›Nee, diese Schokolade ist nicht vegan, aber guck mal hier, diese kannst du essen.‹ Damit dann nicht im Raum stehen bleibt: ›Nein, das ist nicht vegan.‹ Ich will ja, dass mein Kind vegan bleibt, und nicht, dass es denkt: ›Veganismus hat viel mit Verboten und Verzicht und Ausgrenzung zu tun.‹

Ausgrenzungssituationen gab es auch noch keine. Das liegt

aber auch daran, dass es generell eher selten vorkommt, dass man sein Kind auf einen Kindergeburtstag zu Eltern schickt, mit denen man vorher nie etwas zu tun hatte. In der Regel gab es ja vorher Gespräche, man kennt sich, hat sich sowieso schon mal gegenseitig besucht... Ich glaube, das ist ein Vorurteil und eine Angst. Aber im realen Alltag haben Eltern, deren Kinder befreundet sind, auch was miteinander zu tun und sind sich wohlgesinnt. Die Kinder beschäftigen sich viel mit dem Veganthema. Sie haben Interesse daran. Ich denke, je älter die Kinder werden, desto mehr Potenzial für Ausgrenzung gibt es. Aber meiner festen Ansicht nach hat das wenig damit zu tun, was ein Kind isst, sondern damit, wie viel Selbstbewusstsein ein Kind hat und wie sehr es sich behaupten kann. Ausgrenzung ist eher eine Frage der Persönlichkeit, und das ist völlig unabhängig von Ernährung. Kinder finden etwas, wofür sie ein Kind mobben können, wenn sie es wollen. Ich lege viel Wert darauf, mein Kind mit einem gesunden Selbstgefühl auszustatten, und zwar ganz allgemein.«

Mich interessiert, ob Sohras Sohn weiß, warum er nur vegane Sachen isst und was der Unterschied zu nicht veganen Dingen ist. Weiß ein Dreijähriger schon, was hinter dem veganen Lebenskonzept steckt? Und wie geht er damit um? Ab wann sind Kinder alt genug dafür zu erfahren, woher Lebensmittel kommen und wie sie hergestellt werden, und zwar ohne Bauernhofmärchenwelt aus den Bilderbüchern mit einer Kuh und drei Hühnern.

»Na ja, er ist ja noch sehr klein. Ich sage ihm halt: ›Eier gehören den Hühnern, und wir wollen nicht, dass sie den Hühnern weggenommen werden.‹ Ich sage ihm, dass Milch den Kälbern gehört. Fleisch ist abgefahrenerweise gar kein Thema, darüber haben wir nie sprechen müssen. Vegetarisches Essen gibt es überall, mit Fleisch werden wir nie konfrontiert. Ich habe jetzt noch nicht damit angefangen, dass die Tiere leiden und sterben und Schmerzen haben. Momentan geht es mehr um Besitzansprüche, und das kann er als Dreijähriger sehr gut nachvollziehen. Er mag auch nicht so gerne teilen, was ja auch normal ist in dem Alter.«

In Diskussionen rund um das Thema »Kinderernährung, vegan oder nicht vegan?« taucht auch die Ansicht auf, man solle Kindern selbst die Entscheidung überlassen, was sie essen möchten. Das klingt für mich auch erst mal logisch. Selbst entscheiden ist ja eine schöne Sache. Vegane Kinder entscheiden ja nicht selbst, denen wird etwas vorenthalten von der Palette an Lebensmitteln, die es gibt. Auf der anderen Seite würde ich mich auch nicht gerade freuen, wenn mein Kind sich tagaus, tagein nach seiner eigenen Entscheidung nur von Schokolade und Gummibärchen ernährte. Da hätte ich auch was gegen eine »eigene Entscheidung«. Ich würde ihm dann ebenfalls etwas vorenthalten, nämlich Süßigkeiten. Wie ist das – können andere Kinder über ihr Essen selbst entscheiden und vegane Kinder nicht?

»Ich glaube, dass es ein Irrtum ist. Kinder, die Tierprodukte essen, die entscheiden das ja gar nicht selber. Das ist ja auch eine Entscheidung der Eltern, was diese Kinder essen. Die entscheiden halt: Die Kinder dürfen Tierprodukte essen. Ich entscheide halt: Mein Kind isst vegan. Das zieht sich in ganz viele Bereiche. Ich glaube, dass Veganismus den Ruf hat, anderen was aufdrücken zu wollen, und das dann sehr fraglos auf alles Mögliche projiziert wird. Kinder, die Tierprodukte essen, sind ja keine autonomeren Kinder, nur weil ihre Eltern ihnen Würstchen auf den Teller legen. Die gleichen Eltern überlassen ihren Kindern ja auch nicht die Entscheidung, ob sie zum Abendessen Schokoladenpudding oder Brokkoliauflauf essen wollen. Es stimmt einfach nicht, dass diese Kinder mehr Entscheidungsfreiheit über ihr Essen haben. Ich glaube sogar, dass viele Kinder die Entscheidung treffen würden, keine Tierprodukte zu essen, wenn man ihnen wirklich die Entscheidung überlassen würde, indem sie mehr Informationen hätten.

Das Ding ist, dass die meisten Menschen, die Tierprodukte essen, ihren Kindern auch was vorgaukeln. Ich bin schon im Hort von nicht veganen Kindern gefragt worden: ›Stimmt es, dass Tiere sterben mussten für das Fleisch?‹ Sie wissen das nicht, und die Eltern hüten sich davor, es ihren Kindern zu sagen, weil sie sie schonen wollen oder weil sie es schrecklich finden. Und dann gibt es die ganzen Bauernhofbilderbücher, die ein ganz falsches Bild vermitteln. Jeder Mensch hat einen Katalog an Werten und Einstellungen, und in anderen Bereichen würde niemand drauf kommen zu fragen, ob es okay ist, dass das Kind so und so aufwächst. Bei Veganismus, das ist ein ganz neues Thema, werden Eltern dann hingestellt, und denen wird gesagt: ›Du kannst das doch deinem Kind nicht diktieren.‹ Bei anderen Themen ist das ganz selbstverständlich, sei es Religion oder andere Dinge.

Jeder hat bestimmte Werte, und jeder erzieht sein Kind nach bestem Wissen und Gewissen. Ich überlasse meinem Kind auch nicht die Entscheidung, ob Schlagen eine gute Sache ist. Ich habe dazu meine Einstellung, und ich vermittle meinem Kind Veganismus haargenau auf die Weise, auf die ich ihm auch andere Werte mitgebe, wie Gerechtigkeit oder Hilfsbereitschaft. Ich sehe da nicht so viele Unterschiede.«

Gerade wenn es um vegane Kinderernährung geht, brauchen Mütter und Väter Zuspruch und Halt und sichere Informationen. Es herrscht viel Verunsicherung. Sohra Behmanesh trägt mit ihrem Blog dazu bei, Licht ins Dunkel zu bringen. Sie hilft, dass sich vegane Familien vernetzen können, sich austauschen. Und sie gibt veganen Kindern ein Gesicht, zeigt, dass es geht, trotz aller Vorurteile, Widerstände und Voreingenommenheit.

Das Beispiel von Sohra Behmanesh belegt, dass es funktionieren kann, dass man Kinder vegan gesund aufziehen kann. Unerlässlich sind dabei gute, fundierte, seriöse Informationsquellen, Wissen um Ernährung, eine ausgewogene Ernährung, regelmäßige Kontrolle der Blutwerte und eine vertrauensvolle Zusammenarbeit mit dem Kinderarzt. Außerdem bedarf es viel Fingerspitzengefühls, um dem Kind nicht den Eindruck zu vermitteln, dass es auf etwas verzichten müsse. Es gibt Gleichgesinnte. Auch gleichgesinnte Kinder. Genau wie es für vegane Eltern hilft, sich auszutauschen, ist es für Kinder toll zu sehen, dass auch andere Kinder vegan aufwachsen. Ausgemergelte vegane Kinder spuken als Phantome in den Köpfen umher. Langsam wird es aber Zeit, dieses Bild zu revidieren.

Das sagt der Kinderarzt

Um mein positives, ermutigtes, beschwingtes Gefühl zu untermauern, das ich nach dem Gespräch mit Sohra Behmanesh hatte, suchte ich noch einen Kinderarzt, der mir vegane Kinderernährung aus ärztlicher Perspektive würde erläutern können.

Hubertus Weinhold ist Kinder- und Jugendarzt mit einer Zusatzausbildung für Allergologie. Eine gezielte Weiterbildung auf dem Gebiet der Ernährungswissenschaften hat er zwar nicht, doch ist er einer von vielen Ärzten, die beim Vegetarierbund Deutschland als »Veggiefreundliche Ärzte« aufgeführt sind. So dachte ich mir, dass er vielleicht eine positive Einstellung zum und Erfahrung mit dem Thema »Vegane Kinderernährung« hat. Für Stimmen, die gegen eine vegane Ernährung von Kindern sind, muss man nicht lange suchen. Aber mich interessiert, wie Ärzte das sehen, die dem Thema positiv gegenüberstehen. Und deswegen habe ich ihm viele Fragen gestellt. Mein Hauptanliegen: Es gibt zahlreiche Bedenken und Sorgen im Hinblick auf vegane Kinderernährung. Ist es möglich, Kinder vegan aufwachsen zu lassen?

Hubertus Weinhold ist vorsichtig. Bei einer vegetarischen, gesunden, abwechslungsreichen Kost sehe er keine Probleme. Bei veganer Kost sei das anders. Vor allem in der Wachstumsphase, in den ersten 24 Monaten, sei eine vegane Ernährung mit großen Unsicherheiten verbunden, vor allem bei Vitamin B_{12}, B_2, Kalzium, Zink, Jod, Eiweiß und Vitamin D.

Ich wundere mich etwas, da dies genau der Aufzählung der DGE entspricht.

Weinhold meint, er halte die Bedenken grundsätzlich für berechtigt, und »sie sollten jeden dazu veranlassen, sich mit der Problematik intensiv zu beschäftigen, bevor man Kinder aus Überzeugung, aber ohne spezielles Wissen um die Problembereiche vegan aufwachsen lassen möchte. Mit meinem derzeitigen Wissensstand kann ich als Kinder- und Jugendarzt leider nur abraten, in den ersten circa 12 bis 24 Monaten eine vegane Ernährung durchzuführen. Aus der Literatur sind mir zahlreiche Fallberichte seriöser Quellen bekannt, die schwere, dauerhafte Schäden als Folge von Mangelerscheinungen schildern. Mag sein, dass hierbei jeweils Fehler in der Ernährung gemacht wurden, aber auch das wären Beispiele für die Schwierigkeit der veganen Ernährung insbesondere im Säuglingsalter. Im Kleinkindesalter und später ist meines Erachtens eine vegane Ernährung sicherer und einfacher durchzuführen. Bis dahin halte ich aber nur die vegetarische Ernährung mit allen entsprechenden Entwicklungskontrollen für vertretbar und wünschenswert.«

»Mit meinem derzeitigen Wissensstand kann ich als Kinder- und Jugendarzt leider nur abraten, in den ersten circa 12 bis 24 Monaten eine vegane Ernährung durchzuführen.« (Hubertus Weinhold)

Hubertus Weinhold rät also in den ersten zwei Jahren von einer veganen Ernährung ab. Weil es zu Mangelerscheinungen kommen kann, wenn man sich mit dem Thema nicht richtig beschäftigt. Aber was sind denn die Dinge, die ich besonders beachten muss, wenn ich mein Kind pflanzlich ernähren will?

»Die pflanzliche Ernährung muss ausgewogen, vielfältig, abwechslungsreich und nach bestem Wissen gesund sein. Ich empfehle Bio-Qualität. Insbesondere müssen jene Nahrungsmittel bevorzugt einbezogen werden, die für Veganer ›kritische‹ Nährstoffe in besonderem Maße enthalten. Dazu gehören unter anderem grünblättriges Gemüse, Hülsenfrüchte, Vollkornprodukte, Nüsse, Kürbis- und Sonnenblumenkerne, Keimöle, Spinat, Feldsalat, Sojaprodukte, jodiertes Salz, mit Kalzium angereicherte Pflanzendrinks und Vitamin-B$_{12}$-Nahrungsergänzungsmittel.«

Diese Kraftpakete sollten laut Weinhold also regelmäßig, am besten täglich, auf dem Speisezettel stehen. Das klingt für mich machbar, aber auch nach einer großen Herausforderung. Ich muss viele Lebensmittel und ihre Nährstoffe kennen, ich muss mich bemühen, mein Kind mit allem stets gut zu versorgen. Und dann mag es vielleicht keinen Grünkohl und keine Weizenkleie. Obwohl die unter den Top-11-Lebensmitteln (siehe Seite 212) stehen und eine hohe Nährstoffdichte haben. Ich habe den Grünkohl schon als Fußballfeld getarnt, mit Tofufußbällen – keine Chance. Wie krieg ich jetzt die Nährstoffe in mein Kind? Wird es nun einen Mangel kriegen, weil es ein

Suppenkasper ist? Ist vegan eine größere Herausforderung als Mischkost?

Der Mediziner Weinhold sieht das nicht so: »Mischkost ist auch nicht gleich Mischkost. Die einfachste Form der Mischkost ist heute leider sehr verbreitet. Sie folgt den Versprechungen der Werbung – Milchschnitte, Kinderschokolade, Fruchtzwerge, knackige Würstchen in praktischer Verpackung für unterwegs und zwischendurch – und mündet im Prinzip bei der Fastfood-Ernährung. Das ist eine sehr ungesunde Ernährung, aber halt einfach durchzuführen, man folgt einfach den ›Empfehlungen‹ der Werbung. Die aus meiner Sicht ›normale Mischkost‹ kann abwechslungsreich und relativ gesund gestaltet werden. Die besondere Herausforderung bei der veganen Ernährung beginnt schon beim Einkauf mit der Frage: ›Was ist wirklich vegan, wo sind doch eventuell versteckte tierische Produkte enthalten?‹ Im veganen Einkaufsmarkt ist das kein Problem, aber den gibt es bisher halt nur an wenigen Orten. Das allein erfordert schon Zeit und Wissen. Dann müssen Sie sich immer wieder überlegen, was Ihr Kind bevorzugt essen sollte, um einen Mangel an bestimmten Nährstoffen zu vermeiden, die ansonsten in tierischer Ernährung geliefert werden und für den Menschen notwendig sind, wie Vitamin B_{12}, Vitamin B_2, Eisen, Jod und andere. Für Kinder gibt es dann die ganz alltägliche Herausforderung, zum Beispiel auf Kindergeburtstagen, beim Kindergartenfrühstück, auf Klassenfahrten und so weiter. Also: Eine Herausforderung ist die vegane Ernährung schon, aber machbar!«

Nehmen wir mal an, ich schaffe das mit der veganen Kinderernährung, mein Kind ist gut versorgt, Kindergeburtstag ist kein Problem, und Sohra Behmanesh zufolge ist das ja auch kein Märchen, sondern es ist Alltag für einige vegane Familien, die das gut hinbekommen und in denen die Kinder glücklich und gesund aufwachsen. Aber ist es denn auch so, dass eine verantwortungsbewusste vegane Kinderernährung für das Wachstum und die Entwicklung der Kinder genauso förderlich sein kann wie eine Mischkost, weil das ja in den Köpfen noch drinsteckt: Mischkost ist das Beste? Ob es nun wahr oder falsch ist. Kommt vegan da mit?

Hubertus Weinhold betont noch einmal, dass er es in den ersten beiden Lebensjahren als schwierig ansieht: »Insbesondere ein Vitamin-B_{12}-Mangel äußert sich ja wegen der Speichermöglichkeiten nicht sofort. Wenn der Schaden, zum Beispiel im Nervensystem, dann aber eingetreten ist, so ist er meist sehr schwer und zumindest teilweise auch irreversibel. Ab einem Alter von circa zwei Jahren kann man Kinder sicher mit einer gesunden, vielfältigen, abwechslungsreichen veganen Ernährung gesundheitlich fördern.«

Tierprodukte sieht Weinhold jedenfalls nicht als zwingend notwendig in einer gesunden Kinderernährung.

»Problematisch ist, wie wiederholt erwähnt, die Versorgung mit Vitamin B_{12} bei veganer Ernährung. Ansonsten können sich Kinder mit einer abwechslungsreichen, ausgewogenen und sehr bewusst durchgeführten veganen Ernährung unter Beachtung wichtiger Notwendigkeiten sehr gesund entwickeln. Ei- und Kuhmilchallergiker müssen ihre Ernährung ohne diese Produkte zusammenstellen, und es gelingt ihnen ja auch.«

Wenn Sie sich überlegen, Ihr Kind vegan aufzuziehen, sollten Sie sich im Klaren sein, dass Sie sehr verantwortungsbewusst mit dem Thema »Ernährung« umgehen müssen. Sie sollten Lebensmittel und ihre Inhaltsstoffe kennen, wissen, wie Sie Ihrem Kind die Nährstoffe zuführen, wie sich Nährstoffe beim Zubereiten, Lagern oder in Verbindung mit anderen Lebensmitteln verhalten, um eine optimale Versorgung Ihres Kindes zu gewährleisten. »Ich ernähre mein Kind jetzt halt vegan und lass mal tierische Produkte weg …«. Das funktioniert so einfach nicht. Wenn Sie etwas weglassen, müssen Sie auch wissen, womit Sie die Lücke schließen, zumal Kinder bei vielen Nährstoffen einen erhöhten Bedarf haben. Wird dieser nicht eingehalten, kann es zu Mangelzuständen kommen.

Hubertus Weinhold erklärt: »Vorneweg gesagt: Probleme und Mangelerscheinungen können auch bei einer Mischkost mit tierischen Produkten vorkommen, wenn ich mein Kind nur mit Fastfood, sehr einseitig oder mit einem großen Fett- und Fleischanteil versorge. Ebenso können auch bei veganer Ernährung zum Teil schwerwiegende Folgen auftreten, wenn grundlegende Empfehlungen nicht beachtet werden.

Vitamin-B_{12}-Mangel kann zu schweren neurologischen Schäden und zu Störungen der Blutbildung führen. Daher ist ein Nahrungsergänzungspräparat mit Vitamin B_{12} meines Erachtens zwingend nötig.

Ein Vitamin-D-Mangel kann zur Rachitis führen. Daher wird im ersten Lebensjahr ein Vitamin-D-Präparat verabreicht. Danach sollten Sie bei der Nahrungsmittelauswahl auf Vitamin-D_2-angereicherte Produkte achten und zusätzlich viel Sonnenlicht tanken. Sonnenlicht allein ist in unseren Breiten nicht ausreichend, um genügend Vitamin D zu synthetisieren, vor allem nicht im Winter.

Eisen- und Vitamin-B_2-Mangel führen zu Blutarmut (Anämie). Daher sollten häufig eisenhaltige pflanzliche Nahrungsmittel auf dem Speiseplan stehen. Zusammen mit Vitamin C wird pflanzliches Eisen besser vom Körper aufgenommen. Daher am besten noch ein Glas Orangensaft dazu trinken.

Ein Problem bei der praktischen Durchführung veganer Ernährung insbesondere von Kindern kann tatsächlich mangelndes Wissen sein. Auch die Umsetzung der Theorie in die Praxis, zum Beispiel Einkauf der passenden Lebensmittel und richtige

Zubereitung, bereitet manchmal Schwierigkeiten. Es bleibt zu wünschen, dass Informationen zur veganen Ernährung eine noch viel größere Verbreitung im allgemeinen Alltag finden. Damit könnte man gewiss die Verunsicherung verringern.

Natürlich kann man aus kinder- und jugendärztlicher Sicht den Problemen auch durch regelmäßige Vorsorgeuntersuchungen entgegentreten, die grundsätzlich auch die Kontrollen von Wachstum einschließlich Länge und Gewicht beinhalten.

Daneben sollten in begründeten Fällen ebenfalls Laborkontrollen erfolgen (zum Beispiel zum Eisenhaushalt/großes Blutbild, Vitamin-B_{12}-Spiegel, Schilddrüsenwerte). Diese Werte sind immer im Zusammenhang mit den Symptomen zu beurteilen.«

Klar ist vegane Kinderernährung eine noch größere Herausforderung, als es Kinderernährung ohnehin schon ist, auch wenn das gut informierte, langjährige Veganer vermutlich anders sehen. Für den Neueinsteiger in den Veganismus bedeutet vegane Kinderernährung eine zusätzliche Hürde, die mit vielen Unsicherheiten verbunden ist. Da ist es gut, einen Arzt an der Seite zu wissen, der einem Sicherheit schenkt. Viele Ärzte sind dazu aber nicht bereit. Warum, will ich von Hubertus Weinhold wissen. Hat er vielleicht eine Erklärung dafür, warum die Ablehnung in der Ärzteschaft so hoch ist?

»Es gibt ganz offizielle neutrale Ernährungsempfehlungen, insbesondere vom Forschungsinstitut für Kinderernährung in Dortmund. Darin wird die Gabe von Milch und Fleisch ausdrücklich als die normale kindgerechte Ernährung empfohlen. Natürlich wird auf Fortbildungsveranstaltungen immer wieder auch kontrovers über alternative Ernährung bei Kindern diskutiert. Das kann berechtigterweise aber nicht immer gleich in offizielle Empfehlungen eingebunden werden. Zumal solche Richtlinien natürlich auch auf Basis vieler Untersuchungen aufgestellt werden. Es ist logisch und für mich auch nachvollziehbar, dass sich ein Großteil der Mediziner nun an diesen Leitlinien orientiert, damit sind sie ›auf der sicheren Seite‹.

Natürlich können Kinder- und Jugendärzte von diesen Empfehlungen auch abweichen, aber dazu müssen sie sich wirklich eingehend selber informieren und weiterbilden, diese Informationen dann an die in Frage kommenden Eltern verständlich und ausführlich weitergeben und den gesamten Entwicklungsverlauf der Kinder engmaschig kontrollieren. Ein weiterer Grund für Ablehnung dürften unreflektierte Vorurteile sein. Milch ist unbedingt nötig für eine gesunde Entwicklung, auch Fleisch ist enorm wichtig, so lautet die auch in der Ärzteschaft weitverbreitete Meinung. Damit indirekt verbunden sind Unsicherheit, eventuell auch ungenügendes Wissen auf diesem Gebiet und die Angst, falsche Empfehlungen zu geben.«

Das kann ich verstehen. Es ist ein komisches Gefühl, sich gegen die offiziellen Empfehlungen zu stellen und zu verkünden, es ginge auch anders. Aber es geht tatsächlich anders. Doch wenn Sie Ihr Kind vegan aufziehen möchten,

- brauchen Sie ein fundiertes Wissen zum Thema »Gesunde Ernährung, Nährstoffe und Nährstoffbedarf von Kindern«,
- praktisches Wissen darüber, wie Nährstoffe besser aufgenommen, am besten zubereitet werden und wie sie Ihrem Kind am besten schmecken, und
- einen Arzt, der Sie während der Zeit unterstützt und begleitet, der Ihre Sorgen ernst nimmt und Ihr Kind und seine Entwicklung sorgfältig beobachtet.
- Sie sollten außerdem die kindliche Entwicklung aufmerksam beobachten. Fühlen Sie sich unsicher, gehen Sie zum Arzt und lassen Sie Ihr Kind untersuchen. Lassen

Sie sich nicht abwimmeln, sondern bestehen Sie auf gewisse Untersuchungen. Das Wohl Ihres Kindes steht im Vordergrund.

- Sie sollten sich darauf einlassen, wenn Ihr Arzt für Ihr Kind eine ovolaktovegetarische Ernährung vorschlägt. Manchmal können Kinder oder auch Erwachsene Nährstoffe aus pflanzlichen Lebensmitteln nicht ausreichend gut aufnehmen. Das kann verschiedene Gründe haben. Besprechen Sie mit Ihrem Arzt, was die Gründe für seinen Vorschlag sind, und denken Sie immer an die Gesundheit Ihres Kindes.

Was wäre, wenn …?

Eine der letzten großen Fragen, die bei »Vegan-ja-oder-nein«-Diskussionen häufig im Raum stehen, ist das theoretische »Was-wäre-wenn?«-Szenario. Was wäre, wenn plötzlich alle Menschen vegan wären? Wie sähe solch eine Welt aus? Abgesehen davon, dass das natürlich niemand so genau beantworten kann, gibt es dazu dennoch einige Ideen und Überlegungen, und natürlich wird man auch wieder bei Facebook fündig: Wenn von einem auf den anderen Tag alle Tiere freigelassen würden und alle Veganer wären, würde das den Hunger in der Dritten Welt beenden? Was wäre mit den Landwirten? Wie würden die Pflanzen gedüngt? Sähe dann die Welt besser aus? – So etwa die Überlegungen, die in den Raum gestellt werden (Melanie Dieter 2012). Einige finden, dass eine solche Vorstellung – »plötzlich« würden alle Tiere freigelassen – schlicht unrealistisch sei. Andere glauben, dass die Welt in ein Ungleichgewicht fiele, wenn sich alle nur vegan ernährten, da ein Großteil der Menschen auf Tiere und deren Schlachtung angewiesen sei (Emily Shoe 2012). »Dass die Welt nicht von heute auf morgen mit den Traditionen der Tierausbeutung bricht, ist auch klar. Aber dazu braucht es mehr als sogenannte Toleranz und vegane Kochbücher« (Daniel Herr 2012d). Es wird deutlich, dass es auch hier verschiedene Meinungen gibt. Manche zweifeln, ob die Welt ohne Tierprodukte tatsächlich eine bessere wäre, andere befürchten sogar Verschlechterungen in einer veganen Welt, zum Beispiel bei den Menschen, die mit Tieren und deren Produkten ihren Lebensunterhalt verdienen oder ihre Lebensmittelversorgung damit sicherstellen. Darüber, dass der Schritt in eine vegane Welt sich nicht von heute auf morgen vollzieht, scheint zumindest Einigkeit zu herrschen.

Und es gibt sogar eine ganz konkrete Vorstellung davon, wie die Umstellung in eine vegane Welt vonstattengehen müsste: »Zuerst muss die Reproduktion gestoppt werden, um die Nachkommenschaft zu verhindern. Und über die nächsten Jahre ginge der existierende Bestand zurück. Manche bevorzugen das Einschläfern der ›Nutztiere‹, andere reden von Gnadenhöfen, die aus den heutigen Steuern (alias Subventionen für die Fleischindustrie) finanziert werden. Aber die Von-heute-auf-morgen-Umsetzung ist sehr graue Theorie. Ich denke, adäquate systematische Veränderungen sind der Schlüssel: Streichung aller Subventionen für Tierprodukte, schwere Auflagen in der Intensiv- wie Bio-Haltung, Einfuhrverbot von Futtermitteln aus Drittländern, Steuererhöhung auf tierische ›Lebensmittel‹, seriöse externe Aufsicht (welche die Tierindustrie zu zahlen hat). Hohe Steuern/Abgaben für Strom-/Wasserbedarf und Beteiligung der Industrie an Umwelt-/Bodensanierung. Dies würde zu einer immensen Kostenerhöhung tierischer Produkte führen, faktisch von der Milch über Fleisch bis zur Ledertasche. Dies würde die hier geforderte demokratische Freiheit des Einzelnen in seinem Konsumwillen nicht einschränken, aber alle Güter zur ›Luxusware‹ treiben, welche die Nachfrage gravierend senken dürfte und wird. Im Gegenzug: Förderung/ Ausbau der biveganen Landwirtschaft, Steuerermäßigung auf pflanzliche Lebensmittel usw. Das sind zugegeben sehr vereinfachte Vorschläge, aber dahin muss es gehen. Anders: Tierproduktkonsum gehört nicht verboten, sondern massiv verteuert. Erst wenn der Liter Kuhmilch 4 Euro und meinetwegen die Haferalternative 2 Euro kostet, beginnt der Konsument zu reagieren. Nicht mehr die Nachfrage, sondern der Preis reguliert den Markt. Ach ja, und endlich ein Verbot irreführender und verniedlichender Werbung. Die Anonymität der Schlachthäuser beseitigen, die Thematik in die Köpfe der Kinder und Jugendlichen bringen, das sind essenzielle Bestandteile eines Umdenkprozesses. Tierversuche/Vivisektion [operativer Eingriff am lebenden Tier, um Operationen zu üben; findet unter Narkose oder Lokalanästhesie statt]/Zirkustiere/Zoos/Jäger gehören natürlich umgehend verboten. Da braucht es keine Zwischenschritte. Okay?« (Daniel Herr 2012e).

An dieser Stelle will ich es mit den Argumenten pro und kontra vegan bewenden lassen und sozusagen zur Tat schreiten, denn viele meiner Freunde befürchten im Großen und Ganzen einen Genussverlust, wenn sie auf tierische Produkte in der Ernährung und in ihrem persönlichen Bedarf verzichten müssten. Dass diese Sorge unbegründet ist, wird sich im nächsten Kapitel hoffentlich klären lassen.

3. Einfach mal ausprobieren

Vorurteil Nr. 3: *Vegan ist geschmacksneutrale, ungesunde Selbstkasteiung.*

Tierische Zutaten auf die Ersatzbank!

»Ich könnte nie vegan leben. Dafür esse ich viel zu gern Kuchen und Kekse.« – Ein Glück, dass es die auch superlecker ohne Milch und Ei gibt. Wer erfolgreich in der veganen Küche sein möchte, sollte vorab ein paar Dinge wissen, zum Beispiel welche Inhaltsstoffe man durch was ersetzen kann. Dann steht man nicht hilflos und überfordert, sondern motiviert und experimentierfreudig in der Küche. Sie werden staunen, was man aus der alles rausholen kann. So mancher Kochmuffel ist schon zum geheimen veganen Kochstar aufgestiegen, wenn auch »nur« in der eigenen Familie. Das Beste sind die erstaunten Gesichter, auch der Bewirteten: »Wie, das ist vegan? Das schmeckt ja vorzüglich. Das schmeckt gar nicht vegan.«

Überraschen Sie Ihre Lieben und zeigen Sie, was in Ihnen und der pflanzlichen Küche steckt: Kochen macht glücklich, vegan kochen macht doppelt glücklich. Und auch der veganen Hochzeitstorte steht theoretisch nichts mehr im Weg. Es gibt ganz fantastische vegane Cupcakes, Kuchen, Crêpes und andere süße und herzhafte »Sünden«. Wenn man's nicht weiß, glaubt man im Leben nicht, dass die vegan sind! Nahezu alles kann man ersetzen. Sie brauchen nur Geduld, Freude am Ausprobieren und Kreativität. Das ist das Schönste am veganen Kochen. Grenzen werden überschritten, Horizonte erweitert, Vorratskammern umsortiert, neue Produkte entdeckt und liebgewonnen und neue (Koch-)Talente freigelegt. Damit das Koch- und Backvergnügen gleich losgehen kann, gibt es hier nun eine Ersatzliste für den Start, die Sie nach Belieben und persönlichen Vorlieben und Entdeckungen erweitern können.

Vegane Alternativen in der Küche

- *Bestreichen von Blätterteig & Co.:* Sojasahne (Sojacuisine) oder 1 EL Sojadrink plus 1 EL Öl.
- *Binden von Bratlingen:* Weizenmehl, Sojamehl, Semmelbrösel, bei trockenem Teig auch Tomatenmark oder püriertes Gemüse.
- *Binden von Soßen und Süßspeisen:* Weizenmehl, Maisstärke, Kartoffelstärke, Johannisbrotkernmehl.
- *Biskuitteig:* aufgeschlagenes Ei-Ersatz-Pulver.
- *Butter:* hochwertige Pflanzenmargarine, butterartige Margarine (zum Beispiel Alsan) oder auch Albaöl (Rapsöl mit buttrigem Geschmack).
- *Dunkle Teige:* pro 2 Eier 3 EL Leinsamen fein gemahlen und halbe Tasse Wasser im Mixer pürieren.
- *Eier:* Ei-Ersatz-Pulver.
- *Eigelb:* pro Eigelb 1 EL Sojamehl und 2 EL Wasser.
- *Fleisch und Fisch:* Im Bioladen, veganen Supermarkt, Reformhaus oder Onlineversandhandel gibt es viele verschiedene Produkte, die Fleisch- und Fischgeschmack nachahmen. Als Basis wird häufig Soja- (Tofu), Weizen- (Seitan) oder Lupineneiweiß genommen.
- *Geflügel:* Seitan hat eine ähnlich faserige Konsistenz. Entweder fertig oder auch als Seitanpulver oder Gluten, das erst zu Veggie-Fleisch verarbeitet werden muss.
- *Gelatine:* Agar-Agar.

- *Hackfleisch:* Sojaschnetzel, Sojagranulat.
- *Hefeteig:* Ei weglassen oder Ei-Ersatz-Pulver verwenden.
- *Honig:* Ahornsirup, Agavendicksaft, brauner Rohrzucker, Rübensirup.
- *Joghurt:* Sojajoghurt.
- *Käse:* Hefeflocken und Sojasahne (Sojacuisine) oder Sojadrink aufgekocht und gewürzt, nach Belieben mit Knoblauch, wird zu Käsesoße oder Schmelzkäse. Frischkäseersatz kann aus Cashewnüssen selbst gemacht werden (siehe »Ann Gentrys Cashew-Frischkäse« im Rezeptteil). Ersatzkäseprodukte für Hart- oder Pizzakäse gibt es im Onlineversand oder (veganen) Supermarkt.
- *Mayonnaise:* eifreie Variante im veganen Supermarkt oder Onlineversand.
- *Milch:* Es gibt Milchersatzprodukte auf Soja-, Reis-, Hafer-, Mandel- oder Haselnussbasis. Auch Kokosmilch kann genutzt werden, zum Beispiel für einen tropischen Milchreis. Sojadrink gibt es sowohl haltbar als auch frisch in der Kühlung. Man sollte darauf achten, dass die Ersatzmilch nach Möglichkeit mit Kalzium angereichert ist.
- *Mürbeteig:* Ei weglassen oder Ei-Ersatz-Pulver verwenden.
- *Nudelteig:* Hartweizenmehl (italienischer Fachhandel) statt Weizenmehl verwenden, Ei weglassen.
- *Panieren:* Sojamehl mit Kurkuma gelb färben, dann Wasser unterrühren, bis es eine teigige Masse gibt. Tofuschnitzel erst darin wälzen und dann mit Semmelbröseln panieren.
- *Parmesan:* 1 EL geröstete Pinienkerne, 2 EL Hefeflocken, 1 TL Kräutersalz mörsern.
- *Rührei:* mit Naturtofu (siehe »Rührtofu« im Rezeptteil).
- *Rührteig:* pro Ei einen gestrichenen EL Sojamehl (vollfett) und 50 Milliliter kaltes Wasser oder 75 Milliliter pürierten Seidentofu verwenden.

- *Sahne:* Ähnlich der Milch kann auch Sahne durch entsprechende Produkte auf Soja-, Reis- oder Haferbasis ersetzt werden. Für Süßspeisen kann ebenso Kokosersatzsahne genommen werden. Im veganen Supermarkt oder Onlineversand gibt es auch vegane Sprühsahne.
- *Schmalz:* Pflanzliche Aufstriche, die Schmalz nachahmen, gibt es zuhauf.
- *Schokolade:* Dunkle Schokolade mit einem hohen Kakaoanteil ist häufig vegan. Auch gibt es im veganen Supermarkt oder Onlineversand vegane Schokoladen in verschiedensten Geschmacksrichtungen.
- *Schoko- oder Bananen-Kuchenteig:* Für einen lockeren Teig entspricht eine halbe Banane einem Ei.
- *Speck:* Räuchertofu sehr fein würfeln und mit Zwiebeln und Knoblauch scharf anbraten. Es gibt im Handel auch gewürzte Ersatzprodukte, die den deftigen Speckgeschmack imitieren.
- *Wurst:* Pflanzliche Ersatzprodukte, die den Wurstgeschmack nachahmen, gibt es im Supermarkt, Reformhaus und Bioladen.

Vegan unterwegs

Mittlerweile gibt es bereits viele Möglichkeiten, sich unterwegs vegan zu ernähren, aber halt nicht überall. Sie können vorbeugen, indem Sie Ihren Aufenthalt gut planen und präpariert sind für den Fall, dass vor Ort kein veganes Angebot besteht. Haben Sie immer etwas Obst, vegane Müsliriegel oder eine Nussmischung und etwas zu trinken dabei. Dann haben Sie für den Notfall schon mal vorgesorgt. Wenn Sie verarbeitete Produkte zum schnellen Verzehr »auf die Hand« kaufen möchten, wird es schon komplizierter. Da muss man sich wie gesagt vorab informieren und kann sich eine Hitliste bestimmter Läden erstellen und sich notieren oder merken, was dort vegan ist, zum Beispiel (in alphabetischer Reihenfolge):

- Pommes von *Burger King* und *McDonald's* in Deutschland sind vegan (Ricarda 2012).
- Die sich immer weiter ausbreitende »gesunde Fastfood-Kette« *dean & david*, die Wert auf frische Zutaten legt, hat auch einige vegane Gerichte im Programm. Zum Beispiel gibt es da die Salatbar, aus der man nach Lust und Laune kombinieren kann. Zur Auswahl stehen drei vegane Dressings, und das französische Landbrot ist auch vegan. Außerdem gibt es eine vegane Suppenauswahl und auch vegane Currys. Sogar für den »schnellen Hunger zwischendurch« bekommt man veganes Couscous und Tabouleh zum Mitnehmen.
- Auch Laugenstangen, -brötchen und -brezeln von *Ditsch* sind vegan.
- Bei der Bäckerei *Kamps* sind einige Brote und Brötchen vegan, wie Seele mit Olive oder Pikant, Korneck, Rübchen, Kaiserbrötchen, Franzbrötchen, Kirchblätterteigtasche, Laugenstange, -brezel und -brötchen und noch einige andere. (LittleVeganSuperGirl 2011)

Nach und nach können Sie sich also durch Nachfragen und Recherchieren ihre Einkaufs- und Einkehrstätten zusammenstellen, in denen Sie davon ausgehen können, dass es dort veganes Essen gibt.

Auch bei der Restaurantwahl müssen Sie sich erst mal damit vertraut machen, was sich für Sie am besten eignet, worauf Sie achten müssen und in welcher Länderküche Sie die größte Auswahl an veganen Gerichten finden. Wenn es sich nicht um ein veganes oder vegetarisches Restaurant handelt, suchen Sie sich ein Gericht oder Komponenten, die mit hoher Wahrscheinlichkeit vegan sind, und fragen Sie noch mal gezielt nach:

- Ein Salat mit Essig und Öl zum Selberanmachen ist in den meisten Fällen vegan. Vorsicht vor Käse und Schinken, die da manchmal drin versteckt sein können!
- In einem *gutbürgerlichen* Restaurant könnte man bei diesen Gerichten nachfragen: klare Gemüsesuppen, Pommes, Salzkartoffeln, Kroketten, Kartoffelpuffer (ohne Ei) oder Bratkartoffeln (ohne Speck und Ei, nicht in Butter gebraten). Sie könnten auch zwei Beilagen bestellen, sofern die vegan sind, zum Beispiel eine Portion Salzkartoffeln, eine Portion Gemüse der Saison (ohne Butter und Speck) und einen kleinen Salat.
- In *Italien* werden Nudeln und Pizzateig meist ohne Milch, Quark oder Ei hergestellt. Trotzdem sollte man beim Italiener lieber noch mal nachfragen. Hier könnte man sich bezüglich Pizza ohne Käse, Spaghetti Napoli oder »aglio e olio« (mit Knoblauch und Öl), Pizzabrot, vegetarischer Antipasti oder Minestrone erkundigen und zugreifen. Sagen Sie vorsichtshalber dazu, dass Sie keinen Parmesan möchten.
- Die *asiatische* Küche hat viele vegetarische Gerichte, die häufig zugleich vegan sind. Bei vegetarischen Wok- und Tofugerichten und auch bei vegetarischen Frühlingsrollen stehen die Chancen ganz gut, dass diese vegan sind. Allerdings benutzen asiatische Köche gern Fischsoße – also nachfragen. Auch Eier werden manchmal untergemischt.
- Wie in der asiatischen wird speziell auch in der *indischen* Küche viel vegetarisch gekocht. Currys, Dhal und Samosa sind oft vegan. Sie sollten trotzdem nachfragen, ob eventuell Butter, Sahne, Milch, Ei oder Frischkäse verwendet

wurden. Auch Ghee wird in der indischen Küche gerne eingesetzt, das ist eine Art Butterschmalz.

Vegan-Profis wissen, dass es auch bei Säften, Wein und Essig zu Problemen kommen kann. Diese können mit Gelatine geklärt sein. Björn Moschinski sagt dazu, es sei sehr einfach, vegan zu leben, wenn man das Offensichtliche an Zutaten weglässt. »Es wird dann kompliziert, wenn man in ein Restaurant geht und einen Saft bestellt. Man weiß nie genau, was das für ein Saft ist. Da sage ich immer ganz gern zu den Leuten: ›Bleibt gesellschaftsfähig. Der Kellner kann nichts dafür, dass ihr vegan seid.‹ Der Kellner ist auch der Letzte, der eine Auskunft geben kann, ob ein Saft oder ein Wein geschönt ist. In der heutigen Gesellschaft muss man sich bewusst werden, dass man nicht hundertprozentig vegan leben kann. Die Industrie bemerkt das natürlich und wird nachbessern. Ich bin vor vier Jahren auf Fritz Kola zugegangen und habe gefragt: ›Was ist bei euch vegan?‹ Heute gibt es die Extrakte und alle Produkte dort vegan, und mittlerweile sind auch alle Etiketten vegan. Und die Firma labelt jetzt nur noch vegan. Wenn man auf schöne Art und Weise auf die Industrie zugeht und mit den Leuten redet und nicht sagt: ›Ihr Mörder‹, sondern Ideen bringt oder mit Lösungen kommt – probiert doch mal dies und das aus –, damit kann man viel schneller das Ziel erreichen, dass die Industrie aus der Massentierhaltung aussteigt.«

> *»Bleibt gesellschaftsfähig. Der Kellner kann nichts dafür, dass ihr vegan seid.« (Björn Moschinski)*

Vegane Supermärkte – Widerspruch, grüner Luxus, Lifestyle oder einfach normal?

Jan Bredack ist ein großer, freundlicher Mann Anfang vierzig. Blass ist er nicht und auch nicht dürr. Aber er ist Veganer. Mit einer wahnsinnigen Ausstrahlung. So eine, die einen nicht sofort packt, aber einen dann nicht mehr loslässt. Es ist die Ausstrahlung eines Mannes, der zufrieden ist und mit sich und der Welt im Reinen.

Wir sitzen in einem kleinen Hinterraum eines Supermarktes in Frankfurt. Vorn im Hauptraum stehen viele unausgepackte Kisten, Menschen wuseln umher, es wird geräumt und verschoben – in wenigen Tagen soll hier der zweite Veganz aufmachen. Das Veganz ist Jan Bredacks »Baby«. Fünf Jahre zuvor ist er Veganer geworden. Und kam dann auf die Idee, einen Supermarkt zu eröffnen, bei dem sich der Käufer sicher sein kann, dass alles vegan ist. Denn nur weil auf der Verpackung kein tierischer Inhaltsstoff angegeben ist, heißt das noch lange nicht, dass das Produkt vegan ist. Säfte oder Alkoholika werden ja teilweise mit Gelatine geschönt. Gelatine hat eine positive Ladung und verbindet sich daher mit negativ geladenen Teilchen, die den Saft trüben. Die Verbindung flockt aus und wird aus der Flüssigkeit entfernt. Zurück bleibt ein klarer Saft. Auf der Verpackung wird aber kein Hinweis zur Gelatine stehen, da sich im Endprodukt keine befindet. Auch Verpackungen und Labels können nicht vegan sein, indem sie zum Beispiel mit Knochenleim hergestellt wurden.

Um all dies braucht man sich keine Gedanken zu machen, wenn man durch den modernen, grünen Supermarkt Veganz schlendert. Denn diese Gedanken hat sich bereits Jan Bredack gemacht. Der Kunde muss nur noch zugreifen. Und das tun die meisten auch gern und vor allem bei Käse- und Fleischersatzprodukten.

Käseersatz? Über 77 vegane Käsesorten findet der Ex-Milch-Käse-Esser im großzügigen Kühlregal. Schmelzkäse, Frischkäse, Hartkäse, Pizzakäse.

»Mensch, das gibt es auch alles vegan?«, werde ich wenige Tage nach der Eröffnung eine erstaunte Kundin zu ihrem Mann sagen hören.

Genau das ist es, was Gründer und geschäftsführender Gesellschafter Jan Bredack mit seinem Konzept verfolgt. Inspirieren will er und bloß nicht missionieren. Positive Anstöße will er den Menschen geben, so wie er selbst »angestupst« wurde. Er ist noch nah dran an den Nichtveganern (oder Noch-nicht-Veganern?).

Dass er »angestupst« wurde, liegt noch nicht allzu lange zurück. Er erinnert sich: »Ich habe unbewusst alles in mich reingeschaufelt und habe einfach das nachgemacht, was so um mich rum vorgelebt wurde. Es war ja schon immer so, die Eltern haben es so gesagt, die Oma auch: ›Du musst Milch trinken, du musst Quark essen, damit du groß und stark wirst.‹ Die ganzen Storys, die jeder kennt. Jeder hat seine eigene. Ich hab mir nie Gedanken darum gemacht, was ich da esse.

Und dann gab es plötzlich eine krasse Veränderung in meinem Leben – durch ein Burn-out, Arbeitsbelastungsprobleme, Scheidung und so weiter –, die mich auf einen ganzen anderen Pfad gebracht hat und mich grundsätzlich übers Leben nachdenken ließ. In dem Zusammenhang habe ich auch angefangen, über Ernährung nachzudenken. Dann habe ich eine Frau kennengelernt, die ihr Leben lang schon Vegetarierin war. Sie gab mir damals die Denkanstöße.

Da ich selber 35 Jahre lang anders (nicht vegan) gelebt habe und mich nie hätte beeindrucken lassen durch quiekende

Schweine oder blutende Kühe – ich hätte den Leuten den Vogel gezeigt und ausgeschaltet! –, versuche ich heute, Anreize zu geben: Wenn's gut schmeckt, wenn's gut aussieht, wenn's gut riecht, dann probieren die das auch mal. Deshalb sind unsere Läden immer freundlich, eher hochwertig, kein Discountcharakter, das ist alles eher ein bisschen schön. Die Leute sollen sich wohlfühlen. Die Mitarbeiter sind freundlich. Das hängt alles irgendwo miteinander zusammen. Wir bezahlen die Mitarbeiter gut, haben keine Aushilfskräfte – wenn die Mitarbeiter sich wohlfühlen, gehen sie auch anders auf die Leute zu, die leuchten förmlich, sind begeistert von ihrer Arbeit, und das überträgt sich auf die Kunden. In Kombination mit den Produkten ist das der Garant, dass die Menschen, auch wenn sie nicht vegan sind und auch nicht in den Laden kommen, um vegan zu werden, zumindest anfangen nachzudenken. Für sich alleine. Die Leute geben das auch nicht immer zu, aber sie fangen sogar an, sich zu schämen.«

Bewusster Konsum, Wertschätzung von Lebensmitteln, zu wissen, wie und unter welchen Bedingungen mein Produkt hergestellt wurde – das ist mir wichtig. Jan Bredack auch. Daher kennt er auch fast alle seine Hersteller persönlich. Etwas ungläubig schaue ich ihn an. Wie – er kennt alle seine Hersteller persönlich? So mit Namen und E-Mail-Adresse oder so richtig persönlich getroffen? Ich bin baff, da ich ihm vorher noch von den Diskussionen mit meinem omnivoren Ökotrophologen-Freund erzählte, dem ich vorwarf, kaum ein Anbieter könne wohl die Hand dafür ins Feuer legen, dass auf seinen Kakaoplantagen keine Kinderarbeit eingesetzt wird. Meine Vorstellung: Die Plantagen sind teils so klein und so weit weg, da kommt selten ein spontaner Kontrolleur vorbei, um sich ein Bild vor Ort zu machen. Die Plantagen kriegen einmal ihr Siegel, und das war's.

Mein Freund: »Siegel schaffen zunächst einmal Orientierung für den Verbraucher und garantieren ihm, dass Ausbau und Verarbeitung nach festgelegten Regeln erfolgen. Zudem ist ein gewisses Grundvertrauen die Voraussetzung für unser menschliches Zusammenleben. Was wären wir nur für eine Gesellschaft ohne Vertrauen?«

Meine provozierende Aussage daraufhin: »Ich glaube, es gibt Leute, die sind scharf auf ein Siegel – Bio, Fairtrade oder was auch immer –, und dann, wenn sie es haben, wird das ausgenutzt, um Geld damit zu machen. Ich kann mir vorstellen, dass einige gerade so die Minimalanforderungen erfüllen, um eine höhere Marge zu erzielen, aber nicht, weil sie es ehrlich meinen oder hinter den Prinzipien des Siegels stehen. Ich glaube kaum, eine Firma fährt dahin und guckt sich das vor Ort an.«

Jan Bredack: »Doch, wir. Wir fahren dahin.« Dann erklärt er mir, dass er nicht viel von Siegeln hält. Es gibt Produkte im Veganz-Sortiment, die nicht Bio- oder Fairtrade-gekennzeichnet sind, aber trotzdem ohne Pestizide hergestellt wurden. Das findet man nur heraus, wenn man hinfährt und sich vor Ort ein Bild macht.

Die Produkte für den veganen Supermarkt kommen aus der ganzen Welt. Das mag man kritisieren, denkt man an regional/saisonal, Transportkosten, Umweltbelastung. Andererseits kann nur so ein ganzer Supermarkt bestückt werden, und die Kunden kommen in den Genuss, vegane Produkte aus aller Welt probieren zu können. Und nur so wird sichtbar, dass es mittlerweile nahezu alles auch vegan gibt. Das erleichtert dem ein oder anderen die Entscheidung, der mit dem Gedanken spielt, auf ein veganes Leben umzusteigen. Und auch Menschen, die gar nicht umsteigen wollen, so wie mein omnivorer Freund, sind von dem Angebot erst mal platt und überrascht, probieren aus, erweitern ihren Speiseplan um pflanzliche Alternativen.

Die Hoffnung Jan Bredacks ist, durch das breite Sortiment lokale Produzenten davon zu überzeugen, vegane Produkte herzustellen. Dann würde er umsteigen und EU- statt US-Ware beziehen. Oder gar Rhein-Main-Ware.

Auch in der Bio-Szene kennt man diese Probleme. Die Nachfrage nach Produkten übersteigt das heimische Angebot. Es gibt zu wenige Öko-Landwirte. Deswegen wird importiert, obwohl regionale Produkte von Verarbeitern, Händlern und Kunden bevorzugt werden (Bund Ökologische Lebensmittelwirtschaft 2012a). Das ist bei veganen Produkten vermutlich kaum anders.

Jan Bredack ist außerdem der Meinung, dass Produkte, nur weil sie ein Siegel haben, deswegen nicht zwingend besser sind. Er geht sogar so weit zu sagen, dass es Produkte ohne Bio-Siegel gibt, die qualitativ besser sind als welche mit. Er findet, man könne das EU-Bio-Siegel »in der Pfeife rauchen«. Sogleich entschuldigt er sich für seine Wortwahl, bleibt aber bei seiner Meinung.

»Es gibt Produkte, die qualitativ hochwertig, ökologisch angebaut und fair gehandelt sind, deren Produzent sich ein Siegel aber nicht leisten kann. Mit Siegeln wird außerdem auch viel Schindluder getrieben, zu Lasten der Verbraucher.«

Er erzählt von dem griechischen Olivenbauern, auf dessen Plantagen ökologisch erzeugte Oliven wachsen, die am Ende im Veganz landen. Biozertifiziert ist die Plantage nicht. Das kann sich, so Jan Bredack, der Bauer einfach nicht leisten. Aber er bietet an: Kommt her, schaut's euch an. Es ist alles vom Feinsten. Jan Bredack hat das getan. Er ist nach Griechenland gereist, hat sich vor Ort alles angeschaut, es für gut befunden, und seitdem Oliven in Bio-Qualität, aber siegellos im Sortiment. Ihm ist eine gute Beziehung zu den Produzenten wichtig. Die meisten Produkte bezieht er direkt vom Erzeuger und kann dadurch auch faire Preise garantieren. Das ist etwas Besonderes, was den Veganz-Supermarkt auszeichnet.

Die Bedeutung von Siegeln *oder* Siegel bedeuten Vertrauen

Man könnte nun den Eindruck gewonnen haben, dass Siegel und Zertifizierungen völlig wertlos sind. Das sind sie natürlich nicht. Am Ende des Tages steckt doch viel Wahres in dem, was mein omnivorer Siegelfan-Freund gesagt hat: Man muss auch vertrauen können. Ohne Vertrauen können wir ja gleich einpacken. Wie sollen Sie und ich als Konsumenten erkennen, ob eine Ware unseren Ansprüchen gerecht wird? Da hilft ein Siegel unbedingt weiter. Das eigentliche Problem liegt allerdings darin, dass wir in Deutschland mittlerweile einen regelrechten Siegelwald geschaffen haben, dessen Dickicht, so scheint es, man nur als sehr belesener und informierter Mensch durchdringen kann. Selbsterklärend ist das Schildermeer schon lange nicht mehr. Das Bundesministerium für Ernährung, Landwirtschaft und Verbraucherschutz informiert, dass Siegel verständlich und einfach sein müssen, auf nachgeprüften und fundierten Kriterien beruhen, außerdem nachvollziehbare und überprüfbare Qualitätsstandards setzen und darüber hinaus Verbrauchern bekannt sein müssen (Bundesministerium für Ernährung 2013). Bei den ganzen Siegeln und Labels, die es mittlerweile gibt, habe auch ich den Überblick verloren. Deshalb stelle ich einige Siegel zur groben Orientierung kurz vor. Es gibt noch zahlreiche weitere Siegel, die nicht weniger wichtig sind, aber nur in bestimmten Regionen, in einigen Läden oder nur bei ausgesuchten Produkten vorkommen oder die aus Platzgründen nicht mit in die Auswahl genommen wurden, was aber nichts über die Wertigkeit aussagt.

Alle in der Europäischen Union hergestellten oder verarbeiteten Bio-Produkte sind mit dem EU-Bio-Logo versehen und mit »bio« oder »öko« gekennzeichnet. So können Sie sie erkennen. Zusätzlich zum EU-Bio-Logo könnten Sie noch andere Bio-Siegel auf Produkten finden, zum Beispiel das deutsche rechteckige Bio-Siegel oder die Siegel verschiedener Anbauverbände (Bund Ökologische Lebensmittelwirtschaft 2013c). Im Folgenden finden Sie einen kleinen Überblick.

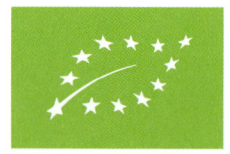 Das EU-Bio-Logo symbolisiert, dass das Produkt die von der EU festgelegten Rechtsvorschriften an eine biologische Erzeugung erfüllt. Das bedeutet, dass mindestens 95 Prozent der Zutaten aus ökologischem Anbau stammen müssen. Außerdem ist die Öko-Kontrollstelle mittels einer Zahlenfolge angegeben. Eine geografische Angabe der Rohstoffe ist bei Verwendung des EU-Bio-Logos ebenfalls Pflicht. »EU-Landwirtschaft« als Herkunftsregion bedeutet, dass 98 Prozent der Zutaten aus der EU stammen. Wenn 98 Prozent der Zutaten aus einem bestimmten Land, zum Beispiel Deutschland stammen, darf das Herkunftsland angegeben werden.

All das finden Sie auf dem Etikett oder, bei unverpackten Artikeln wie Obst und Gemüse, an der Kiste oder am Regal. Jährliche Kontrollen sichern die Einhaltung der Richtlinien. Biologische Landwirtschaft verzichtet grundsätzlich auf mineralischen Stickstoffdünger sowie auf den Einsatz von chemisch-synthetischen Pestiziden. Ressourcen sollen geschont, Wasser, Luft und Boden geschützt werden. Eine Kreislaufwirtschaft mit möglichst geschlossenen Nährstoffzyklen wird angestrebt (ebenda).

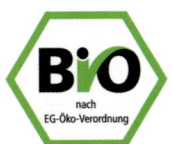 Das staatliche Bio-Siegel darf in Verbindung mit dem EU-Bio-Logo genutzt werden, wenn Produkte gemäß EG-Öko-Verordnung produziert, verarbeitet oder in die EU importiert wurden. Dieses Siegel steht allen offen, die Bio-Produkte vermarkten, und wird nicht exklusiv für deutsche Anbieter vergeben (ebenda). Auch hier müssen 95 Prozent der Inhaltsstoffe aus ökologischer Landwirtschaft stammen, und die Codenummer der Ökokontrollstelle muss auf der Verpackung festgehalten werden.

Eine Codenummer kann zum Beispiel so aussehen: DE-ÖKO-000. »DE« steht für Deutschland, und »000« beschreibt die dreistellige Kennziffer der Kontrollstelle. Auch hier wird die Einhaltung der Richtlinien regelmäßig kontrolliert (Bundesministerium für Ernährung 2010b).

Richtlinien von Bio-Landbau-Verbänden sind älter als das EU-Bio-Siegel und teils weitergehend. Nach Abschluss eines Vertrages und Einhaltung der jeweiligen Verbandsvorschriften darf das Siegel verwendet werden. Es taucht neben dem EU-Bio-Siegel auf der Verpackung auf (Bund Ökologische Lebensmittelwirtschaft 2013c).

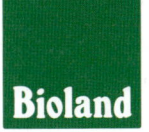 Bioland ist der führende ökologische Anbauverband in Deutschland und Südtirol. Die sieben Bioland-Prinzipien für die Landwirtschaft der Zukunft stellen das Leitbild für die Bioland-Bauern dar, um nachhaltig im Einklang mit Mensch und Natur zu wirtschaften. Wesentliche Anliegen sind den Bioland-Bauern Kreislaufwirtschaft, Bodenfruchtbarkeit, artgerechte Tierhaltung, werthaltige Lebensmittel, biologische Vielfalt und Erhalt der natürlichen Lebensgrundlagen für eine lebenswerte Zukunft. Daran

orientiert wirtschaften Bioland-zertifizierte Betriebe nach den strengen Bioland-Richtlinien, die in vielen Bereichen weit über die EU-Bio-Richtlinien hinausgehen und unabhängig kontrolliert werden. So muss im Gegensatz zu EU-Bio-Richtlinien der Gesamtbetrieb konsequent ökologisch bewirtschaftet werden. Die Bioland-Bauern sind vor Ort in ihren Regionen basisdemokratisch organisiert, die Weiterentwicklung des organisch-biologischen Landbaus wird gemeinsam mit Forschungseinrichtungen vorangetrieben. Bioland vertritt die Bio-Bauern in der politischen Arbeit und Interessenvertretung auf Landes-, Bundes- und EU-Ebene. Bildungsarbeit für Kinder, Universitäten und nicht zuletzt die Bioland-Mitglieder sind Kernanliegen von Bioland. Die stetige Weiterentwicklung einer nachhaltigen Lebensmittelerzeugung in (Land)Wirtschaft, Gesellschaft und Politik ist wesentliche Aufgabe von Bioland. (Bioland e.V. 2012, 2013).

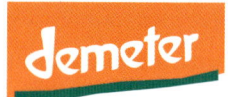Demeter erzeugt Produkte mittels der ältesten ökologischen Form der Landwirtschaft: Biologisch-dynamische Landbewirtschaftung gründet in den Prinzipien von Rudolf Steiner. Diese besagen, dass jeder Hof einen Organismus bildet, der aus sich selbst heraus lebensfähig ist. Inzwischen gilt die biodynamische Form der Landwirtschaft als die nachhaltigste, denn sie fördert ein kontinuierliches Wachstum von Humus. Durch die Bindung von Kohlendioxid im Humus wirkt das dem Treibhauseffekt entgegen. Selbst hergestellte Präparate aus Mineralien, Mist und Heilpflanzen unterstützen die Fruchtbarkeit des Bodens. Demeter ist eine internationale Marke und in rund fünfzig Ländern weltweit vertreten. Auch die Demeter-Richtlinien sind strenger ausgerichtet als EU-Bio-Richtlinien. Beispielsweise ist Tierhaltung auf Demeter-Betrieben verpflichtend, und

in verarbeiteten Produkten sind nur dreizehn Zusatzstoffe erlaubt, während die EU-Bio-Verordnung 47 Stoffe zulässt (demeter 2011a, 2011b). Wegen der obligatorischen Tierhaltung lehnen einige Veganer Demeter-Produkte grundsätzlich ab.

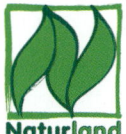 Naturland ist ein weltweit operierender Anbauverband für ökologischen Landbau und zählt zu den größten seiner Art. Naturland-zertifizierte Betriebe wirtschaften basierend auf einer Kreislaufwirtschaft. Naturland engagiert sich nicht nur im Bereich der Lebensmittelerzeugung, sondern darüber hinaus auch auf anderen Feldern, wie ökologische Waldnutzung, Aquakultur und Fischerei, Textilien, Kosmetik oder Gastronomie. Naturland Richtlinien sind strenger als die EU-Bio-Verordnung. So beinhalten sie auch Vorgaben zur sozialen Verantwortung gegenüber den Beschäftigten auf Naturland Betrieben. Mit den Naturland Fair Richtlinien setzt der Öko-Anbauverband zudem neue Maßstäbe für zukunftsweisende Partnerschaften und Handelsbeziehungen in aller Welt. Als Gründungsmitglied des »Regionalfenster e.V.« steht Naturland für eine Stärkung regionaler Produkte. (Naturland 2009, 2012a, 2012b).

Das ist eine recht vereinfachte Darstellung der wesentlichen Unterschiede zwischen den Siegeln. Wenn Sie sich dafür interessieren, was hinter den Siegeln steckt, lohnt ein Blick auf die Homepages der Verbände. Dort finden Sie übersichtlich einen Vergleich der Unterschiede zwischen Bio-Verbandsrichtlinien und EU-Bio-Rechtsvorschriften. Außerdem gibt es neben den drei großen noch weitere, teils regional bedeutsame Verbände wie Biopark, Biokreis, Gäa, Ecoland, Ecovin (für Wein) und den Verbund Ökohöfe.

Aber es gibt in der Landwirtschaft natürlich nicht nur Bio-Produkte und folglich nicht nur »Bio-Logos«. Aus der Vielzahl weiterer Siegel habe ich im Folgenden einige ausgewählt.

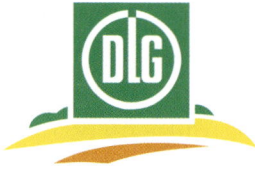

»DLG-prämiert« ist ein Gütezeichen, das die Deutsche Landwirtschafts-Gesellschaft vergibt. Es ist in Bronze, Silber und Gold erhältlich. Die Prämierung beurteilt schwerpunktmäßig die sensorische Qualität eines Produktes, also Geschmack, Geruch, Aussehen, Farbe und Konsistenz. Zwar werden auch chemische, physikalische, mikrobiologische, Verpackungs-, Zubereitungs- und Kennzeichnungstests gemacht. Jedoch entscheidet die sensorische Beurteilung, ob und welche Prämierung ein Produkt bekommt. Getestet werden die Produkte blind, also ohne Kenntnis von Marke, Hersteller oder Preis. Teilnehmen kann jeder Lebensmittelproduzent freiwillig und gegen eine Gebühr. Jährlich werden 30 000 Produkte getestet. Die Quote der nicht prämierten Produkte liegt zwischen 5 und 20 Prozent (Deutsche Landwirtschafts-Gesellschaft 2013a, 2013b).

Die DLG-Prämierung ist umstritten. Einige kritisieren die Instrumentalisierung des Zeichens als reines Marketingtool für den Hersteller, da letztendlich Geschmack bewertet wird, und über den lässt sich ja bekanntermaßen streiten.

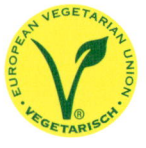

Das V-Label ist eine eingetragene Marke der Europäischen Vegetarier-Union (EVU) und gilt in fast allen Staaten Europas. In den verschiedenen Ländern wird es durch lokale Vegetarierorganisationen vertreten, in Deutschland durch den Vegetarierbund.

Das Label zeigt an, welche Produkte vegetarisch sind. Neben dem Label ist ein Text auf dem Produkt verpflichtend abzubilden, der beschreibt, um welche Art Vegetarismus es sich handelt: vegetarisch, eifrei, milchfrei, ei- und milchfrei oder vegan. Dabei werden nicht nur Lebensmittel und Gastronomiebetriebe gekennzeichnet. Vegetarische Organisationen labeln damit auch ihre Veröffentlichungen oder verwenden es als Logo. Um das Label nutzen zu können, müssen Firmen einen Fragebogen beantworten und sich damit einverstanden erklären, dass ihre Produktion jährlich überprüft wird (Europäische Vegetarier Union 2013, Vegetarierbund Deutschland 2013c).

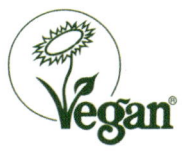 Die Veganblume wird von der Vegan Society aus England, der ältesten veganen Organisation, gegen eine Gebühr weltweit vergeben und kennzeichnet Produkte, die rein vegan sind. Ähnlich wie das V-Label ist die Veganblume kein Siegel im eigentlichen Sinne, sondern eine Marke, welche die Produkte und auch deren Produktionsprozess als sowohl tierbestandteil- wie auch tierversuchsfrei beschreibt. Das Vergabeverfahren beruht auf Herstellerangaben zu Inhaltsstoffen und Produktionsprozess. Es finden jährliche Kontrollen statt (Vegan Society 2013).

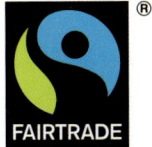 Das Fairtrade-Siegel gehört zu den bekanntesten Siegeln im fairen Handel. Die international gültigen Standards werden von der Dachorganisation Fairtrade Labelling Organizations International e. V. (FLO) vergeben (in Deutschland von dem gemeinnützigen Verein TransFair). Es signalisiert, dass ein Produkt gemäß den

FLO-Standards zertifiziert wurde. Das Siegel bekommt, wer eine Lizenzgebühr bezahlt und die Kriterien erfüllt. Das Siegel bezieht sich rein auf das Produkt, das es auszeichnet, und schließt relevante Standards in den Bereichen Umwelt und Soziales sowie die Sicherstellung eines Fairtrade-Minimumpreises für Produzenten mit ein. Der Preis der Produkte muss so hoch sein, dass die Erzeugerkosten einer nachhaltigen Produktion gedeckt sind. Umweltstandards im Rahmen des Fairtrade-Siegels verlangen einen reduzierten und sicheren Einsatz von Pflanzenschutzmitteln, ordentliches Abfallmanagement, den Erhalt von Bodenfruchtbarkeit und Wasserressourcen. Der Einsatz von genmanipulierten Organismen ist ebenso verboten wie Kinder- und Zwangsarbeit. Kontrolleure vor Ort inspizieren die Betriebe im Rahmen des Zertifizierungsprozesses und anschließend jährlich einmal beziehungsweise nach Risikoeinstufung auch seltener. Nur bestimmte Produkte aus Entwicklungsländern des globalen Südens können dieses Fairtrade-Siegel bekommen. Die Liste ist auf der Homepage von Fairtrade International einsehbar (Fairtrade Labelling Organizations International 2011, Fairtrade 2013).

Weitere Logos im Bereich fairer Handel sind zum Beispiel das Gütezeichen der World Fairtrade Organization (WFTO) oder das Naturland-Fair-Zeichen.

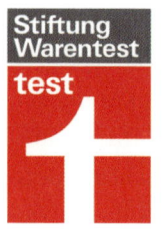 Im Jahr 1964 wurde die Stiftung Warentest durch einen Beschluss des Deutschen Bundestags gegründet. Ziel war es, Verbrauchern eine unabhängige und objektive Unterstützung für ihre Kaufentscheidungen an die Hand zu geben. Mittel der Wahl dazu sind Vergleichstest von Waren und Dienstleistungen.

Waren werden von den Prüfern anonym gekauft, und Dienstleistungen werden ebenso anonym getestet. Die Tests basieren auf wissenschaftlichen Methoden und werden von unabhängigen Einrichtungen durchgeführt. Am Ende steht eine Bewertung, die von »sehr gut« bis »mangelhaft« reichen kann und dann veröffentlicht wird. Stiftung Warentest nimmt keine Anzeigenkunden in ihre Publikationen auf, um Neutralität zu gewährleisten, und wird vom Staat finanziell unterstützt (Stiftung Warentest 2013a, 2013b).

ÖKO-TEST Öko-Test prüft schwerpunktmäßig gesundheitliche Risiken von Produkten und Dienstleistungen, aber auch deren Nutzen und Umweltverträglichkeit. Die Tests werden von unabhängigen, akkreditierten Labors durchgeführt. In ihren Heften können Anzeigen aufgegeben werden. Dennoch verweisen sie auf ihre Neutralität und illustrieren das auf ihrer Homepage mit dem Hinweis auf Anzeigen, die veröffentlicht wurden und werden, obwohl im gleichen Heft die Produkte mit »mangelhaft« oder »ungenügend« getestet sind. Ein Label ist gültig, solange das Produkt nicht verändert wird beziehungsweise solange es keinen neuen Test gibt (Öko Test Verlag 2013).

Fazit zum Thema Siegel: Die Problematik besteht allein schon darin, dass es, wie gesagt, mittlerweile einen Siegelwald gibt und es schwerfällt, den Überblick zu behalten.

Siegel geben eine gute Orientierung, wenn wir wissen, was jeweils dahintersteckt und was gemessen wird. Ich habe zum Beispiel mit dem DLG-Siegel früher oft umfassende Qualitätsprüfungen gleichgesetzt, ohne zu bedenken, dass es sich um eine sensorische Qualitätsauszeichnung handelt.

Siegel sollen Vertrauenswürdigkeit signalisieren und dem Verbraucher garantieren, dass gewisse Richtlinien eingehalten werden. Allerdings kann man sich im jetzigen Siegelchaos leicht verirren und fällt möglicherweise auch auf selbst ausgedachte Kreationen findiger Vermarkter herein, die die Signalwirkung nutzen wollen und diese Vertrauenswürdigkeit nur suggerieren, ohne dass Qualitätskriterien welcher Art auch immer hier das Maß der Dinge gewesen wären.

Mein Tipp lautet deshalb, sich im Zweifelsfall für die Siegel zu entscheiden, die man kennt. Wenn Produkte keine Siegel haben, müssen Sie das Vertrauen auf anderen Parametern aufbauen, im Idealfall auf entsprechenden Informationen, die natürlich nicht so leicht einzuholen sind. Nur gründen Sie Ihr Vertrauen besser nicht allein auf die ansprechenden Bildchen auf der Verpackung.

Herantasten an einen neuen Lebensstil

Und damit kommen wir zurück zum Veganz-Supermarkt, in dem Sie das eine oder andere der vorgestellten Siegel finden werden. Sie werden, wie gesagt, aber auch Produkte ohne Siegel entdecken, von deren Qualität Jan Bredack jedoch nach eigener Prüfung überzeugt ist, weil er die Erzeuger kennt. In dem Fall ersetzt das Vertrauen in Jan Bredack und seine Auswahl das Vertrauen in ein Siegel.

Es ist nicht das erste Mal, dass ich in einem Veganz bin. Kurz nach der Eröffnung war ich in Berlin – aus Neugier. Der Laden war voll. So wie auch der Veganz in Frankfurt, der zweite seiner Art in Deutschland, in den nächsten Wochen immer gut besucht sein wird. Ich kann auch nicht genau ausmachen, was für eine Klientel dort einkauft. Omis, Punks, Pärchen, Schüler, Hipster, »Normalos« – alles ist vertreten. Ist das die vegane Szene? Bunt gemischt? Wie auch auf der Veganfach schon zu beobachten?

»Ein Großteil der Menschen, die heute zu uns kommen, sind nicht vegan und auch nicht vegetarisch. Aber sie sind offen. Wir geben ihnen auch die Chance, offen zu sein. Wir geben ihnen die Chance, mit Lederschuhen bei uns einzukaufen, wir geben ihnen auch die Chance, mit 'nem Stück Fleisch, das sie sich vorher beim Metzger gekauft haben, einzukaufen. Wir empfangen sie mit offenen Armen, beantworten ihre Fragen, und wenn sie sehen, dass sie mit den ganzen Dingen, die sie hier kaufen können, ihr Leben bequem wie bisher weiterleben können, dann werden sie von ganz alleine von den antrainierten, herkömmlichen Sachen lassen. Das ist unsere Erfahrung.«

Also umdenken durch Ausprobieren, vorsichtigem Herantasten. Allein entscheiden können, ob das was ist oder nicht. Kein schlechtes Konzept, was sich Herr Bredack da hat einfallen lassen. Es gibt im Veganz kaum etwas, was auf die Hintergründe des Veganismus hinweist. Keine leidenden Tiere auf Buttons, Stickern und Postkarten, keine Charts mit CO_2-Belastung durch Tierhaltung. Stattdessen ein lifestyliges Ambiente, das auch die grüne Schickeria anlockt.

In den nächsten Wochen werde ich jemanden treffen, der sagen wird: »Vegan kann gar nicht hip genug sein.« Doch bringt Einkaufen in einem schicken pflanzlichen Supermarkt auch ein Umdenken mit sich, oder geht es hier nur um Sozialprestige, Abgrenzung von der Masse, Trendsetting? Oder sogar um die Attitüde: »Schaut her, ich weiß, was vegan ist, und ich kann es mir sogar leisten«? Denn überraschenderweise sind die pflanzlichen Ersatzprodukte teils erheblich teurer als ihre tierischen Vorbilder. Und es ist anfangs auch ein bisschen knifflig, vegan zu kochen und zu backen. Man muss gewisse Tricks kennen, die jedoch in jedem guten veganen Kochbuch stehen. Geht es also um neue kulinarische Herausforderungen? Um gustatorische Gaumenkitzel jenseits von Kobe Beef?

Jan Bredack meint: »Auch wenn ein Kunde, der zu mir in den Laden kommt, dann nicht gleich auf vegan umschaltet, beschäftigt er sich mit der Thematik. Und wenn der Stein gefallen ist, dann ist er auch bereit, sich mal einen Tierfilm bei YouTube anzugucken. Aber von allein. Nicht so: Schock! Sondern dann interessiert er sich dafür. Sucht nach den Filmen. Dann zeigen sie auch Wirkung. So war es bei mir auch. Ich hab das vorher alles ausgeblendet. Aber nachdem ich angefangen habe, mich dafür zu interessieren, hab ich bewusst danach gesucht, wollte es wissen. Der Effekt, der dann erzielt wird, ist unschlagbar.«

Also bringt bewusster Konsum doch auch ein Umdenken mit sich. Tierschutz, Menschenschutz, Umweltschutz, Bekämpfung des Hungers in der Dritten Welt, Schutz des Regenwalds und Einsatz gegen den Klimawandel. Alles nur dadurch, dass ich bestimmte Dinge kaufe. Einfacher geht's ja wohl nicht. Warum sind dann so viele dagegen? Wenn es so viele positive Effekte hat und so einfach umzusetzen ist?

Jan Bredack setzt noch einen drauf: »Das Ganze wird dann auch noch begleitet von einem besseren Körpergefühl, und dann denken die Menschen: ›Warum sollte ich weitermachen wie bisher, wo es mir schlechter ging?‹ Sie merken ja wirklich den Unterschied. Also ich hab ihn bei mir ganz krass gemerkt.«

Ich tue Gutes für die Welt, für mich und meine Gesundheit. Ist das nicht, was jeder will? Nur komisch, dass die Produkte so teuer sind. Tierische Produkte sollten doch teuer sein, schließlich müssen Tiere gefüttert, getränkt, gepflegt werden … Aber die Rohstoffe sind teurer, lerne ich, weil nur kleine Mengen abgenommen werden. Das erhöht die Preise. Außerdem sind manche Produktionsmethoden noch nicht ausgereift, was die Verfahren teurer macht. Wenn mehr Menschen pflanzliche Produkte nachfragten, würden auf lange Sicht auch die Kosten sinken, sobald größere Mengen produziert werden.

Aber der noch größere und entscheidende Faktor ist – und jetzt sage ich etwas ganz Krasses und Verrücktes: Lebensmittel in Deutschland sind generell zu billig. Vor allem tierische Lebensmittel. Der Wert und die Wertschätzung von Lebensmitteln wird total verwässert durch die billigen Nahrungsmittel.

Jan Bredack fasst die gängige Meinung so zusammen: »Wenn das Hühnchen nicht 99 Cent kostet, habe ich ein schlechtes Geschäft gemacht.« Und Sarah Wiener meinte in »Hart, aber fair – Haben Fleischesser keine Moral« (Sendung vom 15. Dezember 2010): »Ein Huhn muss endlich mehr kosten als eine Stunde Parkhaus.« Der Markt ist völlig verzerrt durch horrende Subventionen. Kein Wunder, dass wir Verbraucher das Gespür dafür verloren haben, wie teuer Lebensmittel eigentlich sein müssten.

Agrarsubventionen

Die gemeinten Subventionen sind auch bekannt unter »Direkthilfen aus dem EU-Agrarfonds«. Diese sollen eigentlich landwirtschaftliche Einkommen stabilisieren und Bauern in allen Regionen der EU eine Art Grundsicherung gewähren. Das Problem dabei ist, dass häufig diejenigen, die darauf angewiesen sind (Kleinbauern, Familienunternehmen), sich den großen Topf mit großen Unternehmen teilen (Gizinski/Mondial 2013). So finden sich unter den Empfängern, die weit über eine Million Euro kassieren, zum Beispiel die Südzucker AG Mannheim Ochsenfurt (Zuckermarktführer in Europa) oder die Friesland Campina Germany GmbH, zu deren Marken etwa Puddis oder Landliebe zählen. Man könnte denken, dass diese eigentlich keine Grundsicherung benötigen, weil sie so effizient wirtschaften.

Und so kommt es, dass pflanzliche Produkte, die in der Nahrungskette ja quasi eine Stufe vor dem Tier stehen und eigentlicher billiger sein müssten, am Ende teurer sind. Wird in der Produktion dann noch auf den Pestizideinsatz verzichtet, und werden die Pflanzen ökologisch angebaut, steigt der Preis noch höher, sodass sich immer weniger diese Lebensmittel überhaupt leisten können oder leisten zu können glauben. Eigentlich nicht verwunderlich, dass sich viele Verbraucher unter diesen Umständen für das billige Fleisch entscheiden. Da kriegen sie auf den ersten Blick halt mehr für ihr Geld. Dass das am Ende auf Kosten ganz vieler – der Tiere, der Umwelt, anderer Menschen und schließlich auch der eigenen Gesundheit – geht, lässt sich auf dem Preisschild natürlich nicht ablesen.

Jan Bredack glaubt, schon wenn nur 10 Prozent mehr Menschen vegan lebten, gäbe es wesentlich weniger Leid auf der Welt. »Mit *vegan* löst man wirklich Probleme. Um diesen Faden erst mal zu spinnen, bedarf es eines Anstoßes. Bei dem einen dauert es fünfunddreißig Jahre, bei dem anderen sechzig, aber es gibt auch Leute, die stehen mit siebzehn bei uns im Laden, und die sind schon seit fünf Jahren vegan. Also, wenn ich mit zwölf so eine Entscheidung für mein weiteres Leben treffe, da muss ich sagen: ›Holla, die Waldfee.‹ Da habe ich Riesenrespekt vor. Und das sind keine Revoluzzer oder so, sondern die kommen mit einem ganz selbstverständlichen Bewusstsein. Als ich so alt war, ging's mir nur darum, billig irgendwo Essen zu kriegen. Döner, Currywurst & Co. waren mein täglich Brot. Heute kriegen Studenten auch nicht mehr Geld, aber geben das dann ganz gezielt für gutes Essen aus, fair, bio, nachhaltig, sauber und so weiter ist. Das hätte ich nie gemacht. Da habe ich Respekt vor. Aber es gibt auch Sechzigjährige, die sind so: ›Lass mich halt in Ruhe…‹ Da musst du dann auch nicht ankommen mit Argumenten und Bildern und ›Du, du, du…‹, das sowieso nicht.«

»Veganismus ist überhaupt nicht asketisch«

Während wir uns unterhalten, werden die Regale in der Frankfurter Filiale des Veganz immer voller. Komisch, denn eigentlich hat vegan ja etwas Asketisches im Sinne von »Ich lasse etwas weg«. Und dann diese Produktvielfalt hier, die ist ja überhaupt nicht asketisch, eher schlaraffig. »Ist das ein Widerspruch?«, frage ich Jan Bredack.

»Nein im Gegenteil. Das ist für mich die Brücke. Wenn du unseren Ursprung siehst, also was wir damit bezwecken – Leute wachzurütteln, Leute anzustoßen, Leute zu inspirieren –, wollen wir ihnen einen möglichst sanften Übergang schaffen von ihrem gewohnten Leben, eben dass sie nicht diese asketischen Gedanken haben. Den haben die Leute, bevor sie in den Laden reinkommen. Mohrrübe – das ist immer mein Klassiker: Mohrrübe, in der Ecke sitzen, frieren, weil man keine Nährstoffe mehr hat und so weiter. Und wenn die Leute rausgehen, sollen sie an der Stelle mal positiv erleuchtet sein. Auch wenn es erst mal total grotesk anmutet – ich kann weiter Ente essen, ich kann weiter Braten essen –, aber es hilft den Leuten. Die sagen: ›Mensch, ich muss auf nichts verzichten.‹ Und die meisten Veganer, die brauchen das nicht. Für die ist das sogar abstoßend. Du wirst zu uns in der veganen Szene auch eher kritische Stimmen hören. Aber Menschen, die draußen über die Straße laufen und normalerweise zu ihrem Fleischer laufen, die sehen das ganz anders. Die sind neugierig, wollen das mal ausprobieren, und wenn's gut schmeckt, fangen die an zu grübeln, nachzudenken.«

Wie gesagt finde ich die Fleisch-Ersatzprodukte, die auch noch aussehen wie Fleisch und den Geschmack nachahmen, überhaupt nicht anziehend. Ich muss mich schon sehr überwinden, in manche Produkte hineinzubeißen, andere probiere ich gar nicht erst. Doch für Menschen, die gern Fleisch mögen, aber aus ethischen Gründen darauf verzichten oder ihren Konsum reduzieren möchten und einen Ersatz suchen, ist das sicherlich eine gute Alternative. Jan Bredack erzählt, dass er Fleisch eigentlich nur als Textat sehe, ohne großen Eigengeschmack, das erst durch die Röstaromen und Gewürze sein Aroma bekomme. Ähnliches sagte auch Björn Moschinski. Und wenn ich diesen Rat befolge, eröffnen sich plötzlich tausend neue Kochideen für mich. Alle meine Kochbücher, die Fleischgerichte enthalten und die ich immer überblättert habe, bieten mir nun ungleich viele Seiten mehr – ich kann meine Kochbuchbibliothek noch einmal völlig neu entdecken. Ein toller Anstoß.

Jan Bredack hat diese Erkenntnis genutzt, um Sojaprodukte so wie Fleisch zu würzen, zu grillen und unter die Leute zu bringen – zum Probieren:»Die Leute fallen tot um vor Begeisterung und sagen: Was, das ist vegan? Das ist der Brüller. Das gibt's doch nicht…«Damit die Menschen die Produkte wiedererkennen und den ursprünglichen, Fleisch enthaltenden Produkten zuordnen können, steht an der pflanzlichen Alternative auch»Vleisch«dran oder»Vürstchen«,»Visch«oder »Veggie-Entenbrustfilet«. Mich spricht es immer noch nicht an, doch die Option finde ich prima.

Es kaufen aber nicht nur Auf-Vleisch-Umsteiger und Vegan-Einsteiger im Veganz ein, sondern auch Allergiker.»Wir haben glutenfreie vegane Torten und auch glutenfreie vegane Pizzen. Das ist etwas Besonderes. Ich habe schon vor unserem Tiefkühlregal weinende Allergiker gesehen, die mir erzählten, sie hätten seit zwanzig Jahren keine Pizza mehr gegessen. Die kostet halt elf Euro, aber in Amerika kostet die auch zehn Dollar. Es ist jetzt nicht so, dass wir uns die Taschen voller Geld stopfen. Solche besonderen Produkte haben eben ihren Preis.

Die Pizza ist auf Reisbasis gemacht, mit hochwertigen Zutaten und in Bio-Qualität. Das kostet eben. Die Leute zahlen den Preis aber auch.«

Kritik ...

Wie auch Jan Bredack schon sagte, gibt es nicht nur Zustimmung zur grünen Vielfalt im pflanzlichen Supermarkt. Bei manchen Produkten sei die Liste der Inhaltsstoffe sehr umfangreich. Sie mögen vielleicht supertoll schmecken, dennoch brauche es einen erhöhten Verarbeitungsaufwand, um sie herzustellen, teils einen hohen Energieverbrauch. Ist das der Preis, den man zahlen muss, um vegane Fleisch- und Milcherzeugnis-Nachahmerprodukte zu genießen? Ist das mit dem veganen Lebensstil zu vereinbaren? Auch sind keineswegs alle diese Produkte gleich vollwertig und wertvoll für eine ausgewogene Ernährung. Ich reihe mich in die erste Reihe der Protestler und rufe: »Wie könnt ihr nur Analogkäse essen? Und dafür auch noch so viel Geld bezahlen?«

Doch schnell merke ich, dass Analog- und veganer Käse häufig zwei unterschiedliche Sachen sind. Bei dem Billigprodukt Analogkäse, der 2009 bundesweit für Empörung sorgte, können auch billige tierische Fette eingesetzt werden. Bei veganem Käse werden selbstverständlich nur pflanzliche Fette verwendet. »Egal«, denke ich mir und rufe weiter: »Ihr müsst ganz viele Zusatzstoffe einsetzen, um eure Nachahmerprodukte herzustellen. Ihr braucht einen hohen technischen Aufwand. Das ist ungesund und schlecht für die Umwelt.« Stelle dann aber fest, dass die Liste der Inhaltsstoffe gar nicht sooo umfangreich und sooo »böse« ist.

Also, ich habe jetzt nicht alle 6000 Produkte im Veganz durchgeguckt. Ich interessiere mich als Vegetarierin vor allem für pflanzlichen Käse, und den habe ich studiert. Unter Experten umstritten sind Carragen und Zitronensäure, und die stecken in manchen veganen Produkten, unter anderem in »Käse«. So etwas in Maßen ab und an mal zu genießen halte ich jedoch für unbedenklich, auch im Rahmen einer gesundheitsbewussten Ernährung. Mein größter Kritikpunkt am Veganz ist jedoch, trotz der Siegel-Erklärung von Jan Bredack, die große Menge an konventionellen Produkten. Für mich passt vegan und konventionelle Landwirtschaft mit Pestizideinsatz und allem Drum und Dran einfach nicht zusammen.

Jan Bredack sieht das übrigens ähnlich. Er sagt, er finde es abartig, dass man sich seinen eigenen Garten Eden ohne Rücksicht auf andere baue, als Mensch. In dem Moment, in dem der Mensch mehr aus der Natur nimmt, muss jemand anders mehr geben. Regenwaldabholzung und dergleichen seien für ihn unhaltbare Zustände. Er findet, vegan und bio »geht Hand in Hand. Man kann nicht das eine [vegan] wollen und das andere [konventionelle Landwirtschaft] dulden.«

Der Mensch, der in seinem veganen Supermarkt viele Nicht-Bio-Lebensmittel anbietet, ist mit mir der Meinung, dass das eigentlich nicht zusammenpasst. Das verwirrt mich zunächst, und ich komme erst wieder zu einem Standpunkt, während ich mich als Bio-Tante in einer heißen Öko-Diskussion wiederfinde. Und da wird mir Folgendes klar: Ich betrachte es als inkonsequent, vegan zu leben und konventionelle Produkte zu kaufen. Das ist meine alte Meinung. Dann denke ich an einen Satz, den einer meiner Freunde mal gesagt hat: »Wir müssen aufhören zu glauben, dass wir nur dann etwas ändern können, wenn wir es konsequent machen.«

Ich reflektiere mein eigenes Einkaufsverhalten. Ich bin Verfechterin des Bio-Gedankens und der Kreislaufwirtschaft. Ich bin für Verbandsware. Das bedeutet, dass ich Bio-Produkte bevorzuge, die nach den Richtlinien der Bio-Verbände angebaut wurden, zum Beispiel Naturland, Bioland oder Demeter. Während das EU-Bio-Recht einen Mindeststandard für die Herstellung und Kontrolle von Bio-Lebensmitteln bildet, der aus einem Kompromiss aller EU-Staaten hervorgegangen ist, setzen die nationalen Bio-Landbau-Verbände strengere Richtlinien.

Kreislaufwirtschaft

Der Ökolandbau strebt nach möglichst geschlossenen Stoffkreisläufen und einer Bewirtschaftungsweise im Einklang mit der Natur. Ausgeglichene beziehungsweise möglichst geschlossene Kreisläufe werden in der Landwirtschaft dann erreicht, wenn Vieh- und Pflanzenwirtschaft miteinander verbunden werden. Das bedeutet vereinfacht, dass auf dem Hof angebaute Pflanzen als Tierfutter dienen und die Ausscheidungen der Tiere in Form von Gülle oder Mist als Dünger auf dem Acker wieder ausgebracht werden. Auch reine Pflanzenbaubetriebe können die Kriterien einer Kreislaufwirtschaft erfüllen, indem sie zum Beispiel Ernteabfälle kompostieren und als Dünger auf die Felder ausbringen. (Elfrich/Roesicke 2010)

Und plötzlich merke ich, dass in dem Biomarkt meines Vertrauens auch Produkte nur mit EU-Bio-Siegel stehen. Das ist erst mal nichts Ungewöhnliches, aber ich selbst möchte ja eigentlich lieber Verbandsware kaufen, weil die noch strengere Anforderungen haben, die ich gern unterstützen möchte. Und dann bemerke ich, dass auch EU-Bio-Logo-Produkte in meinem Einkaufswagen landen. Warum? Weil ich das Produkt

gern essen möchte. Weil es das nicht in Verbandsqualität gibt
oder weil mir der Preis der Verbandsware zu hoch ist. Weil ich
inkonsequent meinen eigenen Prinzipien gegenüber bin. Und
ich denke:»Na ja, wenigstens ist es bio. Außerdem wäre der
Bio-Markt wahrscheinlich nur halb so gefüllt und halb so beliebt, wie wenn es nur Verbandsware gäbe.« Aber genau so ist
es im Veganz auch. Auch dort denken Leute wahrscheinlich:
»Na ja, wenigstens ist es vegan.« Und auch dort wäre der Laden nur halb so gefüllt mit Produkten, wenn es nur vegane Bio-
Ware gäbe. Die Leute würden auf das Vegan-Thema gar nicht
so aufmerksam werden, genau wie sich das Bio-Thema durch
große Supermärkte mit einem breiten Warenangebot verbreitet. Man kann beides kritisch sehen. Aber ich sollte mich nicht
hinstellen und mit dem Finger auf andere zeigen, bevor ich
nicht mal einen Blick in meinen eigenen Einkaufskorb geworfen habe.

Dass dieses Spannungsverhältnis zwischen Idealen und Wirt-
schaftlichkeit keine Überraschung ist, findet sich auch in einer
Informationsbroschüre des BÖLW (Bund ökologische Lebensmittelwirtschaft). Dort wird ebendies für den Bereich Bio-Lebensmittel beschrieben. Es heißt, dass es in der ökologischen
Lebensmittelwirtschaft zwar nicht darum gehe, ausschließlich
Gewinne einzufahren. Eine weitere Bemühung sei es aber auch,
auf allen Stufen des Produktionsprozesses, vom Acker bis zum
Kochtopf, ökologische, soziale und ökonomische Interessen auszugleichen (Bund Ökologische Lebensmittelwirtschaft
2012a). Ich persönlich sehe auch den Veganismus in diesem
Spannungsfeld zwischen sozialen, ökologischen und ökonomi-
schen Interessen, und hinzu kommt noch eine ethische Ebene.
Es ist schwierig, hier eine Entweder-oder-Lösung zu finden, daher nehme ich mir vor, nicht mehr so hart zu richten über vegane Lebensmittel ohne Bio-Siegel.

... und Neugier

Trotz Carragen und Zitronensäure im veganen Käse siegt meine Neugier, weil ich wissen will, ob es vegane Produkte gibt, die meine Lust auf normalen Käse abfangen können. Daher landen in meinem Körbchen Pizzaschmelz, Käsescheiben und eine nicht besonders attraktiv aussehende pflanzliche Käserolle, von der ich gehört habe, dass sie fantastisch schmilzt. Ich hatte Björn Moschinski gefragt, ob er ein Rezept für veganes Käsefondue hat, das liebe ich nämlich, und dann empfahl er mir diese Rolle. Ich zahle unglaublich viel Geld für diese drei Teile und denke mir, wenn ich vegan lebte, könnte ich mir solche Produkte eh nur in Ausnahmefällen leisten. Genauso sollte es eigentlich bei den tierischen Produkten sein: Sonntagsbraten, Käsefondue zu Silvester... Im veganen Supermarkt regelt der Preis, welches Lebensmittel etwas Besonderes ist. Und die käsefonduetaugliche pflanzliche Käserolle für fast neun Euro ist definitiv etwas Besonderes. Aber es hat sich wirklich gelohnt. Ich kann mir von nun an veganes Käsefondue echt gut vorstellen.

Einmal mehr zeigt auch dieses Experiment, dass es einerseits köstliche vegane Alternativen zu tierischen Produkten gibt und dass Fleisch(-erzeugnisse) andererseits eigentlich etwas Besonderes sein sollte(n), nicht der Schwerpunkt unseres »täglich Brot«.

Grundsätzlich fährt man – egal, ob als Veganer, Vegetarier oder Omnivore – mit einer möglichst naturbelassenen Nahrungsauswahl am besten. Und dafür braucht man nicht zwingend einen Veganz. Ein Markt oder ein normaler Supermarkt reichen aus. Trotzdem schön, dass es den Veganz gibt und er die Augen dafür öffnet, welche Produktvielfalt man auch ohne den Einsatz von Butter, Ei, Milch, Sahne, Fleisch & Co. erreichen kann. Und durch seine physische Existenz öffnet er die

Vegan-Welt auch für neugierige Fast-Vorbeigeher, Spontan-Hereinschneier und Ausprobierer, die vielleicht nicht im Internetversand bestellt hätten und nun auf ein Thema stoßen, das in ihnen vielleicht was bewegt.

Unvegan? Tierisches in Allerweltsprodukten

Im Veganz kann man auch Kosmetik kaufen, ebenso Drogerieartikel, Wasch- und Putzmittel. Auch alles vegan. Wo stecken denn bitte schön überall Tierprodukte drin? Wenn man anfängt, sich damit zu beschäftigen, schlackern einem die Ohren. Wenn ich mich in meiner Wohnung umschaue und mir überlege, ich müsste die von jetzt auf gleich veganisieren, bliebe wahrscheinlich kaum etwas übrig. Reuben Proctor, den ich zu Anfang meines Buchprojekts auf der Buchmesse getroffen habe, hat zusammen mit Lars Thomsen ein über 300 Seiten starkes Buch geschrieben, in dem er Produkte auflistet, in denen tierische Inhaltsstoffe sein könnten, und Alternativen aufzeigt. Eine repräsentative Zusammenstellung zeige ich hier, damit Sie einen Eindruck davon bekommen, wie allgegenwärtig die Verwendung tierischer Stoffe ist und worauf man achten sollte.

Tierische Produkte kommen auch dort vor, wo man sie nicht erwartet. Vor allem im Bereich Kosmetik werden viele tierische Bestandteile eingesetzt. Hier nun die Beispiele:

- *Aktivkohle* kann tierischen Ursprungs sein und wird dann aus Blut oder Knochen hergestellt. Eingesetzt wird sie etwa zum Bleichen und Reinigen von Lebensmitteln, in Zigarettenfiltern und Schuhsohlen. Es gibt aber auch pflanzlich oder synthetisch hergestellte Aktivkohle, zum Beispiel indem Nussschalen verkohlt werden.

- *Dachshaar* kommt in Bürsten und Pinseln vor, vor allem in Rasierpinseln. Viele dieser Haare stammen aus chinesischer Massentierhaltung. Es gibt auch Pinsel aus synthetischem Material, zum Beispiel von Mühle.

- *Daunen* finden sich häufig in Kissen, Decken, Jacken oder Schlafsäcken. Lebendrupf, also das Herausreißen der Federn bei lebenden Tieren, ist in der EU verboten, wird aber teilweise missachtet. Als Alternative kommen synthetische oder pflanzliche Fasern als Füllstoff in Frage, zumindest bei Kissen und Decken.

- *Filz* kommt in Kleidung, Dämmstoffen, Möbeln, Musikinstrumenten oder Dichtungen vor und wird aus losen Tierhaaren oder Wollfasern hergestellt. Filz lässt sich auch aus synthetischen oder Naturfasern herstellen, zum Beispiel Kokos.

- *Fischsilber* ist ein Pigment, das silbrig schimmert und aus den Schuppen von Weißfischen hergestellt wird. Es findet sich in den Bereichen Malerei und Restaurierung, aber auch in Imitationsperlen, Lidschatten oder Lippenstift.

- *Fotos* sind nicht immer vegan. Denn *Gelatine* ist Bestandteil von Fotopapier, auf dem die Bilder gedruckt werden. Gelatine stammt aus Haut und Knochen von Tieren, vor allem Rindern und Schweinen. Gelatine wird zum Andicken (Gelieren) von Süßspeisen eingesetzt, kann in Gummibärchen stecken oder in Fertigprodukten. Gelatine klärt Säfte und Weine und kommt in Kosmetik und Medikamenten vor. Maskenbildner und Restaurateure arbeiten ebenfalls mit Gelatine, und sogar Munition und Sprengstoffe können damit gemacht sein. Auch wird Gelatine zum Jungbleiben gegen Falten in der kosmetischen Chirurgie eingesetzt. Wer Fotos ohne Gelatine möchte, druckt diese auf normalem statt Fotopapier aus. Zum Gelieren können auch

Agar-Agar, Sago oder spezielle vegane Geliermittel auf der Basis verschiedener pflanzlicher Stärkemehle verwendet werden. Die sind zum Beispiel erhältlich von »biovegan«. Für die Klärung von Weinen und Fruchtsäften gibt es auch nicht tierische Stoffe.

- *Hilfsstoffe*, wie Träger- und Füllstoffe können aus tierischen Bestandteilen bestehen. Dafür gibt es teilweise bereits Alternativen.

- In *Holzmöbeln* können darüber hinaus Klebstoffe aus Casein- oder Knochenleim oder auch Schellack in *Lacken* und Versiegelungen vorkommen. Casein kommt in Milch vor und kann extrahiert Holzleim beigemischt sein. Leime gibt es auch auf pflanzlicher oder synthetischer Basis. Schellack stammt aus den Ausscheidungen der Lackschildlaus und kommt in Lacken, Farben und Polituren vor, außerdem auch im Instrumentenbau, Dichtungen, Kosmetika und Zigaretten. Es wird als Überzugsmittel im Lebensmittelbereich eingesetzt und auch in Kaugummis.

- In der *Kleidungsbranche* werden viele tierische Stoffe eingesetzt wie Leder, Seide, Wolle, Haare oder Filz. Perlmutt, Knochen oder Horn werden hier verwendet. Auch konventionelle Baumwolle ist, obwohl rein pflanzlich, ein problematisches Produkt, da so viel Pestizide eingesetzt werden, dass Tiere, Menschen und Umwelt geschädigt werden. Bio-Baumwolle ist eine gute Alternative, auch gibt es immer mehr vegane Schuhe und andere Kleidungsstücke, die über das Internet oder in speziellen Läden zu bekommen sind.

- Neben *Sportkleidung* können auch *Sportgeräte* tierische Bestandteile enthalten. Leder zum Beispiel bei Bällen oder Griffen oder auch Federn beim Federball. Eine Alternative zum Lederball ist ein Ball aus Kunstleder, Federbälle gibt es auch aus synthetischem Material.

- Geschirr kann aus *Knochenporzellan (bone china)* sein. Dieses Porzellan ist besonders weiß und lichtdurchlässig und wird mit Knochenasche hergestellt. Das Porzellan ist meist sehr dünnwandig und kommt zum Beispiel in Teetassen zum Einsatz. Gewöhnliches Porzellan besteht in der Regel jedoch aus veganen Rohstoffen.
- In der *Malerei* und in der *Kunst* werden ebenfalls tierische Bestandteile eingesetzt. Diese können sich in Farben, Papieren, Schwämmen, Pinseln oder Klebstoffen verstecken. Hasenleim etwa ist ein Klebstoff aus Hasenknochen und -haut und wird in Ölmalerei, Restaurierung und Buchbinderei eingesetzt. Karmin ist ein roter Farbstoff, der in Lebensmitteln, Kosmetik oder Malerei vorkommt, und entsteht durch das Zerquetschen weiblicher Schildläuse. Es gibt auch vegane Lippenstifte, allerdings sind nicht alle Rottöne darstellbar.
- In *Medikamenten* werden häufig tierische Produkte eingesetzt. Manchmal sind die Wirkstoffe tierischen Ursprungs, wie zum Beispiel Heparin, das aus der Darmschleimhaut von Schweinen stammt und etwa bei chirurgischen Eingriffen zur Blutgerinnung und zur Thrombosevorbeugung eingesetzt wird.
- Die *Saiten* von Musikinstrumenten oder auch Tennisschlägern werden teils aus Darmsaiten hergestellt, die aus dem Darm von Säugetieren stammen. Eine Alternative dazu sind Saiten aus Kunststoff (Proctor/Thomsen 2012).

Ist es nicht der helle Wahnsinn, wo überall tierische Bestandteile »verwurstet« sind? Und das sind nur einige Beispiele, die aber zeigen, was für eine große Herausforderung es ist, mit alten Gewohnheiten zu brechen, um vegan zu leben, da dies weit über die Ernährung hinausgeht. Aber glücklicherweise werden immer mehr vegane Alternativen in allen Lebensbereichen angeboten, sodass ein Umstieg immer leichter fällt. Und schließlich ist es auch so: Je mehr Menschen sich dafür interessieren und entscheiden, umso mehr vegane Produkte werden angeboten.

Doch kommen wir nun wieder zurück zur veganen Ernährung und sprechen wir über die wichtigen Nährstoffe, auf deren ausreichende Zufuhr wir nicht nur bei einer rein pflanzlichen Kost, da aber ganz besonders, achten müssen.

Nährstoff-Abc für den Hausgebrauch

Wer vegan lebt, hat einen Nährstoffmangel. Das sieht man auch. Denn vampirgleich schleichen Veganer blass und müde durch die Gegend, kraftlos und spaßbefreit fristen sie ihr Dasein, kauern frustriert in Ecken und knabbern dabei an Karotten. Haben Sie schon ganz viele von gesehen, oder? Diese – überzogene und zugespitzte – weitverbreitete Meinung rührt wie gesagt teilweise daher, dass ein bestimmtes wichtiges Vitamin, nämlich Vitamin B_{12}, in tierischen Produkten vorkommt: Fleisch, Fisch, Eiern und Milchprodukten. Vitamin B_{12} befindet sich zwar auch in vergorenen pflanzlichen Lebensmitteln und einigen Algen, allerdings in sehr geringen Mengen und in einer für den Menschen nicht verwertbaren Form, nämlich als Analogon (Doppelgänger). Diese können sogar die Aufnahme des »echten« Vitamins B_{12} blockieren. Daher sollten alle Veganer aus Sicherheitsgründen regelmäßig zu (synthetisch hergestellten) Vitamin-B_{12}-Nahrungsergänzungsmitteln greifen oder zu damit angereicherten Produkten wie Pflanzenmilch, um eine ausreichende Versorgung sicherzustellen. Mittlerweile gibt es sogar mit Vitamin B_{12} supplementierte Zahnpasta. Praktisch für Leute wie mich, die die regelmäßige Einnahme von Tabletten gern mal vergessen. Mit dem Zähneputzen geht auch die Aufnahme von Vitamin B_{12} »in Fleisch und Blut« über.

Vitamin-B_{12}-Mangelzustände treten bei veganer Ernährung ohne entsprechende Nahrungsergänzung oft erst nach vielen Jahren auf, weil der körpereigene Speicher sehr lange reicht. Da Vitamin B_{12} dafür zuständig ist, Homocystein abzubauen, kann es bei Vitamin-B_{12}-Mangel zu erhöhter Homocystein-Konzentration kommen. Hohe Mengen dieser schwefelhaltigen Aminosäure sind wie gesagt ein Risikofaktor für Arteriosklerose (Elmadfa 2009). Kleine Vitamin-B_{12}-Dosen von 2 Mikrogramm pro Tag reichen aus und werden sogar empfohlen, da die Verfügbarkeit mit erhöhter Zufuhr sinkt (Marsh u.a. 2009). Die Empfehlung der Deutschen Gesellschaft für Ernährung (DGE) lautet: 3 Mikrogramm pro Tag für Erwachsene.

Bei Untersuchung des Vitamin-B_{12}-Status sollten vom Arzt mehrere B_{12}-Marker in Betracht gezogen werden, um den Versorgungsstand zu überprüfen (Elmadfa 2009), beispielsweise durch die Messung des Homocystein-Spiegels, der im Falle eines Vitamin-B_{12}-Mangels ansteigt. Dadurch, dass Vitamin B_{12} synthetisch hergestellt werden kann, ist die Versorgung auch bei Veganern meist problemlos.

Auch Vitamin D steckt primär in tierischen Produkten, kann aber vom Körper selbst hergestellt werden. Dazu braucht es nur ausreichend nackte Haut im Sonnenlicht. Eisen wird ebenfalls als eine Mangelquelle angeführt, da Eisen aus tierischen Produkten vom menschlichen Organismus besser verwertet werden kann als aus pflanzlichen. Doch da hilft ein Trick: Pflanzliches Eisen immer mit Vitamin C zu kombinieren verbessert die Aufnahme. Wie könnte das aussehen? Zum Beispiel ein leckeres Gericht mit Hirse (eisenreich) und Brokkoli (Vitamin-C-reich) genießen. Nur nicht zu lange köcheln lassen sollte man es, Hitze zerstört nämlich Vitamin C. Braten Sie es lieber kurz scharf an.

Generell gilt: Nur eine bewusst zusammengestellte abwechslungsreiche Ernährung schützt vor Mangelerscheinungen. Das gilt für Menschen, die Fleisch essen, für Vegetarier und Veganer. Auch eine sehr einseitige fleischbetonte oder sehr einseitige vegetarische Kost kann zu Mangelzuständen führen. Damit das nicht passiert, gibt's hier jetzt ein Update zu den Themen »Vitamine« und »Mineralstoffe«.

Was sind eigentlich Vitamine?

Anfang des 20. Jahrhunderts entdeckten Forscher die große Bedeutung der Vitamine für den menschlichen Körper, indem sie die chemische Zusammensetzung von einigen speziellen organischen Verbindungen entschlüsselten. Zunächst war nur bekannt, dass sie vor Krankheiten schützen. Der polnisch-amerikanische Biochemiker Casimir Funk (1884–1967) nannte schließlich das Kind beim Namen, und seit dem Jahr 1912 heißen diese Substanzen »Vitamine«. Das lateinische *vita* bedeutet »Leben«, und Amine sind chemische Verbindungen (Abkömmlinge [Derivate] des Ammoniaks), die zum Beispiel in Thiamin (Vitamin B_1) stecken. Allerdings enthalten nicht alle Vitamine eine Aminogruppe. Aber da hatte sich der Name Vitamine schon etabliert und blieb. Heute versteht man unter »Vitaminen« organische Verbindungen, die der menschliche Körper nicht oder nicht ausreichend selbst herstellen kann. Deswegen müssen sie zugeführt werden. Da sie nicht als Baustoffe im Körper benutzt werden und auch keine Energie liefern, reichen kleine Mengen aus, um gut versorgt zu sein.

Der US-amerikanische Biochemiker Elmer Vernon McCollum (1879–1967) benannte die Vitamine in alphabetischer

Reihenfolge. Die meisten wurden zwischen 1920 und 1940 entdeckt. Allerdings stellte man später fest, dass nicht alle von ihm benannten Substanzen Vitamine waren. So ist die rückblickend unsystematisch erscheinende Benennung zustande gekommen. Heute sind dreizehn Vitamine bekannt (siehe unten: »Kleines Vitamin-Update«).

Neben den Vitaminen entdeckten Wissenschaftler auch Mineralstoffe, Spurenelemente und schließlich auch sekundäre Pflanzenstoffe. Sekundäre Pflanzenstoffe sind pflanzliche Abwehrstoffe, geben Pflanzen ihre Farbe oder regulieren das Wachstum. Für den Menschen sind sie keine essenziellen Nährstoffe, ihnen werden aber vielfältige positive Auswirkungen auf den Stoffwechsel zugeschrieben, wie etwa Einfluss auf das Immunsystem oder Linderung von Entzündungen.

Es gibt bisher keine offiziellen Zufuhrempfehlungen für sekundäre Pflanzenstoffe, und vermutlich entfalten sie ihre Wirkung in Kombination mit anderen Stoffen innerhalb eines Lebensmittels, eine Extraktion erscheint daher nicht sinnvoll (Deutsche Gesellschaft für Ernährung 2010). Das bedeutet ganz praktisch: Viel pflanzliche Lebensmittel essen, vor allem alte Obst- und Gemüsesorten oder auch mal Wildkräuter, da stecken viele sekundäre Pflanzenstoffe drin. Veganer, die sich vielfältig und ausgewogen ernähren, sind in der Regel gut versorgt mit den gesunden Helferlein.

Gesundheit zum Frühstück durch Nährstoffpräparate?

Keine Lust, sich mit ausgewogener Ernährung zu beschäftigen, knappe Zeit? Da greift der ein oder andere doch gern mal zu den vielversprechenden bunten Gesundheitspillen, auch bekannt als Nährstoffpräparate. Wie praktisch – ein Happs, und plötzlich ist man versorgt mit allem, was man so braucht!

Nährstoffsupplemente sind heutzutage beliebt. Die Werbung verspricht Gesundheit durch deren Hinunterschlucken und sogar Lebensmittel wie Müsli oder Säfte sind teils mit Nährstoffen angereichert. Doch das ist nicht immer positiv. Frei nach dem Motto »Gut gedacht, schlecht gemacht« kann dadurch rasch eine Überversorgung eintreten mit möglichen negativen Folgen für die Gesundheit. Schließlich kommen die »natürlichen« Vitalstoffe aus den Lebensmitteln der täglichen Ernährung zur Gesamtaufnahme noch hinzu. Und die Folgen sind beachtlich: Ein Zuviel an Vitamin C wird zwar über die Nieren ausgeschieden, über einen längeren Zeitraum konsumiert, kann eine Überdosis bei Menschen, die dafür anfällig sind, jedoch das Risiko von Nierensteinen erhöhen. Andere Vitamine können bei einer ständigen Überversorgung durch Supplemente sogar bis zum frühzeitigen Tod führen. Das ist hartes Brot: Statt Gesundheit in kleinen (Pillen-)Dosen werden möglicherweise Nierensteine serviert. Allein durch die Aufnahme über Lebensmittel wie Obst und Gemüse ist eine Überdosierung kaum möglich.

In Deutschland sind laut Nahrungsergänzungsmittelverordnung (NemV) dreizehn Vitamine und fünfzehn Mineralstoffe zugelassen. Nahrungsergänzungsmittel müssen, im Gegensatz zu Arzneimitteln, keine Studien über Wirkungen oder Nebenwirkungen vorweisen, um verkauft werden zu dürfen. Es reicht eine Anzeige (Inkenntnissetzen) beim Bundesamt für Verbraucherschutz und Lebensmittelsicherheit. Dennoch müssen vom Hersteller die lebensmittelrechtlichen Bestimmungen eingehalten werden – es handelt sich bei Nahrungsergänzungsmitteln aus rechtlicher Sicht nämlich um ein Lebensmittel. Auch bei Lebensmitteln wie zum Beispiel Müsli, die mit Nährstoffen angereichert sind, reicht bei manchen Produkten eine Portion, um den Tagesbedarf eines bestimmten Nährstoffes zu decken. Isst man mehr oder auch verschiedene angereicherte Lebensmittel, kann es, wie gesagt, zu einer Überversorgung kommen.

Wer sich um seine Gesundheit sorgt, so kann man hier schon sehen, sollte also prinzipiell besser in eine ausgewogene Ernährung mit viel frischem unbehandeltem Obst und Gemüse investieren statt in Pillen und Pülverchen. Doch ist von Nährstoffpräparaten nicht generell abzuraten. Sie sind nur dann schädlich, wenn sie aus Bequemlichkeit »der Gesundheit wegen« ersatzweise und täglich ohne Plan geschluckt werden. »Der Gesundheit wegen« sind möglichst naturbelassenes Obst und Gemüse zu empfehlen, die versorgen uns auch gleich noch in ausgewogener Menge und auf unseren Organismus fein abgestimmt mit den passenden Mineral-, sekundären Pflanzen- und Ballaststoffen. Allerdings ist es bei einer veganen Ernährung zum Beispiel sinnvoll, auf mit Kalzium angereicherte Sojamilch zurückzugreifen, um auch eine ausreichende Versorgung mit diesem Mineral zu gewährleisten.

Um es noch einmal zu wiederholen: Bei einer veganen Ernährungsweise sollte auch Vitamin B_{12} supplementiert werden, am besten in Absprache mit dem Hausarzt. Der kann den individuellen Nährstoffbedarf prüfen und gegebenenfalls weitere Präparate verschreiben, wenn dies nötig sein sollte. Vielleicht muss darüber hinaus Vitamin D zugeführt werden, bei Frauen könnte zudem Eisen in Frage kommen. Generell ist – Veganern wie auch Nichtveganern – zu empfehlen, den Nährstoffstatus regelmäßig vom Arzt überprüfen zu lassen, um sicherzugehen, dass der Körper mit allem versorgt ist, um gesund und fit zu bleiben.

Kleines Vitamin-Update

Es gibt fett- und wasserlösliche Vitamine. Zu den fettlöslichen gehören Vitamin A, D, E und K. Eselsbrücke: ED(E)KA. Zu den wasserlöslichen gehören die Vitamine des B-Komplexes und Vitamin C. Die Vitamine A, D, E und K heften sich gern an Fett, lassen sich von diesem in der Lymphe durch den Körper tragen und werden über die Darmschleimhaut aufgenommen. Deswegen ist es wichtig, Lebensmittel, die reich an fettlöslichen Vitaminen sind, gemeinsam mit Fett zu essen, zum Beispiel Möhre (reich an Vitamin A) mit Olivenöl; so kann der Körper das Vitamin gut aufnehmen.

Vitaminsteckbriefe

➤ **Vitamin A (Retinol)**
Das macht's: unterstützt den Sehprozess, Haut und Schleimhäute, Immunsystem, Wachstum, Sperma- und Knochenbildung.
So viel braucht's: zwischen 0,8 und 1,0 Milligramm Retinol-Äquivalent für Erwachsene täglich. Schwangere und Stillende benötigen etwas mehr (DGE-Referenzwert).
Darin steckt's (Äquivalent):
circa 14 bis 17 Gramm getrocknete Aprikosen,
circa 50 bis 60 Gramm Möhre,
circa 50 bis 70 Gramm Grünkohl,
circa 60 bis 80 Gramm Süßkartoffeln,
circa 100 Gramm Honigmelone,
circa 100 bis 130 Gramm Fenchel,
circa 100 bis 130 Gramm Spinat.
Das beeinträchtigt die Verfügbarkeit: Licht, Sauerstoff.

Was bedeutet Äquivalent? Vitamin A entsteht im menschlichen Körper durch den »Umbau« von Vitaminvorstufen aus Pflanzen ins eigentliche Vitamin. Das passiert im Darm in unterschiedlichem Ausmaß.

➤ **Vitamin D (Colealciferol)**
Das macht's: unterstützt Kalziumaufnahme, Knochengesundheit, Phosphatstoffwechsel und Immunsystem.
So viel braucht's: 20 Mikrogramm täglich (DGE-Schätzwert, davon 5 Mikrogramm über die Nahrung).
Darin steckt's: circa 150 Gramm Steinpilze oder Morcheln, vegane, mit Vitamin D angereicherte Margarine, Sonnenlicht.
Das beeinträchtigt die Verfügbarkeit: Licht, Sauerstoff (bezieht sich auf Vitamin D in Lebensmitteln).

Sonderfall Vitamin D: Vitamin D ist das einzige Vitamin, das vom Menschen selbst hergestellt werden kann. Dafür muss nackte Haut dem Sonnenlicht ausgesetzt werden. Je länger und je mehr, desto besser ist das theoretisch für die Vitamin-D-Produktion (doch Vorsicht vor Verbrennungen). Im Sommer dürfte das kein Problem sein, im Winter hilft Bewegung an der frischen Luft – nur besser nicht zu leicht bekleidet.

➤ **Vitamin E (Tocopherol)**
Das macht's: Unterstützt das Immunsystem, schützt die Körperzellen.

So viel braucht's: zwischen 12 und 15 Milligramm Tocopherol-Äquivalent für Erwachsene täglich. Stillende benötigen etwas mehr (DGE-Referenzwert).

Darin steckt's (Äquivalent):
circa 50 Gramm Haselnüsse,
circa 50 Gramm Mandeln,
circa 60 Gramm Sonnenblumenkerne,
circa 200 bis 300 Gramm Schwarzwurzeln,
circa 300 bis 350 Gramm Süßkartoffeln.
Das beeinträchtigt die Verfügbarkeit: Licht, Sauerstoff.

Warum Äquivalent? Tocopherol kommt in der Nahrung in zwei verschiedenen Formen vor, die unterschiedlich gut vom Körper aufgenommen werden können.

➤ **Vitamin K (Phyllochinon)**
Das macht's: unterstützt Blutgerinnung und Knochenbildung.
So viel braucht's: zwischen 60 und 80 Mikrogramm täglich für Erwachsene (DGE-Referenzwert).
Darin steckt's:
circa 7 bis 10 Gramm Grünkohl,
circa 20 bis 30 Gramm getrocknete Kichererbsen,
circa 50 bis 70 Gramm Kopfsalat,
circa 75 bis 100 Gramm Weizenkleie,
circa 100 bis 130 Gramm Vollkorn-Haferflocken.
Das beeinträchtigt die Verfügbarkeit: Licht, Säuren und Basen.

➤ **Vitamin B und C**

Die acht Vitamine des B-Komplexes und Vitamin C lieben Wasser und lösen sich darin auf. Über das Wasser schwimmen sie in den Darm und werden dort ins Blut geschleust. Dies trägt die Vitamine an die Stellen im Körper, an denen sie gebraucht werden. Gespeichert werden sie nicht lange. Gibt es keinen Bedarf für das ein oder andere Vitamin, wird es über die Nieren wieder ausgeschwemmt.

➤ **Vitamin B$_1$ (Thiamin)**

Das macht's: unterstützt verschiedene Stoffwechselprozesse, unter anderem die Enzymbildung.

So viel braucht's: zwischen 1,0 und 1,3 Milligramm täglich für Erwachsene. Stillende benötigen etwas mehr (DGE-Referenzwert).

Darin steckt's:

circa 50 bis 70 Gramm Sonnenblumenkerne,
circa 70 bis 90 Gramm Bäckerhefe,
circa 100 Gramm Pinienkerne,
circa 120 bis 150 Gramm Haferkleieflocken,
circa 150 bis 200 Gramm Weizenkleie,
circa 230 bis 300 Gramm Hirse.

Das beeinträchtigt die Verfügbarkeit: Hitze, Licht, Alkohol, alkalischer pH-Wert.

➤ **Vitamin B$_2$ (Riboflavin)**

Das macht's: unterstützt Energie- und Fettstoffwechsel, Wachstum und Entwicklung von Embryonen und wehrt Krankheiten ab.

So viel braucht's: zwischen 1,2 und 1,5 Milligramm täglich für Erwachsene. Stillende benötigen etwas mehr (DGE-Referenzwert).

Darin steckt's:
circa 50 bis 65 Gramm Bäckerhefe,
circa 200 bis 250 Gramm Kokosraspeln,
circa 200 bis 250 Gramm Mandeln,
circa 230 bis 300 Gramm Weizenkleie,
circa 260 bis 330 Gramm Champignons,
circa 300 bis 375 Gramm Rotkappe,
circa 320 bis 400 Gramm Steinpilze.
Das beeinträchtigt die Verfügbarkeit: Licht, Lagerung, Medikamente, Alkohol.

➤ **Vitamin B$_6$ (Pyridoxin)**
Das macht's: unterstützt Eiweiß-, Zucker- und Fettstoffwechsel sowie Nerven- und Immunsystem.
So viel braucht's: zwischen 1,2 und 1,5 Milligramm täglich für Erwachsene. Jugendliche, Schwangere und Stillende benötigen etwas mehr (DGE-Referenzwert).
Darin steckt's:
circa 130 bis 160 Gramm Instant-Haferflocken,
circa 140 bis 170 Gramm Walnüsse,
circa 150 bis 190 Gramm Sesamsamen,
circa 170 bis 200 Gramm Weizenkleie,
circa 180 bis 220 Gramm Bäckerhefe,
circa 180 bis 230 Gramm Wildreis,
circa 200 bis 260 Gramm Buchweizenvollmehl,
circa 200 bis 260 Gramm Linsen,
circa 220 bis 270 Gramm Kichererbsen,

circa 240 bis 300 Gramm Avocados,
circa 270 bis 340 Gramm Erdnüsse,
circa 330 bis 400 Gramm Bananen.
Das beeinträchtigt die Verfügbarkeit: Hitze, Licht, Lagerung.

➤ **Vitamin B$_{12}$ (Cobalamin)**
Das macht's: unterstützt Folatstoffwechsel (Folate gehören zur Gruppe der B-Vitamine) und Nervensystem.
So viel braucht's: 3 Mikrogramm täglich für Erwachsene. Schwangere und Stillende benötigen etwas mehr (DGE-Referenzwert).
Darin steckt's:
Vitamin-B$_{12}$-angereicherte Lebensmittel, Zahnpasta oder Nährstoffsupplemente.
Das beeinträchtigt die Verfügbarkeit: Überdosis Vitamin C, Alkohol.

Wieso gibt es kein pflanzliches Vitamin B$_{12}$? Vitamin B$_{12}$ wird im Darm vieler Tiere und auch dem des Menschen durch Mikroorganismen hergestellt. Da beim Menschen das Vitamin im Dickdarm synthetisiert wird, jedoch der davor liegende Dünndarm für die Nährstoffaufnahme zuständig ist, werden die geringen Mengen Vitamin B$_{12}$, die produziert werden, ungenutzt wieder ausgeschieden. Also muss der Mensch Vitamin B$_{12}$ über die Nahrung zuführen. Und das steckt in tierischen Lebensmitteln. In vergorenen pflanzlichen Lebensmitteln wie Sauerkraut sind Spuren enthalten. Auch einige Blaualgen stellen Vitamin B$_{12}$ her. Allerdings handelt es sich hierbei um Vitamin-B$_{12}$-

Analoga, die vom Körper nicht verwertet werden können und sogar die Rezeptoren besetzen, sodass echtes Vitamin B_{12} nicht oder nur schwer aufgenommen werden kann. Veganer sollten Vitamin B_{12} dringend zuführen, da Mangelzustände häufig erst sehr spät bemerkbar werden. Denn die Speicher im Körper reichen zehn bis fünfzehn Jahre, manchmal auch noch länger.

➤ **Biotin**
Das macht's: unterstützt Fett- und Zuckerstoffwechsel, Wachstum und Erhaltung von Haut und Haaren.
So viel braucht's: 30 bis 60 Mikrogramm täglich für Erwachsene (DGE-Referenzwert).
Darin steckt's:
circa 50 bis 100 Gramm Sojabohnen,
circa 70 bis 140 Gramm Weizenkleie,
circa 150 bis 300 Gramm Vollkornhaferflocken.
Das beeinträchtigt die Verfügbarkeit: starke Hitze über längere Zeit.

➤ **Vitamin C (Ascorbinsäure)**
Das macht's: unterstützt Bindegewebe sowie Neubildung von Knorpel und Knochen und Eisenaufnahme aus pflanzlichen Quellen, schützt die Körperzellen und die Zellwände.
So viel braucht's: 100 Milligramm täglich für Erwachsene. Schwangere und Stillende benötigen etwas mehr (DGE-Referenzwert).
Darin steckt's:
circa 6 Gramm Acerola (Ahornkirsche),

circa 22 Gramm Sanddornbeeren,

circa 40 Gramm Guave,

circa 60 Gramm Schwarze Johannisbeeren,

circa 60 Gramm Petersilie,

circa 80 Gramm Paprika,

circa 90 Gramm Brokkoli,

circa 90 Gramm Rosenkohl,

circa 95 Gramm Grünkohl,

circa 110 Gramm Fenchel,

circa 125 Gramm Papayas,

circa 150 Gramm Blumenkohl,

circa 160 Gramm Erdbeeren,

circa 180 Gramm Clementinen,

circa 190 Gramm Zitronen,

circa 200 Gramm Orangen.

Das beeinträchtigt die Verfügbarkeit: Hitze, Licht, alkalischer pH, Kupfer, Natron, Backpulver, Lagerung.

➤ **Folat (Folsäure)**

Das macht's: unterstützt DNS-Stoffwechsel, also unsere Gene, aber auch Aminosäurestoffwechsel und die Zellteilung.

So viel braucht's: 300 Mikrogramm Folat-Äquivalent täglich für Erwachsene. Schwangere und Stillende benötigen etwas mehr (DGE-Referenzwert).

Darin steckt's (Äquivalent):

circa 55 Gramm getrocknete Augenbohnen,

circa 60 Gramm getrocknete Weizenkeime,

circa 90 Gramm getrocknete Kichererbsen,

circa 160 Gramm Grünkohl,

circa 180 Gramm Erdnüsse,
circa 210 Gramm Spinat,
circa 260 Gramm Brokkoli,
circa 270 Gramm Endiviensalat,
circa 290 Gramm Lauch,
circa 270 Gramm Spargel,
circa 300 Gramm Rosenkohl.
Das beeinträchtigt die Verfügbarkeit: Hitze, Licht, Sauerstoff, Fehlen von Vitamin B_{12}.

➤ **Niacin**
Das macht's: unterstützt Energiestoffwechsel sowie Fett-, Kohlenhydrat- und Proteinverstoffwechselung.
So viel braucht's: 13 bis 17 Milligramm Äquivalent täglich für Erwachsene (DGE-Referenzwert).
Darin steckt's (Äquivalent):
circa 75 bis 100 Gramm Weizenkleie,
circa 85 bis 110 Gramm Erdnüsse,
circa 130 bis 170 Gramm Austernpilze,
circa 170 bis 220 Gramm Kürbiskerne,
circa 200 bis 260 Gramm Pfifferlinge,
circa 250 bis 330 Gramm Naturreis,
circa 280 bis 360 Gramm Champignons.
Das beeinträchtigt die Verfügbarkeit: Antibiotika.

➤ **Pantothensäure**
Das macht's: unterstützt Energie-, Kohlenhydrat- und Fettstoffwechsel.
So viel braucht's: 6 Milligramm täglich für Erwachsene (DGE-Referenzwert).

Darin steckt's:

circa 210 Gramm Erdnüsse,

circa 220 Gramm Steinpilze,

circa 240 Gramm Weizenkleie,

circa 290 Gramm Champignons,

circa 300 Gramm getrocknete Erbsen,

circa 375 Gramm getrocknete Linsen.

Das beeinträchtigt die Verfügbarkeit: Hitze.

Mineralstoffkunde für Einsteiger

Auch Mineralstoffe sorgen dafür, dass alles rund läuft. Generell gilt das Gleiche wie bei den Vitaminen: Kochwasser nicht wegschütten, sondern möglichst mitverwerten, denn darin lösen sich die Mineralstoffe (siehe weiter unten das Kapitel »Zubereitungstipps und -tricks«). Außerdem sollten Sie bei Getreideprodukten möglichst Vollkornvarianten bevorzugen, denn Mineralstoffe sitzen häufig in den äußeren Schichten der Schale. Bei poliertem Reis oder weißem Mehl zum Beispiel ist ein Großteil der wichtigen Stoffe verloren.

Der Körper kann Mineralstoffe, genau wie die meisten Vitamine, nicht selbst herstellen. Darum muss die Ernährung so gestaltet sein, dass sie viele Mineralien enthält. Jedoch garantiert eine hohe Zufuhr von Mineralstoffen keine hohe Versorgung. Denn welche Menge vom Körper letztendlich aufgenommen werden kann, hängt von verschiedenen Faktoren ab, unter anderem von der Nahrungszusammenstellung. Pflanzliches Eisen kann etwa durch die gleichzeitige Aufnahme von Vitamin C besser aufgenommen werden.

Ähnlich wie die wasser- und fettlöslichen Vitamine sind

auch die Mineralstoffe in zwei Gruppen aufgeteilt, nämlich in Mengen- und in Spurenelemente. Diese Einteilung beruht auf der mengenmäßigen Verteilung im Körper – Mengenelemente machen mehr Masse aus als Spurenelemente.

Mengenelement-Steckbriefe (Auswahl)

➤ **Kalzium**

Das macht's: unterstützt die Informationsübertragung zwischen Nervenzellen, Muskelkontraktion und den Bau von Knochen und Zähnen sowie die Blutgerinnung.

So viel braucht's: 1000 Milligramm täglich für Erwachsene. Jugendliche benötigen etwas mehr (DGE-Referenzwert).

Darin steckt's:
circa 70 Gramm Mohnsamen,
circa 90 Gramm Backpulver,
circa 130 Gramm Sesamsamen,
circa 140 Gramm Brennnesseln,
circa 160 Gramm Thymian,
circa 170 Gramm Salbei,
circa 445 Gramm Haselnüsse,
circa 470 Gramm Amaranth,
circa 470 Gramm Grünkohl,
circa 805 Gramm Kichererbsen,
angereicherte Milchersatzprodukte (siehe Verpackung), zum Beispiel circa 830 Milliliter Alpro Soya plus Kalzium.

Das beeinträchtigt die Verfügbarkeit: Protein, gesättigte Fettsäuren.

Das fördert die Aufnahme: Vitamin D.

➤ **Kalium**

Das macht's: unterstützt Reizweiterleitung und Muskelkontraktion sowie Blutdrucksenkung und reguliert den Wasserhaushalt.

So viel braucht's: 2000 Milligramm täglich für Erwachsene (DGE-Referenzwert).

Darin steckt's:
circa 75 Gramm Weizenkleie,
circa 110 Gramm Sojabohnen,
circa 135 Gramm getrocknete Bananen,
circa 145 Gramm getrocknete Aprikosen,
circa 150 Gramm weiße Bohnen,
circa 200 Gramm Pistazien,
circa 220 Gramm Ingwer,
circa 240 Gramm Mandeln,
circa 250 Gramm Petersilie,
circa 250 Gramm Quinoa,
circa 360 Gramm Spinat,
circa 380 Gramm Pastinaken.

➤ **Magnesium**

Das macht's: unterstützt die Informationsübertragung vom Nerv zum Muskel und reguliert etwa 300 Enzyme und Enzymsysteme.

So viel braucht's: 300 bis 400 Milligramm täglich für Erwachsene (DGE-Referenzwert).

Darin steckt's:
circa 60 bis 80 Gramm Weizenkleie,
circa 70 bis 95 Gramm Sonnenblumenkerne,
circa 75 bis 100 Gramm Kürbiskerne,

circa 100 bis 130 Gramm Amaranth,
circa 140 bis 180 Gramm Sojabohnen,
circa 215 bis 290 Gramm weiße Bohnen.
Das beeinträchtigt die Verfügbarkeit: Ballaststoffe, Alkohol, einige Konservierungsstoffe.

➤ **Phosphor**
Das macht's: unterstützt den Knochenaufbau, ermöglicht die Energieübertragung im Körper.
So viel braucht's: 700 Milligramm täglich für Erwachsene. Jugendliche, Schwangere und Stillende benötigen etwas mehr (DGE-Referenzwert).
Darin steckt's:
circa 8 Gramm Backpulver,
circa 60 Gramm Weizenkleie,
circa 85 Gramm Haferkleie,
circa 120 Gramm Amaranth,
circa 130 Gramm Sojabohnen,
circa 165 Gramm weiße Bohnen,
circa 170 Gramm Linsen,
circa 430 Gramm Morcheln,
circa 540 Gramm Artischocken,
circa 580 Gramm Champignons,
circa 700 Gramm Erbsen.

➤ **Natrium**
Das macht's: unterstützt die Wasserregulation innerhalb und außerhalb der Zelle sowie Reizleitung und Muskelkontraktion.

So viel braucht's: 550 Milligramm täglich für Erwachsene (DGE-Referenzwert).

Darin steckt's:

circa 5 Gramm Backpulver,

circa 30 Gramm Laugenbrezel,

circa 30 Gramm Oliven,

circa 155 Gramm Sauerkraut,

circa 550 Gramm Kumquats,

Würzmittel, Brot, Fertiggerichte, Speisesalz, Mineralwasser.

➤ Chlorid

Das macht's: unterstützt Wasserregulation innerhalb und außerhalb der Zelle, ist Bestandteil der Magensäure.

So viel braucht's: 830 Milligramm täglich für Erwachsene (DGE-Referenzwert).

Darin steckt's: Kochsalz, Fertiggerichte, Würzmittel, Brot.

Spurenelemente-Steckbriefe (Auswahl)

➤ Chrom

Das macht's: unterstützt die Regulierung des Kohlenhydrat-, Eiweiß- und Fettstoffwechsels, indem es die Insulinwirkung verstärkt.

So viel braucht's: 30 bis 100 Mikrogramm täglich für Erwachsene (DGE-Referenzwert).

Darin steckt's:

circa 20 bis 60 Gramm Kakaopulver,

circa 20 bis 60 Gramm schwarzer Tee,

circa 30 bis 100 Gramm Paranüsse,

circa 110 bis 370 Gramm Birnen,
circa 140 bis 480 Gramm Dinkelvollkornmehl.

➤ **Eisen**

Das macht's: unterstützt den Sauerstofftransport in die Körperzellen.

So viel braucht's: 10 bis 15 Milligramm täglich für Erwachsene. Schwangere und Stillende benötigen etwas mehr (DGE-Referenzwert).

Darin steckt's:
circa 60 bis 95 Gramm Weizenkleie,
circa 80 bis 120 Gramm Kürbiskerne,
circa 100 bis 150 Gramm Sesamsamen,
circa 110 bis 170 Gramm Amaranth,
circa 120 bis 180 Gramm Leinsamen,
circa 120 bis 180 Gramm Rosmarin,
circa 150 bis 220 Gramm Mungobohnen,
circa 150 bis 230 Gramm Pfifferlinge.

Das beeinträchtigt die Verfügbarkeit: Kaffee, Sojaprotein.

Das fördert die Aufnahme: Ascorbinsäure (Vitamin C).

➤ **Fluorid**

Das macht's: unterstützt die Zahngesundheit, reduziert Karies.

So viel braucht's: 3,1 bis 3,8 Milligramm täglich für Erwachsene. Weibliche Jugendliche benötigen etwas weniger (DGE-Referenzwert).

Darin steckt's: circa 30 bis 40 Gramm schwarzer Tee, einige Mineralwässer, Zahnpasta.

Das beeinträchtigt die Verfügbarkeit: Kalzium.

Das fördert die Aufnahme: wässrige Lösungen wie in Tee oder Mineralwasser.

➤ **Jod**

Das macht's: ist Bestandteil der Schilddrüsenhormone.

So viel braucht's: 180 bis 200 Mikrogramm täglich für Erwachsene. Schwangere und Stillende benötigen etwas mehr (DGE-Referenzwert).

Darin steckt's: jodiertes Speisesalz, Algenblätter.

➤ **Kupfer**

Das macht's: unterstützt den Eisenstoffwechsel, das Immunsystem, die Herzfunktion und die Bildung von Bindegewebe.

So viel braucht's: 1 bis 1,5 Milligramm täglich für Erwachsene (DGE-Referenzwert).

Darin steckt's:

circa 25 bis 40 Gramm Kakaopulver,

circa 30 bis 40 Gramm Cashewnüsse,

circa 40 bis 60 Gramm schwarzer Tee,

circa 60 bis 90 Gramm Amaranth,

circa 70 bis 110 Gramm Kürbiskerne,

circa 80 bis 115 Gramm Paranüsse,

circa 80 bis 125 Gramm Sojabohnen,

circa 80 bis 115 Gramm Weizenkleie.

➤ **Mangan**

Das macht's: aktiviert oder ist Bestandteil von zahlreichen Enzymen, schützt die Körperzellen.

So viel braucht's: 2 bis 5 Milligramm täglich für Erwachsene (DGE-Referenzwert).

Darin steckt's:

circa 3 bis 7 Gramm schwarzer Tee,

circa 15 bis 40 Gramm Weizenkleie,

circa 20 bis 40 Gramm Mohnsamen,

circa 35 bis 90 Gramm Haselnüsse,

circa 45 bis 110 Gramm Haferflocken,

circa 70 bis 170 Gramm Amaranth,

circa 70 bis 170 Gramm Dinkelvollkornmehl,

circa 75 bis 185 Gramm Kichererbsen,

circa 75 bis 185 Gramm Sojabohnen.

➤ **Molybdän**

Das macht's: ist Bestandteil von Enzymen.

So viel braucht's: 50 bis 100 Mikrogramm täglich für Erwachsene (DGE-Referenzwert).

Darin steckt's: Hülsenfrüchte, Getreide. (Gehalt hängt stark von den Bodenverhältnissen ab.)

➤ **Selen**

Das macht's: ist Bestandteil von Enzymen und schützt die Körperzellen.

So viel braucht's: 30 bis 70 Mikrogramm täglich für Erwachsene. (DGE-Referenzwert).

Darin steckt's:

circa 16 bis 40 Gramm Steinpilze,

circa 30 bis 70 Gramm Paranüsse,
circa 160 bis 370 Gramm Sojabohnen.

➤ **Zink**
Das macht's: ist Bestandteil von Enzymen und aktiviert Enzyme, unterstützt Wachstum und Zellerneuerung sowie das Immunsystem und die Wundheilung.
So viel braucht's: 7 bis 10 Milligramm täglich für Erwachsene. Stillende benötigen etwas mehr (DGE-Referenzwert).
Darin steckt's:
circa 75 bis 110 Gramm Weizenkleie,
circa 85 bis 120 Gramm Mohnsamen,
circa 100 bis 140 Gramm Kürbiskerne,
circa 165 bis 240 Gramm Sojabohnen.

Es existieren noch ein paar weitere Mineralstoffe wie etwa Schwefel, Cobal oder Bor. Die Deutsche Gesellschaft für Ernährung gibt dafür keine Zufuhrempfehlungen. Teilweise besteht noch Forschungsbedarf, und genaue Werte können bisher nicht festgelegt werden. Teilweise gibt es aber auch keinen Grund, Empfehlungen auszusprechen, da die Versorgung ohnehin durch üppige Verfügbarkeit gewährleistet ist.

Proteine und Omega-Fettsäuren

Da Protein und Omega-3- sowie -6-Fettsäuren zu den Nahrungsbestandteilen gehören, die von einigen auch mit einer Unterversorgung bei Veganismus in Verbindung gebracht werden, sind diese hier ebenfalls aufgeführt.

Steckbriefe Protein und Omega-Fettsäuren

➤ **Protein**

Das macht's: ist Bestandteil von Körperzellen, aber auch Antikörpern, Enzymen und einigen Hormonen, versorgt den Körper mit essenziellen Aminosäuren.

So viel braucht's: 44 bis 60 Gramm tgl. für Erwachsene. Stillende benötigen mehr (DGE-Referenzwert).

Darin steckt's:

circa 210 Gramm Erdnüsse,
circa 220 Gramm Leinsamen,
circa 230 Gramm Linsen,
circa 245 Gramm Lupinenschnitzel (zum Beispiel Alberts),
circa 400 Gramm Räuchertofu (zum Beispiel Alnatura),
circa 430 Gramm Naturtofu (zum Beispiel Alnatura),
circa 1,5 Liter Sojadrink (zum Beispiel Provamel).

➤ **Omega-3- und Omega-6-Fettsäuren**

Das macht's: Die ungesättigten Fettsäuren Linolsäure (Omega 6) und Alpha-Linolensäure (Omega 3) sind Ausgangssubstanz zur Herstellung weiterer Fettsäuren, Bestandteil der Zellwände und der Netzhaut des Auges.

So viel braucht's: 2,5 Prozent der täglichen Energiezufuhr an Omega-6-Fettsäuren und 0,5 Prozent der täglichen Energiezufuhr an Omega-3-Fettsäuren für Erwachsene (DGE-Richtwert).

Darin steckt's (pro 100 Gramm):

Omega 3:

7,7 Gramm Sojaöl,
12,2 Gramm Walnussöl,
16,7 Gramm Leinsamen.

Omega 6:
34,3 Gramm Walnuss,
52,9 Gramm Sojaöl,
63,1 Gramm Sonnenblumenöl.

Quellen für die hier genannten Werte: Elmadfa et al. 2011, DGE 2012.

Durchblick im Nährstoffdickicht

So viele Nährstoffe in so vielen Lebensmitteln: Da fällt es schwer, den Überblick zu behalten. Das wichtigste Gebot lautet also: »Entspannt bleiben!« Niemand hat Lust, täglich aufs Neue seine Nährstoffversorgung zu berechnen. Zum Glück muss man auch nicht jede Erbse zählen. Man braucht auch nicht jeden Tag die exakt vorgeschriebene Menge an Vitaminen und Mineralstoffen zu essen. Einen Tag isst man mal mehr, an einem anderen weniger, auf diese Weise gleicht sich das auf lange Sicht aus. Und das ist völlig okay so. Außerdem ist es wie mit den meisten anderen Dingen auch: Man kann nicht alle Menschen über einen Kamm scheren. Die einen brauchen etwas mehr, die anderen etwas weniger. Daher können diese Angaben als Durchschnittswerte angesehen werden, die man in etwa erreichen sollte. Und weil ja niemand immer eine Nährwerttabelle mit sich herumschleppen möchte, gibt es jetzt eine praktische kurze Liste mit den Top 11 der nährstoffreichsten Lebensmittel für Veganer. Wie die ermittelt wurden? Einige Obst- und Gemüsesorten tauchten auffällig oft im Vitamin- und Mineralstoffkapitel auf. Das bedeutet, sie besitzen viele Vitamine und Mineralstoffe und auch in hohen Mengen davon. Wer sich die merkt und regelmäßig isst, hat schon mal eine ziemlich gute Grundversorgung.

Top 11 der veganen Lebensmittel

1. Weizenkleie
2. Sojabohnen
3. Amaranth
4. Grünkohl
5. Kürbiskerne
6. Champignons
7. Steinpilze
8. Erdnüsse
9. schwarzer Tee
10. Paranüsse
11. weiße Bohnen

Die Top-11-Lebensmittel sind wahre Nährstoffpakete. Sie bringen alle mehrere Mineralstoffe und Vitamine in nennenswerten Mengen mit. Grünkohl und Steinpilze sind Saisongemüse. Im Herbst und Winter sollten Sie dort beherzt zugreifen. Weizenkleie und Amaranth, Kürbiskerne und Paranüsse eignen sich prima für ein Müsli, das Sie schon am Morgen mit vielen wichtigen Inhaltsstoffen versorgt. Generell sollten frisches Obst und Gemüse Teil jeder Mahlzeit sein. Dabei gilt das Motto: »Möglichst bunt – das hält gesund.« Bringen Sie Abwechslung auf Ihren Teller – probieren Sie verschiedene Nüsse, Gemüse, Getreide, Hülsenfrüchte, Sprossen, Samen und Obst aus. Dann ist die Chance, dass Sie mit allem gut versorgt sind, recht hoch. Nur – man kann es nicht oft genug sagen – Vitamin B_{12} müssen Sie zusätzlich einnehmen.

Wenn ein Arztbesuch einen Nährstoffmangel aufdeckt, schauen Sie in der Liste nach, in welchen Lebensmitteln der Nährstoff enthalten ist, und integrieren Sie höhere Mengen regelmäßig in Ihren Speiseplan. Besprechen Sie sich auf jeden Fall mit Ihrem Arzt. Eventuell ist auch eine medikamentöse Behandlung notwendig. Darüber hinaus wird eine gezielte professionelle Ernährungsberatung in dem Fall hilfreich sein.

Nährstoffreichtum erhalten: einkaufen, lagern, zubereiten

Was hat mehr Vitamin C: ein verschrumpelter Apfel, der schon sechs Wochen im Wohnzimmer in der Obstschale liegt, oder ein frisch gekaufter Apfel, der nun in Form von Apfelkuchen in der Ofenröhre brutzelt? Hm, schwer zu sagen. Vitamin C wird unter anderem abgebaut durch Hitze, Licht, Backpulver und Lagerung. Beim Apfel aus der Obstschale wurde der Vitamin-C-Gehalt durch Licht und Lagerung beeinträchtigt, Kuchenapfel durch Hitze und Backpulver. Damit steht es zwei zu zwei. Aber der möglichst frisch gekaufte oder besser noch gepflückte Apfel ohne weitere Verarbeitung wäre die beste Variante für einen hohen Vitamin-C-Gehalt gewesen. Wer Vitamine will, muss also für entsprechende Beschaffungs-, Lager- und Zubereitungsbedingungen sorgen.

Einkaufen: wie oft?

Am besten ist es, Sie kaufen zwei- bis dreimal die Woche ein. Das hat mehrere Vorteile: Erstens besorgen Sie kleinere Mengen und müssen nicht so schwer tragen. Zweitens können Sie so Ihr Obst und Gemüse stets möglichst frisch bekommen, und

Sie müssen weniger Vitaminverluste durch die Lagerung in Ihrer Wohnung befürchten. Auch im Kühlschrank oder in der Vorratskammer sinkt der Vitamingehalt stetig. Und drittens ist die Gefahr, dass Ihnen etwas schlecht wird und Sie es wegwerfen müssen, geringer, wenn Sie kleinere Mengen kaufen.

Bio oder nicht bio?

Obwohl auch Bio-Ware zuweilen in der Kritik steht, ist sie in der Regel vorzuziehen. Am besten greifen Sie zu Verbandsware (Demeter, Bioland, Naturland), weil hier die strengsten Auflagen bestehen. Wenn Sie direkt beim Erzeuger kaufen und ihn nach den Anbaumethoden und dem Pestizideinsatz fragen können, ist das auch eine gute Sache.

Bei herkömmlichen Produkten ohne Bio-Siegel ist der Einsatz von Pflanzenschutzmitteln erlaubt. Da es hier gesetzliche Obergrenzen gibt, die nicht überschritten werden dürfen, besteht die Gefahr von Giftcocktails, bei denen verschiedene Präparate miteinander kombiniert worden sind, um den jeweiligen Grenzwert eines einzelnen Mittels zu unterlaufen. Die Auswirkungen dieser toxischen Mischungen in ihren Wechselwirkungen und fatalen Synergieeffekten sind alles andere als hinreichend erforscht. Daher sollte man lieber zu Bio-Lebensmitteln greifen. Bio-Bauern haben darüber hinaus zum Ziel, einen wichtigen Beitrag zum nachhaltigen Umgang mit der Umwelt zu leisten und begrenzte Ressourcen wie Boden und Wasser zu schonen.

Auch lohnt es sich, beispielsweise mal traditionelle Obst- und Gemüsesorten zu kaufen, die es gar nicht mehr in die großen Supermarktregale schaffen, weil sie nicht »schön« genug sind oder nicht in entsprechenden Mengen produziert werden können. Dafür haben sie andere Qualitäten: Sie schmecken in aller Regel gut und sind nährstoffreich. Auf dem Markt in Offenbach zum Beispiel verkauft die Gärtnerei Jung über hundert verschiedene Sorten Tomaten: gelbe, grüne, rote, gestreifte, aromatische, würzige, nussige, fleischige, saftige, mit Namen wie »Oma Christa«, »Black Zebra« oder »Anna Maria's Herz«. Das sieht nicht nur schön aus, sondern schmeckt auch einzigartig und hat – na klar – viele Nährstoffe.

Saisonal und regional

Es ist in aller Munde und fast schon trivial, weithin trotzdem immer noch nicht hinreichend bewusst: Kaufen Sie frische Ware saisonal und regional. Was früher selbstverständlich beziehungsweise gar nicht anders möglich war, ist heute die Ausnahme. Alles ist immer und überall verfügbar, zumindest im städtischen Raum: Wir bekommen frischen Spargel auch im Dezember und essen in der kalten Jahreszeit Früchte, welche eher zur Ernährung von Menschen geeignet wären, die unter tropischen Bedingungen leben. Viele wissen schon gar nicht mehr, zu welcher Jahreszeit was in der heimischen Region wächst.

Ein Saisonkalender fürs Portemonnaie, Smartphone oder als Poster in der Küche hilft, einen Überblick zu bekommen. (Solche Übersichten findet man beispielsweise zum Downloaden im Internet.) Bei mir klebt ein Saisonplan am Kühlschrank, und einer im Pocketformat steckt in meiner Geldbörse. Denn auch als Ökotrophologin, die es ja eigentlich wissen müsste, habe ich mich schon ab und an etwas gefragt wie: Hat Mangold nun im Winter Saison oder im Mai? (Mangold hat übrigens von Juni bis September Saison. Es ist ein Sommergemüse.) Auch auf das Angebot auf dem Wochenmarkt können Sie sich da nicht mehr verlassen, denn an

den Ständen schwinden Regionalität und Saisonalität ebenfalls zusehends.

Warum ist es so wichtig, saisonal und regional zu kaufen?
Wenn die Lebensmittel Saison haben, werden sie reif geern-
tet, was bei sachgemäßem Umgang während des Anbaus, der
Ernte und der Lieferung und Zwischenlagerung für ein volle-
res Aroma und die optimale Nährstofffülle sorgt. Bei regional
vertriebenen Lebensmitteln entfallen energieaufwendige lange
Transportwege. Das schont die Umwelt und den Nährstoff-
gehalt. Saisonale Erzeugnisse benötigen selten Gewächshäu-
ser, Heizungen oder Wärmelampen und sparen auch dadurch
Energie ein.

Die vegane Ernährungspyramide

Eine grobe Orientierung, wie die Ernährung mengenmäßig
optimalerweise zusammengesetzt sein sollte und was Sie am
besten auf Ihrem Einkaufszettel notieren, gibt die vegane Ernährungspyramide (siehe Abbildung).

Die Basis bilden Obst und Gemüse. Davon können Sie sehr
viel essen. Es folgen Getreide und Getreideprodukte wie Brot,
Müsli, Reis, Nudeln und so weiter. Dann kommt der Bereich
Proteine mit Hülsenfrüchten, Sojamilch, Tofu. Schließlich sind
Fette und Öle, Oliven und Walnüsse an der Reihe. Und zu guter Letzt stehen Vitamin-B_{12}-Supplement, jodiertes Speisesalz
und ausreichend Sonnenlicht (zur Vitamin-D-Produktion) an
der Spitze der Pyramide.

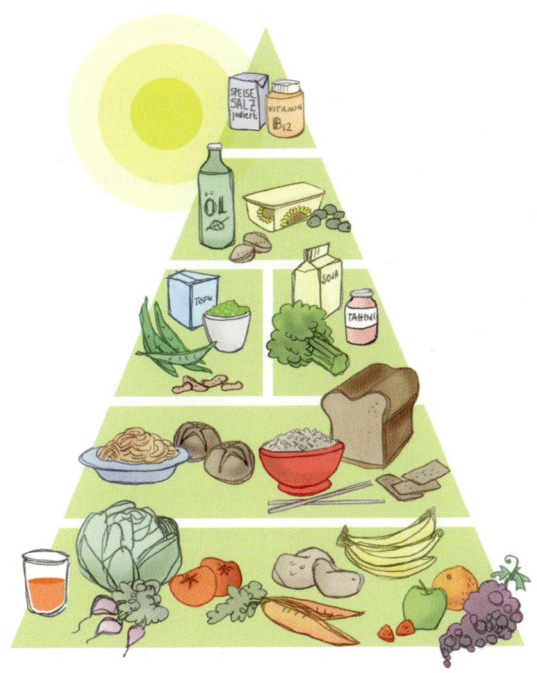

Die vegane Ernährungspyramide (Quelle: Vegane Gesellschaft Österreich)

Dose oder Tiefkühlbeutel?

Wenn Sie aus welchen Gründen auch immer keine Frischware verwenden können oder möchten und vor der Wahl stehen, zu Dosenkost oder lieber zu Tiefgekühltem in Beutel oder Schachtel zu greifen, nehmen Sie besser Letzteres. Obst und Gemüse aus der Konserve weisen fast keine Vitamine mehr auf. Diese gehen bei der Sterilisation teils dramatisch verloren – Vitamin B_1 zum Beispiel um 67 Prozent. Wenn dann die Dose lange bei Ihnen in der Vorratshaltung weilt, ist ein Gros davon auch noch hinüber.

Tiefkühlgemüse wird sofort nach der Ernte schockgefrostet. Dadurch bleibt ein Großteil der Vitamine erhalten. Und auch bei der Lagerung von Tiefkühlware vollzieht sich der Vitamin-abbau langsamer. Wenn Sie Ihr eigenes Gartengemüse einfrieren wollen, soll-ten Sie es vorher kurz blanchieren (2 bis 4 Minuten in kochen-dem Wasser erhitzen) und danach unter kaltem Wasser abspü-len und abtrocknen. Das tötet Keime ab und erhält die schöne, frische Farbe. Dann können Sie Erbsen & Co. gut verpackt in Ihre Tiefkühltruhe verfrachten und bei unter minus 18 Grad Celsius wochenlang aufbewahren.

Lagern: So geht's richtig

Nudeln, Reis, Hirse, Mehl & Co. lagern Sie am besten in Glä-sern mit Schraubverschluss, auch Baumwoll- oder Leinensäcke eignen sich dafür. Brot verliert beim Lagern Feuchtigkeit und kann daher leicht zu schimmeln anfangen. Deswegen gehört es nicht in eine Plastiktüte, sondern in Keramik- oder Tongefäße mit geripptem Boden oder in einen Baumwollbeutel.

Südfrüchte wie Zitronen, Papayas, Ananas oder Avocados finden es im Kühlschrank zu kalt. Sie sind sehr temperatur-empfindlich, können schnell braun werden und büßen Aroma ein. Auch Auberginen, grüne Bohnen, Paprika, Kartoffeln und Tomaten vertragen Kälte nicht so gut. Idealerweise werden sie in der Vorratskammer bei circa 15 Grad Celsius gelagert.

Kälteunempfindliches Obst und Gemüse werden im Gemü-sefach unter der Glasplatte im Kühlschrank gelagert. Äpfel, Salat, Beeren und Pilze fühlen sich dort wohl und bleiben ein paar Tage frisch. Und damit Sie immer den Überblick behalten, stellen Sie ältere Vorräte am besten stets nach vorn und plat-zieren Sie neu Gekauftes weiter hinten. So wird Ihnen nichts schlecht. Wenn Sie selbst einkochen, sollten Sie immer das Zu-bereitungsdatum und den Inhalt auf der Packung notieren.

Zubereitungstricks und -tipps

Einige Gemüsesorten sollten Sie kochen, um eine große Vitaminausbeute zu bekommen, andere lieber roh essen. Eine Faustregel gibt es dafür leider nicht.

Hülsenfrüchte und Kartoffeln müssen gegart werden, um giftige Bestandteile unschädlich und die Stärke für den menschlichen Körper verfügbar zu machen. Das Warmhalten über Stunden zerstört auf jeden Fall Vitamine. Dann ist es immer noch besser, das Essen abkühlen zu lassen und später noch mal zu erhitzen.

Beim »normalen« Kochen in Salzwasser gehen viele Nährstoffe ins Kochwasser über. Wird das nicht mitverwendet, sondern weggeschüttet, landen auch die Gesundmacher im Ausguss. Tipp: Bei Suppen passiert das nicht, denn da wird ja alles ausgelöffelt.

Eine empfehlenswerte Garmethode ist das Dämpfen. Im heißen Wasserdampf wird Gemüse im Sieb oder Einsatz liegend schonend weich beziehungsweise bissfest, und viele Vitamine und Mineralstoffe sowie Form und Farbe des Lebensmittels bleiben erhalten.

Zum Thema »Mikrowelle« gibt es viele Meinungen. Die Mikrowelle kann man zum Aufwärmen von Speisen verwenden, weil das Verfahren Nährstoffe schont. Das liegt daran, dass Speisen mit ihren Vitaminen und Nährstoffen nur geringe Zeit Hitze und Flüssigkeit ausgesetzt sind. Je länger dies der Fall ist, umso größer ist der Verlust an Vitaminen und Nährstoffen. Auch zum Auftauen ist sie gut geeignet, weil das mithilfe der Mikrowelle schnell und vitaminschonend passiert. Zum Kochen ist sie aus geschmacklichen Gründen nicht zu empfehlen.

Auch kurzes Anbraten oder Grillen ist nährstoffschonend und langem (Ver-)Kochen vorzuziehen.

Bevor es nun mit den Rezepten losgeht – Gespräch mit einem veganen Spitzenkoch

Mich überzeugt man am besten mit dem, was auf den Teller kommt. Ich erinnere mich noch genau daran, wie ich einst bei veganen Freunden eingeladen war, in der Küche stand und es hieß: »Es gibt Burger.« Ich war schon ziemlich enttäuscht und dachte: »Burger ohne Käse, wie soll denn das funktionieren?« Doch es funktionierte. Es war sogar hammerlecker. Allein wäre ich jedoch nie auf die Idee gekommen, es mal auszuprobieren.

Weitere kulinarische Entdeckungen machte ich auf der Veganfach und dem veganen Weihnachtsmarkt. Ich war überrascht, was man alles ohne tierische Produkte zaubern kann. (Es grenzt wirklich an Zauberei, wenn man die wundervollen veganen Torten betrachtet.) Mittlerweile habe ich den Eindruck, es gibt nahezu nichts, was man nicht auch vegan herstellen kann. Es kommt natürlich darauf an, welche Ansprüche man hat: Sucht man ein Ersatzprodukt, das eins zu eins den Geschmack nachahmen soll, oder sucht man etwas, mit dem man zufrieden ist, obwohl es anders schmeckt? Ich tue mich zum Beispiel bei veganem Käse sehr schwer. Dann esse ich lieber gar keinen, als mich darauf einzulassen. Fleischessern mag das bei manchen entsprechenden Ersatzprodukten so gehen.

Viele Veganer behaupten ja, vegan zu leben sei kein Verzicht, sondern eine Bereicherung. Ich konnte das nie richtig verstehen, bis ich selbst angefangen habe, vegan zu kochen. Es ist der Wahnsinn, was man alles hinkriegt und wie saulecker das schmeckt. Ich habe mal eine Mousse au Chocolat gemacht, da hat man mir kaum geglaubt, dass die vegan ist. Der vegane Genuss hat Einzug gehalten und erinnert nicht mal mehr entfernt an die vermeintliche »Körnerfressergemeinschaft«.

Irgendwann war ich durch meine Recherche in Berlin gelandet, der veganen Genusshauptstadt. Es gibt hier ja so viele vegane Cafés, Kneipen, Restaurants und »Essplätze« wie nirgends sonst in Deutschland. Und ein besonders edles Restaurant ist in Berlin-Mitte das »Kopps«. Hier wirkt Björn Moschinski, veganer Spitzenkoch, in seinem Restaurant, in dem auch die Prominenz diniert. Heute ist er erfolgreicher Geschäftsführer und Gastronom. In Küchen steht er nur noch als Berater. Nichts lässt darauf schließen, dass es sich um ein veganes Restaurant handelt. Das Wörtchen »vegan« tritt nur einmal ganz bescheiden in der Speisekarte auf, sonst nirgends. Die Einrichtung ist hochwertig bis edel, die Preise liegen im mittleren Bereich.

Während ich an einer Mangoschorle nuckele, erzählt mir Björn Moschinski, dass er mit fünfzehn Jahren Veganer wurde und nun schon länger vegan als nichtvegan lebe. Krass. Krass lange. Also, ich bin ja auch schon zwanzig Jahre Vegetarier, aber ...

»Aber?«, fragt mich Björn.

Oje, da komm ich jetzt nicht mehr raus, nun muss ich es sagen: »Ich weiß, du hast das bestimmt schon oft gehört, aber ich finde, vegan ist noch ein Stückchen härter zum Durchhalten.«

»Ich glaube, der Verzicht ist nicht das Problem, sondern die Bezugsquellen. Man kann halt nicht rausgehen und sagen: ›Ich will was Veganes haben.‹ Als Vegetarier ist das kein Problem, im Restaurant oder im Supermarkt findet man mittlerweile immer was. Für Veganer entwickelt sich das gerade. Das, was bei Vegetariern vor zehn Jahren passierte, entwickelt sich jetzt im Veganismus. Es kommt aber immer drauf an, wie man sich ernährt. Wer auf Fertigprodukte wie Würste, Räuchertofu et cetera setzt, für den ist es möglicherweise schwer. Aber gerade in ländlichen Regionen gibt es viele Leute, die sagen, sie brauchen diese ganzen Sachen gar nicht, weil sie die geilen Produkte vom Bauern kriegen, immer frisch und saisonal kochen; und dann gibt es ja auch noch die veganen Versender. Damals, als ich vegan wurde, hat man sehr, sehr schleppend Leute zum veganen Freundeskreis dazugekriegt. Früher dachte man: ›O mein Gott, wenn ich jetzt vegan lebe, dann sterbe ich in den nächsten zwei Monaten.‹ Das ist jetzt alles komplett weg. Es ist jetzt viel einfacher, einen Bezug dazu zu kriegen.«

Wenn Björn Moschinski »damals« sagt, meint er die Zeit vor über achtzehn Jahren. Wie kommt ein Jugendlicher dazu, der ja eigentlich mit Rebellieren und Pubertieren beschäftigt ist, sich mit Tierrechten auseinanderzusetzen?

»Die *Bravo* und Berichte über Tiertransporte haben mich zum Nachdenken gebracht. Ich möchte keine Tiere essen, war der Schluss, den ich daraus zog. Ich war dann ein Jahr Vegetarier. Während der Zeit habe ich mir dann mehr Gedanken gemacht. Die Zustände in der Tierhaltung waren früher schon schlimm, aber humaner. Heute gibt es größere Massen. Damals habe ich als Vegetarier im Restaurant auch schon mal Mousse au Chocolat gegessen, und klassisch ist das mit Gelatine abgebunden. Das ist nicht vegetarisch. Tierisches Lab ist ein Enzym aus dem Kälbermagen, das zur Gerinnung beiträgt. Das ist bei 60 bis 70 Prozent aller Käsesorten enthalten. Alternativen wie mikrobielles Lab werden zwar immer mehr, und manche sagen dann: ›Ich achte darauf, Käse ohne tierisches Lab zu kaufen.‹ Ich sage dann immer: ›Was ist im Restaurant, was ist mit der Fertigpizza, was ist in den schnellen Snacks?‹ – ›Ach ja, stimmt ja‹, sagen die Leute dann.

Das ist für mich der Punkt gewesen zu sagen: ›Ich möchte keine Tiere töten, aber auch nicht ausbeuten oder verletzen.‹ Deshalb bin ich den nächsten Schritt gegangen. Ich finde,

Veganismus ist die konsequenteste Lebensweise, wenn du keinen Lebewesen in großem Stil schaden möchtest.«

Das Thema, das mich während meiner ganzen Veganreise beschäftigt und auf das ich immer noch keine abschließende Antwort habe, ist die Frage, ob man vegan sein und konventionelle Lebensmittel kaufen kann, die mit Pestizideinsatz und so weiter angebaut wurden.

Björn Moschinski, der ja sagt, er möchte keinen Lebewesen in großem Stil schaden, erklärt mir seinen Standpunkt zu dem Thema so: »Für mich als Koch und Gastronom ist die Frage schwer zu beantworten. In einem Restaurant, das professionell aufgestellt sein möchte, ist man auf Rohstoffe angewiesen. Man kann die Karte nicht jeden Tag ändern. Mein Hauptanliegen ist es, saisonal und regional zu kaufen. Das ist für mich mehr wert als Bio-Lebensmittel. Ich lebe in Deutschland, in dieser Region, und für mich ist es wichtig, dass die Menschen hier von meiner Arbeit profitieren. Es ist mir wichtig, dass die kleinen Bauern, die sich das Bio-Siegel nicht leisten können, aber trotzdem eine klasse Qualität haben, die mit dem Land verantwortungsbewusst umgehen, von mir unterstützt werden. Das ist für mich eine andere Landwirtschaft als die großflächige Bio-Landwirtschaft.«

Das leuchtet mir ein. Hört sich sinnvoll und gut an. Ich frage: »Also, du kaufst bei Bauern, die keine Pestizide einsetzen?«

»Das kann ich nicht bestätigen und auch nicht kontrollieren. Wir sind auf unseren Ur-Berliner Großhändler angewiesen, und er bezieht viel Ware auf dem Großmarkt. Dort achtet er darauf, dass die Lebensmittel aus der Region Deutschland kommen. Wie die Produkte hergestellt wurden, kann man immer sehr schwer nachvollziehen. Da müsste man richtig recherchieren, und das würde den Rahmen der Gastronomie extrem sprengen. Alles in Bio-Qualität kann ich mir für mich nicht vorstellen. Das, was mit Bio gemacht wird, finde ich teilweise nicht akzeptabel, dass beispielsweise in der Saison Gemüse und Obst aus Holland, Italien, Spanien bezogen wird. Wenn die Produkte Saison haben, kann man die Sachen auch hier in Deutschland beziehen. Dass man nicht saisonale Bio-Rohstoffe einfliegen lässt, finde ich auch nicht okay. Dann sind die Rohstoffe zwar ökologisch hergestellt, aber die CO_2-Bilanz ist fern von dem, was man akzeptieren darf. Das ganze Jahr über Hokkaido-Kürbis oder Schwarzwurzel oder Mangold im Bio-Markt finde ich fragwürdig. Das mit dem Pestizideinsatz im Obst-, Gemüse- und Getreideanbau hat auch sehr viel mit Viehhaltung zu tun. Pestizide sind erst nötig geworden, als immer mehr Tiere in den Ställen gestanden haben und die Erträge aus der Landwirtschaft immer höher werden mussten, um die Tiere zu verpflegen und mehr Geld zu verdienen.«

Hm ... So richtig zufrieden bin ich mit der Antwort nicht. Vielleicht bin ich auch einfach nur beleidigt, weil mir als weltgrößter Bio-Fan meine Liebe kaputtgeredet wird. Obwohl er ja teilweise recht hat. Gerade habe ich im Bio-Laden Erdbeeren im Februar gesehen. Das muss wirklich nicht sein. Das macht mich richtig wütend. Schwarzwurzeln habe ich allerdings immer nur blitzekurz erblickt. Gefreut hätte ich mich, wenn ich die Saison nicht schon wieder verpasst hätte. Im Übrigen ist das im konventionellen Gemüsevertrieb ja nicht anders. Auch in Nicht-Bio-Supermärkten findet man asaisonale Gemüse oder Früchte aus fernen Ländern, wobei diese – zum Schaden von Mensch, Tier und Umwelt – in der Regel mit Pestiziden behandelt wurden. Nicht teilen kann ich die Ansicht, dass man als Gastronom nicht nachvollziehen kann, von welchen Höfen die Produkte stammen und wie sie hergestellt wurden. Allerdings bin ich auch kein Gastronom und stelle mir das vielleicht zu romantisch, zu einfach vor auf dem Großmarkt: »Entschuldigen Sie bitte – wo kommen denn die Tomaten her? Stammen die aus dem Gewächshaus oder aus dem Freilandanbau? Wurden Beheizungssysteme genutzt? Wie energieeffizient arbeiten die? Aus welcher Region kommen die Tomaten? Wurden die mit dem Lkw transportiert oder mit dem Zug? Wurden bei der Produktion Pestizide eingesetzt? Und wie schmecken die Tomaten?« Wenn man es richtig machen will, ist das schon superaufwendig. Da sucht man sich am besten einen Partnerbetrieb in der Gegend, von dem man weiß, wie der produziert, und arbeitet mit dem zusammen.

Was mich allerdings irritiert: Björn Moschinski spricht davon, er beziehe die Produkte aus der Region Deutschland. Sicher ist das so eine Sache mit der Region. Jeder muss das für sich definieren. Für mich ist Region, grob gesagt, alles, was in meiner näheren Umgebung liegt und was ich in maximal zwei Autostunden erreichen kann. Da wär ich von Frankfurt aus dann schon fast in Straßburg, aber noch lange nicht in Flensburg. Und regional heißt für mich das, was bei mir in der Gegend ist und nicht irgendwo an der Waterkant. Deswegen irritiert mich die »Region Deutschland« so. Denn ich dachte – vielleicht naiv –, dass es bei Regionalität darum geht, die Transportwege kurz zu halten und die örtliche Landwirtschaft zu unterstützen. Was machen denn zum Beispiel die Menschen, die nah der österreichischen Grenze wohnen? Sollten die eher die Gurken aus Salzburg oder aus Hamburg kaufen? Das finde ich komisch. Aber vielleicht liegt das daran, dass man als Gastronom auf eine gewisse Vielzahl an Produkten zurückgreifen muss oder möchte und sich nicht zu sehr einschränken will. Die Region Deutschland hat den Vorzug, dass sie klar begrenzt ist und der Einkäufer weiß, auf was er zu achten hat. Sagt man: »Alles im Umkreis von 300 Kilometern«, müsste man als

Berliner bei polnischen und dänischen Produkten immer genau schauen, ob sie auch in die 300-Kilometer-Range passen. Das macht das Modell in gewisser Weise unpraktikabel – könnte ich mir vorstellen.

Genug über Regionalität philosophiert – obwohl das ein wichtiges Thema ist und jeder für sich mal darüber nachdenken sollte, was für ihn »regional« bedeutet –, ich frage mich, wie man als Veganer lernt, Koch zu sein. Ich habe auch mal mit dem Gedanken gespielt, professionell zu kochen, aber als Vegetarier muss man in der Ausbildung ja auch mit Fleisch arbeiten. Und das hätte ich nicht gebacken gekriegt, auch nicht gekocht, nicht mal zerkleinert. Daher war Koch raus.

Björn Moschinski ist seit zwölf Jahren in der Gastronomie. Fünf Jahre lang war er mit seinem eigenen Cateringunternehmen unterwegs. Danach hat er sich dazu entschieden, à la carte zu kochen, um zu lernen, wie Restaurants so ticken. Dazu hat er verschiedene Praktika in vegetarischen Restaurants gemacht, vor allem im Salatbereich.

»Ich hab den Leuten dort vegane Gerichte gezeigt und denen auch was mitgegeben. Mir war es vor allem wichtig, die Abläufe in der Gastronomie kennenzulernen. Ich bin dann nach München ins ›Zerwirk‹ gekommen. Das war eine meiner längsten Stationen. Vom Salat bin ich in die Souschef-Position [Stellvertreter des Küchenchefs] gekommen. Und da habe ich die meisten Erfahrungen mitgenommen. Das war eine gute Gastronomie, da konnte ich am meisten lernen. Dann folgte noch eine Station im ›La mano verde‹, und jetzt bin ich mein eigener Chef im ›Kopps‹.«

Keine formale Kochausbildung und trotzdem erfolgreich, trotzdem megaleckere Gerichte und trotzdem professionell aufgestellt. Muss man in der veganen Küche nicht viel mehr ausprobieren, gucken, was klappt? Wenn ich mit tierischen

Produkten koche, weiß ich, wenn ich A und B zusammenschütte, kommt C dabei raus. So einfach funktioniert das bei vegan nicht. »Die Erfahrung macht's. Ich muss nicht mehr so viel experimentieren. Teilweise kenne ich die Originalprodukte auch gar nicht. Das ist der Vorteil, wenn ich Köche habe, die mit den Originalprodukten groß geworden sind. Ich kann immer fragen: ›Schmeckt das so, wie ihr es kennt?‹ Ich kann auf deren Fachwissen zurückgreifen, und die können von mir lernen. Wenn man Köche untereinander erlebt, ist das so: Sobald die Erfahrung da ist, können Köche Rezepte im Kopf entwickeln. Man greift auf seine Erfahrungsschätze zurück, die jeder hat. Erfahrung ist der Schlüssel zum erfolgreichen Rezept.«

»Also deine Köche haben fleischiges Fachwissen. Sind die denn auch alle Veganer?«

»Nein, wir haben nur einen Veganer, und das ist der Azubi. Die Köche sind alles Fleischesser. Ich hatte Schwierigkeiten, Leute zu bekommen. Es kommt immer drauf an, was man möchte. Wenn man in der Art und Weise, wie wir es betreiben, in der Professionalität, mit dem Durchlauf, sein Unternehmen in der Gastronomie vegan aufstellen möchte, würde ich sagen, ist es zur Zeit unmöglich, das mit ausschließlich veganem Personal hinzukriegen. Das liegt daran, dass Gastronomie und Veganismus sich ausgrenzen. Ein Gastronom ist selten vegan, und ein Veganer wird selten Gastronom. Es ist schwierig, Leute zu finden, die hinter der Sache stehen und engagiert sind, was den Veganismus angeht. Wir haben Köche hier, die der Sache positiv gegenüberstehen. Sie merken, dass vegan eine positive Entwicklung und gerade gefragt ist. Viele von unseren Köchen sehen das als Station, wo sie neue, moderne, zukunftsorientierte Küche kennenlernen können, um dann weiterzugehen und die Idee weiterzutragen.«

Das hört sich schon auch so ein bisschen nach Trend an. Das ist ja auch mein Gefühl, das Vegansein gerade »in« ist.

Björn sieht den Trend zwiegespalten: »Was einen Trend ausmacht, ist, dass Leute auf den Zug aufspringen und, wenn sie keine Lust mehr haben, wieder abspringen. Beim Veganen hab ich einen großen Funken Hoffnung bei Leuten, die den Bezug über das Essen bekommen, dass die nachdenken. Sich darüber Gedanken machen, was vegan heißt. Sobald man sich über das Thema ›Veganismus‹ informiert, hat man sofort Zugang zu Fleisch, Massentierhaltung, und dann fehlt nur noch das Fünkchen Intelligenz, um zusammenzuzählen und den Schritt zu wagen, zu sagen: ›Ich ernähre mich nicht nur vegan, sondern ich bin vegan.‹ Das ist für mich ein Riesenunterschied.«

> »Sobald man sich über das Thema ›Veganismus‹ informiert ... fehlt nur noch das Fünkchen Intelligenz, um zusammenzuzählen und den Schritt zu wagen, zu sagen: ›Ich ernähre mich nicht nur vegan, sondern ich bin vegan‹.« (Björn Moschinski)

Es kommen ja sicher auch viele Leute ins »Kopps«, die nicht vegan sind, denke ich mir, die vielleicht einfach neugierig sind und den Trend mal ausprobieren wollen. Ich erfahre, dass das Publikum sehr gemischt ist, jung, alt, arm, reich, Opernsänger oder Bela B. von den »Ärzten«. Und was bestellen die so?

»Das kommt darauf an. Einige lieben die leichte Küche und bestellen eher so leichte Gerichte. Aber Verkaufsschlager sind Maultasche und Cordon bleu. Ich kriege sehr viele positive Feedbacks, zum Beispiel: ›Wow. Wenn ich das in 'nem normalen Lokal bekommen hätte, hätte ich nicht hinterfragt, ob das tierisch ist oder vegan.‹«

Beim Blick auf die Karte macht mich vor allem die Käseplatte sehr neugierig. Da man Mäuse aber auch mit Speck fangen kann, hat Björn mich mit einem traumhaften gefüllten Strudeldings auf Dingsschaum mit Pastinakenstampf am kulinarischen Wickel. Mein Gehirn ist so mit Essen und Staunen beschäftigt, dass ich mir nicht mal den Namen merken kann. Mein Gaumen ist jedenfalls restlos überzeugt, ich vermisse nichts und bin traurig, dass ich wenig später gehen muss. Verzicht schmeckt anders. Das war eben aber so was von krasser Genuss! Glaubt mir eh keiner.

Gehet hin und probiert selbst. Nur so kann es klappen. Aber vorher möchte ich noch wissen, woher der vegane Spitzenkoch seine tollen Ideen hat. Betriebsgeheimnis?

Nö. Also, das funktioniert so: »Ich schaue auch im Internet und lasse mich inspirieren. Außerdem wandern Köche. Jeder Chefkoch hat einen anderen Stil. Schließlich sucht man sich seine Parts raus, die einem gefallen. Man versucht nicht immer, hundertprozentig die Rezepte nachzukochen. Nimm einfach das, was dir gefällt, und mach was Neues draus. Ich habe viele Kochbücher und nehme aus dem einen den Part, aus dem andern den Part ... Kochen heißt, kreativ Dinge zusammenzubringen. Ich habe übrigens fast nur Kochbücher mit tierischen Produkten, also kaum vegane Kochbücher, und die lese ich wie Romane. Wenn man sich einmal bewusst macht, was Fleisch ist, nämlich ein Geschmacksträger, der eine bestimmte Konsistenz hat, dann kann man das leicht nachahmen. Dazu nimmt man etwas mit einer ähnlichen Konsistenz, erzeugt Röstaromen, arbeitet mit Gewürzen und kreiert damit ein fleisch- oder fischähnliches Gericht.

Wenn ich selber zum Essen eingeladen bin, ist es für mich das Schönste, wenn Leute einfache Küche machen. Wenn sie sich drei Stunden Stress machen und dann hinstellen und selber sagen: ›Ja, hm ... weiß nicht ...‹, und man isst das dann, dann erwarten die eine Meinung, und dann darfste wieder nix sagen. Lieber was machen, was man gut kann, und wenn es 'ne geile Pasta arrabbiata ist. Da sage ich gerne: ›Boah! Die war geil.‹ Lieber einfach, aber richtig gut!

Generell entwickelt sich die Richtung immer mehr hin zu einfacher Küche. Es geht mittlerweile mehr um Regionalität und Saisonalität. Mir ist es auch wichtig, die Kinder mit ins Boot zu holen. Die Generation nach uns ist nämlich die, die dafür sorgen kann, dass die Scheiße, die jetzt gebaut wird, entsorgt wird. Die Generation nach uns kann schonender mit der Umwelt umgehen. Deswegen gebe ich auch Kinderkochkurse. Man merkt, dass immer mehr Kinder Bewusstsein und Zugang zu dem Thema finden. Es wird immer einfacher für uns alle. Es gibt vegane Supermärkte, vegane Schuhläden ... Ich sehe die Entwicklung positiv, was Deutschland angeht. Und aus anderen Ländern schaut man oft nach Deutschland und den anderen Industriestaaten, um zu gucken, was hier die Trends sind. Nach dem einen Extrem, Fleisch, besinnen sich die Menschen meistens wieder. Auch viele Ältere sind interessiert an vegan. Man hat gesundheitliche Probleme, und der Arzt sagt: ›Wie wär's, wenn du mal die Ernährung umstellst?‹ Das Interesse bei denen ist hoch, die haben das Geld und den Intellekt und wollen sich bis siebzig wohlfühlen.«

Björn ist schwer beschäftigt. Neben seinen Restaurants gibt er Kochkurse und schreibt Bücher. Er trägt die vegane kulinarische Idee in die Welt und überzeugt die Menschen mit der Gabel. Weil viele gar nicht fassen können, dass das, was er macht, echt vegan ist. Es gibt tatsächlich einen Unterschied zwischen veganer Hobbyküche am heimischen Herd oder veganer Spitzengastronomie vom Profi.

Björn Moschinski ist zufrieden: »Fast jeder Tag toppt den

davor. Sei es eine geile E-Mail, die ich bekommen habe, dass jemand aufgrund meines Kochbuchs vegan geworden ist. Oder ich bekomme Lob, dass ich ein tolles Catering gemacht habe, das die Leute begeistert. Wenn die Leute freudestrahlend vor mir stehen und sagen: ›Boah! Sieht das lecker aus, schmeckt das super …‹, das freut mich.

Man kann mit dem Veganismus die Leute noch überraschen, und das ist in der Gastronomie heutzutage gar nicht mehr so einfach. Die Leute kennen viel, man hat mit der Küche viel erreicht. Beim Veganismus ist es so, dass die Leute eine ganz andere Vorstellung von der Küche haben. Das ›Kopps‹ ist für sie eine Offenbarung: ›Boah! Das hätte ich nicht erwartet.‹ Man hangelt sich von Tag zu Tag mit diesen positiven Vibrations, und das ist auch das, wo man als Koch seine Energie rausziehen kann. Diese Energie nutze ich für weitere Restaurantprojekte in Berlin, aber auch deutschlandweit. Da wird im nächsten Jahr von mir noch einiges kommen.«

Mit den positiven Vibrations und den Kopp'schen kulinarischen Leckerbissen auf der Zunge mache ich mich auf den Weg in meine Küche, um dort vegane Rezepte für Einsteiger zu kreieren …

Einsteigerrezepte, die auch Nichtveganer überzeugen

Kulinarische Kleinigkeiten

Fingerfood vegan? Picknicken ohne Käse? Grillabend fleischlos? Das alles geht und schmeckt auch noch toll. Die folgenden Rezepte geben einen ersten Eindruck davon.

Olivencracker nach Nicole Stich

Für etwa 20 bis 30 Cracker, je nachdem, wie groß man sie schneidet

1 Zweig Rosmarin
5 entsteinte schwarze Oliven
1 Knoblauchzehe
125 g Mehl Typ 550
¼ TL Meersalz
25 g Olivenöl
50 g Sojasahne (Sojacuisine)
Grobes Meersalz zum Bestreuen

1. Backofen auf 200 Grad Umluft vorheizen. Rosmarin abbrausen, abzupfen und fein hacken. Die Oliven abtropfen lassen und fein hacken. Knoblauch schälen und ebenfalls fein hacken oder durch eine Knoblauchpresse drücken.
2. Rosmarin, Oliven, Knoblauch, Mehl und Salz in einer Schüssel gut vermischen. Nach und nach das Olivenöl zugeben und zügig mit einer Gabel oder mit den Händen zu Bröseln verarbeiten. Sojasahne zugeben und rasch zu einer glatten Teigkugel verarbeiten.
3. Den Teig zwischen zwei Lagen Backpapier mit einem Nudelholz so dünn wie möglich ausrollen. Dann auf ein Backblech legen und die obere Lage Backpapier entfernen.
4. Den Teig mit einem Messer oder Pizzaroller in kleine Vierecke zerschneiden. Mit etwas grobem Meersalz bestreuen und in der mittleren Schiene des Ofens 13 bis 15 Minuten backen.

Laugenbrezeln

Für circa 10 kleine Brezeln

500 g Mehl Typ 550

275 ml lauwarmes Wasser

½ Würfel Hefe

1 TL Zucker

2 TL Salz

25 g Margarine oder vegane Butter (zum Beispiel Alsan)

20 g Natron

1–2 EL grobes Salz

1. Mehl in eine Schüssel sieben und eine Mulde in der Mitte formen. In circa 100 Millilitern lauwarmem Wasser Hefe und Zucker auflösen und in die Mulde geben. Mit etwas Mehl zu einem Vorteig verrühren und an einem warmen Ort abgedeckt circa 15 Minuten gehen lassen.

2. 175 Milliliter lauwarmes Wasser, Salz und Margarine zum Vorteig zugeben und mit den Knethaken des Handrührgeräts zu einem geschmeidigen Teig verarbeiten. Auf einer bemehlten Arbeitsfläche den Teig zu einer glatten Kugel kneten und 30 Minuten abgedeckt an einem warmen Ort gehen lassen.

3. Den Teig in 10 Portionen teilen und zu je einer Rolle formen. Daraus dann Brezeln legen und diese abgedeckt weitere 30 Minuten gehen lassen.

4. Backofen auf 200 Grad Umluft vorheizen. Ein Liter Wasser zum Kochen bringen. Natron darin auflösen und Brezeln nacheinander circa 30 bis 45 Sekunden in das kochende Wasser geben und mit der Schaumkelle herausnehmen.

5. Auf ein mit Backpapier ausgelegtes Blech geben, mit grobem Salz bestreuen. Das bauchige Ende längs einschneiden. Auf der mittleren Schiene etwa 10 Minuten goldbraun backen.

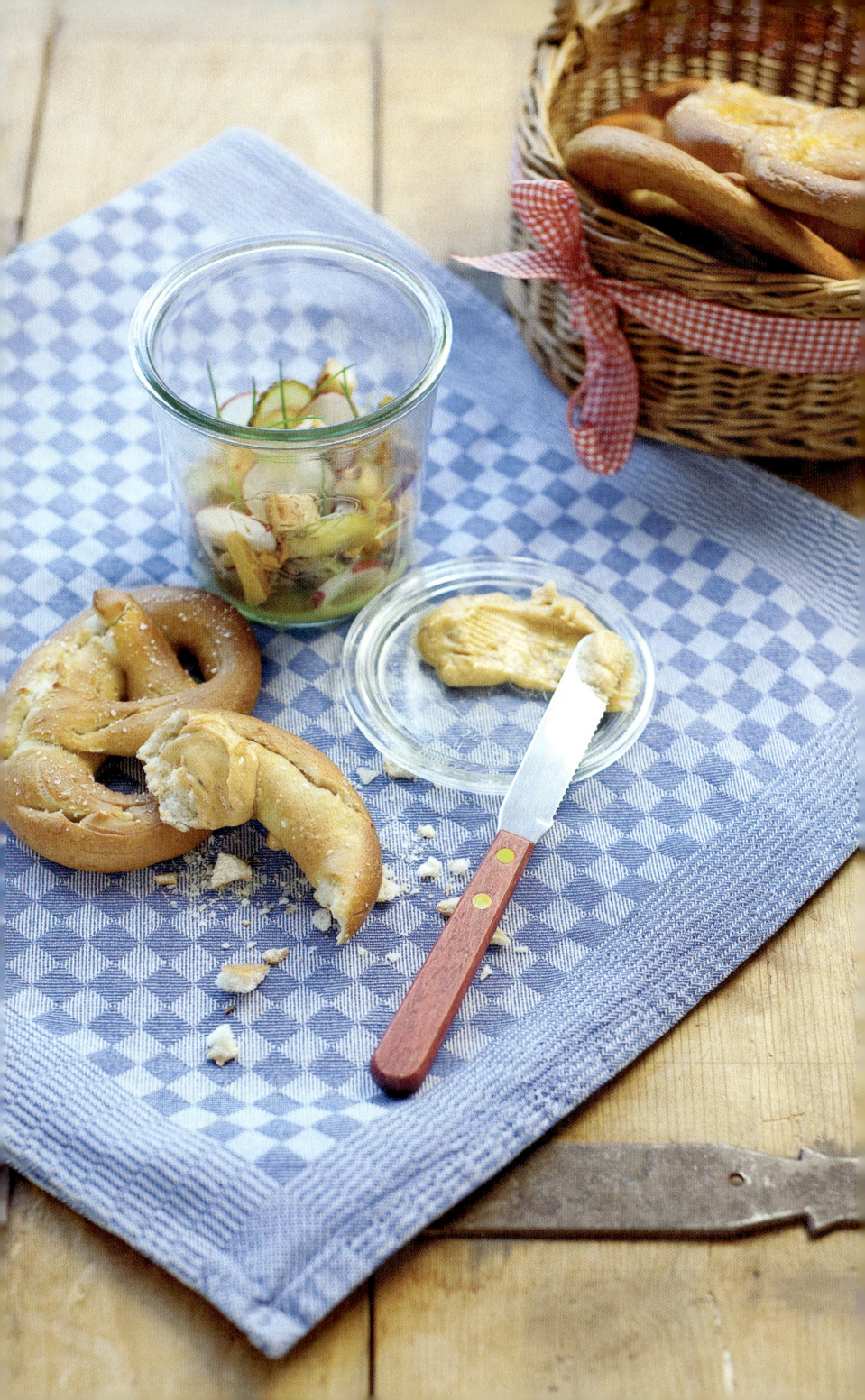

Bayerischer Vurstsalat
Für 4 Personen

40 g rote Zwiebeln
400 g vegane Fleischwurst, vegane Lyoner oder Ähnliches
100 g Radieschen
300 g Gewürzgurken
100 ml Gemüsebrühe
8 TL Gurkenwasser
4 TL Weißweinessig
6 TL Olivenöl
4 TL mittelscharfer Senf
1 TL Ahornsirup
Salz, Pfeffer
Abgeriebene Schale einer unbehandelten Zitrone
4 Scheiben Weißbrot
10 g vegane Margarine

1. Zwiebel schälen und in feine Ringe schneiden. Vegane Fleischwurst eventuell pellen und in Stifte schneiden. Radieschen waschen, putzen und in feine Scheiben schneiden. Gewürzgurken abtropfen lassen und in feine Scheiben schneiden.
2. Gemüsebrühe, Gurkenwasser, Essig, Öl, Senf und Ahornsirup in eine Schüssel geben und mit dem Schneebesen gut vermengen. Zwiebel, vegane Fleischwurst, Radieschen und Gurken zugeben und gut mischen. Mit Salz und Pfeffer abschmecken und Zitronenschale untermischen. Für mindestens 1 Stunde abgedeckt in den Kühlschrank geben und durchziehen lassen.
3. Weißbrot würfeln, Margarine in einer Pfanne zerlassen und Würfel darin kross anbraten. Kurz vor dem Servieren über den Salat geben.

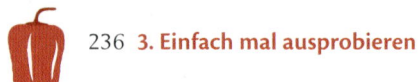

Aufstrich Art »Obatzda«
Für 1 großes Glas

1 kleine Schalotte
80 g vegane Margarine
140 g veganer Frischkäse
(zum Beispiel Soyanada)
1 TL Paprikapulver edelsüß
1 Msp. Paprikapulver scharf
1 TL Kümmelsamen
7 EL Edelhefeflocken
Salz, Pfeffer
8 Stängel Schnittlauch

1. Schalotte schälen und fein hacken. 1 TL Margarine abnehmen, in eine Pfanne geben, bei großer Hitze schmelzen lassen und Schalottenwürfel darin glasig andünsten.
2. Gemeinsam mit der restlichen Margarine, dem Frischkäse, dem Paprikapulver, den Kümmelsamen und den Hefeflocken in eine Schüssel geben. Gut vermischen und mit dem Pürierstab fein pürieren. Mit Salz und Pfeffer abschmecken. Über Nacht abgedeckt im Kühlschrank ziehen lassen.
3. Schnittlauch abspülen, trocken schütteln und in feine Ringe schneiden. Kurz vor dem Servieren über den Aufstrich streuen.

Aufstrich Art »Lemon Curd«
Für 1 großes Glas

110 ml Mandelmilch
50 ml Wasser
2 EL Maismehl
5 EL vegane Margarine
115 g Rohrohrzucker
1 EL abgeriebene Schale einer unbehandelten Zitrone
110 ml frisch gepresster Zitronensaft

1. Kalte Mandelmilch und Wasser in einen Topf geben. Mehl mithilfe eines Schneebesens darin auflösen. Anschließend zum Kochen bringen und 2 Minuten unter Rühren köcheln lassen.
2. Restliche Zutaten zugeben und umrühren, bis die Masse anfängt zu blubbern. Dann Hitze reduzieren und mit einem Handrührgerät 2 Minuten rühren.
3. Glatte Masse in ein sauberes Schraubglas füllen, Deckel verschließen und auf den Kopf stellen. Abkühlen lassen.

Hält sich im Kühlschrank 1–2 Wochen.

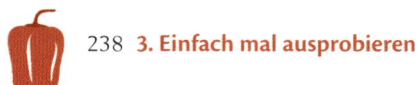

Ann Gentrys Cashew-Frischkäse
Für circa 150 Gramm Käse

150 g Cashewnüsse
2 TL Zitronensaft
½ TL Salz
2 geschälte Knoblauchzehen

1. Cashewkerne in eine Schüssel geben und mit kaltem Wasser bedecken. 2 Stunden einweichen lassen, dann Wasser abgießen.
2. Cashews mit 30 Millilitern Wasser, Zitronensaft, Salz und Knoblauch in ein Gefäß geben und entweder im Blitzhacker oder mit dem Pürierstab circa 5 Minuten zu einer feinen Masse verarbeiten.
3. Diese in eine Schüssel geben, mit Frischhaltefolie bedecken und circa 1 bis 2 Tage bei Raumtemperatur stehen lassen. Danach in den Kühlschrank geben, bis serviert wird. Dort hält der Käse sich abgedeckt bis zu 5 Tage.

Rührtofu
Für 4 Personen

3 Frühlingszwiebeln
50 g vegane Butter oder Margarine
200 g Naturtofu
400 g Seidentofu
2 TL Kurkuma
1 TL Kala-Namak-Salz
Pfeffer
4 Zweige Petersilie

1. Frühlingszwiebeln waschen, Enden abschneiden und in feine Ringe schneiden. Pfanne erhitzen, Butter zugeben und schmelzen lassen, Frühlingszwiebeln darin 2 Minuten andünsten.
2. Derweil Naturtofu in einem tiefen Teller mit einer Gabel zerdrücken, sodass eine bröselige Masse entsteht. Tofu zu den Zwiebeln geben und 3 Minuten mitbraten.
3. Seidentofu untermischen und mit Kurkuma und Kala-Namak-Salz würzen. Eventuell noch Jodsalz zufügen und mit Pfeffer abschmecken.
4. Petersilie waschen, trocken schütteln, fein hacken und über den Rührtofu streuen.

Rote-Bete-Puffer
Ergibt 6 bis 8 Stück

400 g Kartoffeln
300 g Rote Bete
1 rote Zwiebel
2 Zweige Rosmarin
½ TL Pfeffer
1 TL Salz
50 g Weizenmehl Typ 550
30 g Sojamehl
50 g gehackte Walnüsse
Neutrales Öl zum Ausbraten
Eventuell Einweghandschuhe

1. Kartoffeln waschen, schälen und auf einer Reibe grob in eine Schüssel reiben.
2. Zur Bearbeitung der Roten Bete Einmalhandschuhe anziehen, damit die Hände nicht rot einfärben. Rote Bete waschen, schälen und ebenfalls grob in die Schüssel reiben.

3. Zwiebel schälen, halbieren fein hacken. Zu den Kartoffeln geben. Rosmarin waschen, trocken schütteln und Nadeln vom Zweig abstreifen. Diese fein hacken. Mit den übrigen Zutaten zu der Kartoffelmasse geben.
4. Mit den Händen zu einer homogenen Masse verkneten und 15 Minuten ruhen lassen. Anschließend 6 bis 8 flache, runde Puffer formen.
5. Eine beschichtete Pfanne erhitzen, den Boden mit Öl bedecken. Wenn das Öl heiß genug ist (Holzstab hineinhalten, wenn es Bläschen gibt, ist die Pfanne heiß genug), Puffer hineinlegen und bei mittlerer Hitze von jeder Seite zunächst 3 Minuten backen, Vorgang wiederholen, bis gewünschte Bräune erreicht ist.

Kichererbsen-Avocado-Burger mit Cranberrysoße
Für 4 Personen

Für die Bratlinge:
2 Knoblauchzehen
60 g Walnüsse
250 g gekochte Kichererbsen
2 TL Salz
3 EL Olivenöl
2 TL Pfeffer
2 TL Hefeflocken
2 TL Weizenmehl
20 g vegane Butter oder Margarine

1. Knoblauch schälen und hacken. Walnüsse in einer Pfanne ohne Fett rösten, bis sie aromatisch duften. Sofort aus der Pfanne nehmen. Knoblauch mit Walnüssen, Kichererbsen, Salz, Olivenöl, Pfeffer, Hefeflocken und Weizenmehl in einen Mixer

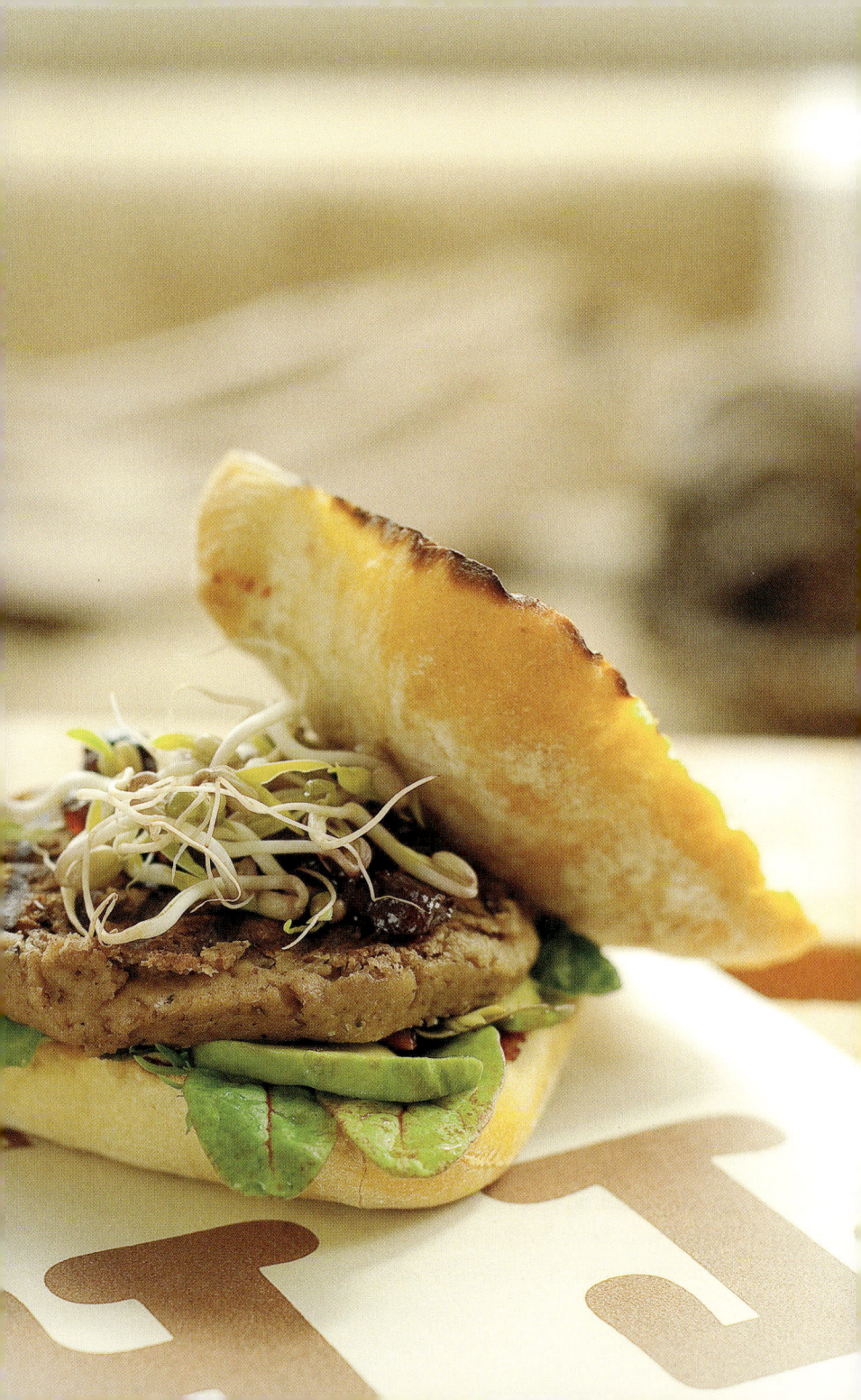

geben und zu einer homogenen Masse vermengen. Alternativ können Sie auch einen Pürierstab nehmen. Aus der Masse 4 runde Bratlinge formen.

2. Eine beschichtete Pfanne heiß werden lassen, Margarine darin schmelzen und Bratlinge von beiden Seiten je 5 Minuten bei mittlerer Hitze goldbraun anbraten.

Tipp

In einer Steakpfanne kriegen die Bratlinge braune Röststreifen.

Für die Cranberrysoße (ergibt ein kleines Marmeladenglas):
1 mittelgroße Zwiebel
150 g Cranberrys
25 g Olivenöl
30 g Zucker
Saft einer Orange
Pfeffer, Salz

1. Zwiebel schälen und fein würfeln. Cranberrys halbieren. Öl in einer beschichteten Pfanne erhitzen und Zwiebeln darin glasig dünsten. Dann an den Pfannenrand schieben, Zucker in die Pfannenmitte geben und karamellisieren lassen.
2. Zwiebeln mit dem karamellisierten Zucker mischen und unter ständigem Rühren mit Orangensaft ablöschen. Cranberrys hinzufügen und bei mittlerer Hitze circa 10 Minuten weich kochen, bis das Chutney schön sämig eingekocht ist. Mit Salz und Pfeffer abschmecken.
3. Solange das Chutney noch heiß ist, in ein ausgekochtes Marmeladenglas füllen und Deckel schließen. Vorher benötigte

Menge für Burger beiseitenehmen (circa 6 EL). Beim Erkalten zieht es ein Vakuum und ist im Kühlschrank so ein paar Wochen haltbar. Schmeckt gut zu Baguette, Avocados, Cashew-Frischkäse und lässt sich auch als Salatdressing verarbeiten.

Weitere Zutaten für die Burger:
4 Brötchen nach Wahl
1 Glas Rote-Bete-Meerrettich-Streichcreme
(zum Beispiel von Alnatura)
8 Blätter Salat (zum Beispiel Kopfsalat oder Radicchio)
1 Avocado
1 Handvoll gemischte frische Sprossen

1. Brötchen aufschneiden und halbieren. Nach Belieben in einer Pfanne von beiden Seiten anrösten. Eine Hälfte mit Cranberry-Chutney bestreichen, die andere Hälfte mit Rote-Bete-Meerrettich-Streichcreme. Salat waschen und trocken schütteln.
2. Avocado halbieren, entkernen, schälen und in Streifen schneiden. Sprossen waschen und trocken schütteln.
3. Salat und Avocado auf der unteren Brötchenhälfte platzieren. Bratling draufgeben, dann mit Sprossen bedecken und mit der oberen Brötchenhälfte zuklappen.

Seitan-Döner mit Kraut und scharfer Soße
Für 4 Personen

Für den Krautsalat:
250 g Weißkohl
2 TL Salz
5 TL Zucker
50 ml Weißweinessig

1. Weißkohl waschen, äußere Blätter aussortieren, Strunk entfernen, hobeln, in eine Schale geben und mit Salz, Zucker und Essig vermengen. Ein paar Stunden oder besser über Nacht abgedeckt im Kühlschrank ziehen lassen.

Für die rote scharfe Soße:

1 kleine Schalotte

50 g Tomatenmark

10 g Zucker

1 TL Harissa-Gewürzpulver oder 1 Msp. Harissapaste

2 TL Olivenöl

2 TL Weißweinessig

½ TL Salz

1. Schalotte schälen, fein hacken und in eine Schüssel geben. Tomatenmark, Zucker, Harissa, Öl, Essig und Salz zugeben und gut mischen.

Für die Joghurtsoße:

1 kleine Knoblauchzehe

125 g Soja-Joghurtersatz natur

3 TL Olivenöl

½ TL Salz

Pfeffer

Saft einer halben Zitrone

4 Stängel Petersilie

1. Knoblauch schälen und fein hacken. In eine Schüssel geben und mit Soja-Joghurt, Öl, Salz, Pfeffer und Zitronensaft gut vermischen.
2. Petersilie waschen, trocken schütteln, Blätter abzupfen, fein hacken und in die Soße geben.

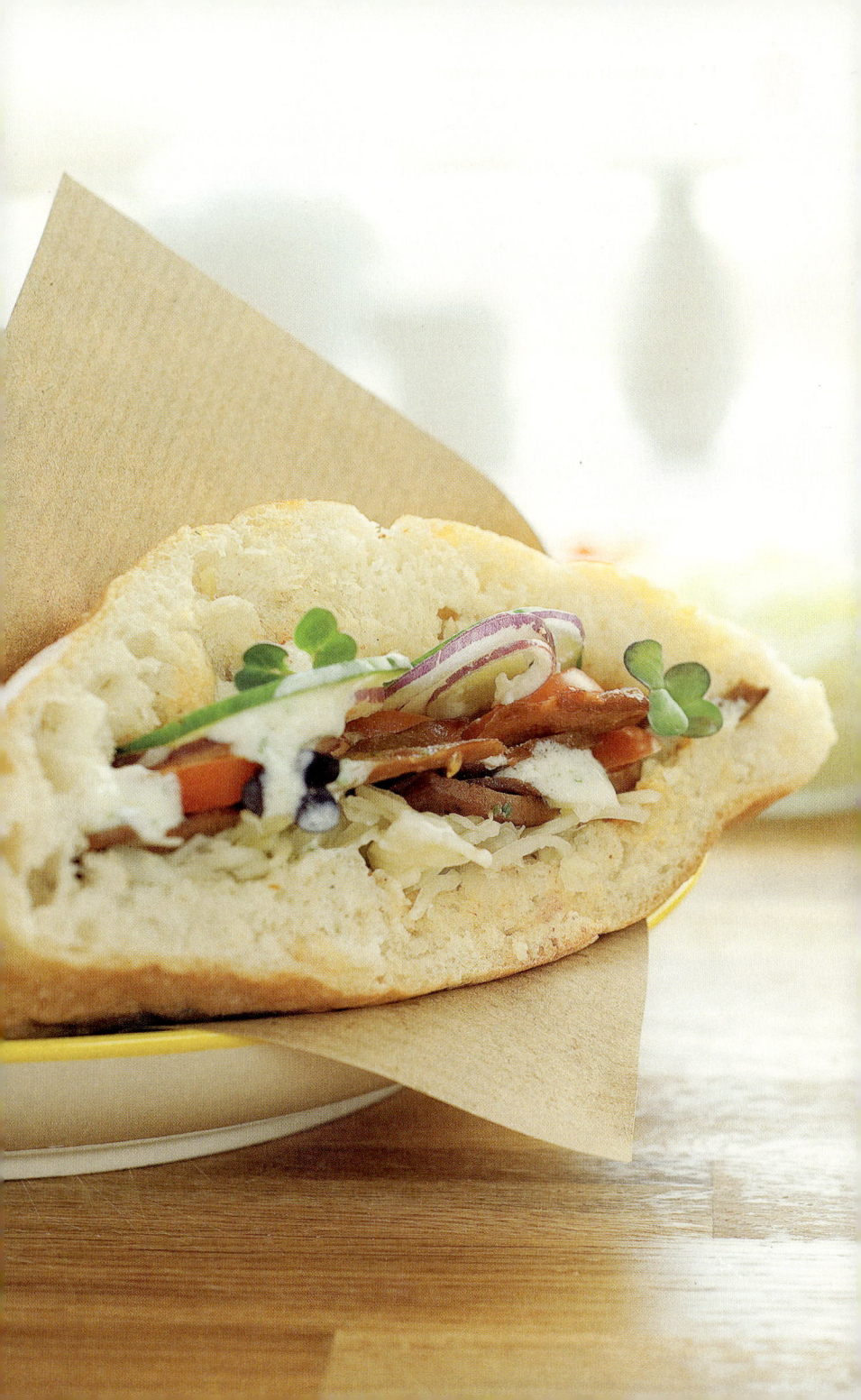

Für die Dönerfüllung:

1 rote Zwiebel

½ Gurke

2 Handvoll Eisbergsalat

2 Tomaten

125 g Seitan (gekauft oder selbst gemacht –
Rezept siehe unten)

3 EL Olivenöl

1 TL Paprikapulver edelsüß

Salz, Pfeffer

4 Dönertaschen oder 1 großes Fladenbrot

1. Zwiebel schälen und in Ringe schneiden. Gurke waschen und in dünne Scheiben schneiden. Salat waschen und trocken schütteln. Große Blätter klein zupfen oder schneiden. Tomate waschen und in Scheiben schneiden.
2. Seitan in dünne Scheiben schneiden oder hobeln, ähnlich Dönerfleisch. Pfanne erhitzen, Öl zugeben und Seitan darin 5 bis 10 Minuten kross anbraten. Mit Paprikapulver, Salz und Pfeffer kräftig würzen.
3. Dönertaschen mit roter Soße ausstreichen. Mit Salat, Weißkohl, Zwiebeln, Gurke, Tomate und Seitan befüllen und Joghurtsoße über die Füllung geben.

Seitan selbst gemacht
Ergibt circa 700 Gramm Seitan

2 kleine rote Zwiebeln

2 Knoblauchzehen

200 g Seitanpulver oder Gluten

1 EL Harissa-Gewürzpulver oder 1 Msp. Harissa-Paste

2 EL Rapsöl

3 EL Sojasoße
200 ml kaltes Wasser
1 l Gemüsebrühe
2 Gefrierbeutel

1. Zwiebeln und Knoblauch schälen, klein schneiden, in den Blitzhacker geben und fein häckseln.
2. Gluten in eine Schüssel geben. Mit Zwiebeln, Knoblauch, Harissa, Öl, Sojasoße und dem kaltem Wasser mischen und zügig per Hand zu einem Teig kneten.
3. Teig flach klopfen, in zwei Teile teilen und in je einen Gefrierbeutel geben. Je 500 Milliliter Gemüsebrühe zugeben und zuknoten.
4. Beutel in einen Topf mit kochendem Wasser geben und eine Stunde kochen lassen. Danach Seitan aus Beutel nehmen und weiterverwenden, zum Beispiel in feine Scheiben schneiden, würzen, scharf anbraten und als Dönerfleisch einsetzen.

Weißvurstwrap
Für 4 Personen

4 vegane Weißwürste
100 g Weißkohl
2 EL Rapsöl
1/2 TL Zucker
4 EL Weißweinessig
1 TL Salz
5 Stängel Schnittlauch
1 kleine Zwiebel
2 große oder 4 kleine Gewürzgurken
4 Weizentortillas
2 TL süßer Senf

2 TL mittelscharfer Senf

1 TL edelsüßes Paprikapulver

1. Vegane Weißwürste in siedendem Wasser 7 Minuten garen, von der Pelle befreien und in Scheiben schneiden.
2. Weißkohl waschen, äußere Blätter und Strunk entfernen und hobeln. In eine Schüssel geben und mit Öl, Zucker, Essig und Salz mischen.
3. Schnittlauch waschen, trocken schütteln und fein hacken. Zwiebel schälen und in feine Ringe schneiden. Gewürzgurken abtropfen lassen und in feine Scheiben schneiden.
4. Tortillas mit süßem und scharfem Senf bestreichen, mit Paprikapulver bestäuben, dann mit Kraut, Schnittlauch, Gurken, Zwiebeln und veganen Weißwürsten befüllen, zusammenrollen und servieren.

Orientalische Curry-Couscous-Rolle

Für 4 Personen

200 g Naturtofu

1 TL rote Thai-Curry-Paste (zum Beispiel von Alnatura)

½ TL Zimt

1 TL Currypulver

½ TL Kardamom gemahlen

½ TL Kurkuma

3 EL geröstetes Sesamöl

1 Msp. Ingwerpulver

1 TL Ahornsirup

100 g Couscous

100 g Wirsing

4 Datteln

4 Zweige frische Petersilie

150 g gekochte Kichererbsen
Saft einer halben Zitrone
150 g Tomatenstücke aus der Konserve
Salz, Pfeffer
4 Weizenwraps
4 EL Soja-Joghurtersatz natur

1. Tofu klein würfeln und in eine Schüssel geben. Thai-Curry-Paste, Zimt, Currypulver, Kardamom, Kurkuma, 1 TL Sesamöl, Ingwerpulver und Ahornsirup dazugeben und gut vermengen. Beiseitestellen.

2. Couscous nach Packungsangabe mit kochendem Wasser begießen und quellen lassen. Wirsing waschen und in feine Streifen schneiden, Datteln halbieren, entkernen und in feine Streifen schneiden. Petersilie waschen, abtropfen lassen und fein hacken.

3. Restliches Öl in einer Pfanne erhitzen und Tofu darin bei großer Hitze circa 5 Minuten unter ständigem Rühren knusprig anbraten. Wirsing zugeben und 2 Minuten mitbraten. Hitze etwas reduzieren und Kichererbsen, Zitronensaft, Datteln und Tomaten zugeben und 5 Minuten köcheln lassen. Petersilie und Couscous untermischen und mit Salz und Pfeffer abschmecken.

Masse auf die Wraps geben, einrollen und zum Servieren je 1 EL Soja-Joghurt darübergeben.

**Familie und Freunde beeindrucken:
Rezepte für Weihnachten, Geburtstag
und andere Feste**

Ein Fest steht an, und es soll vegan gekocht werden. Denn auch ohne Milch, Eier und Fleisch lassen sich Gerichte zaubern, die anspruchsvolle Gäste satt und glücklich machen.

Saftiger Schoko-Bananen-Pie
Für 4 Personen

90 g neutrale Cracker (zum Beispiel Dinkelcracker natur von Alnatura)

60 g geschmolzene vegane Margarine

2 reife Bananen

1 Päckchen Vanillezucker

1,5 EL Agavendicksaft

1 Msp. Bourbonvanillepulver

20 g vegane Margarine

250 g vegane Bitterschokolade (mindestens 70 Prozent Kakao)

30 g Soja-Vanille-Drink (oder anderer veganer Milchersatz, zum Beispiel Mandelmilch)

Bananenchips zum Dekorieren

1. Cracker in kleine Stücke brechen und in einer Küchenmaschine auf höchster Stufe zu feinem Pulver verarbeiten.
2. Margarine über die Cracker geben und gut mischen. Die Mischung in den Boden einer Springform (17 Zentimeter Durchmesser) geben, gleichmäßig verteilen und mit feuchten Fingern oder einem Glas gut am Boden und den Seiten andrücken.

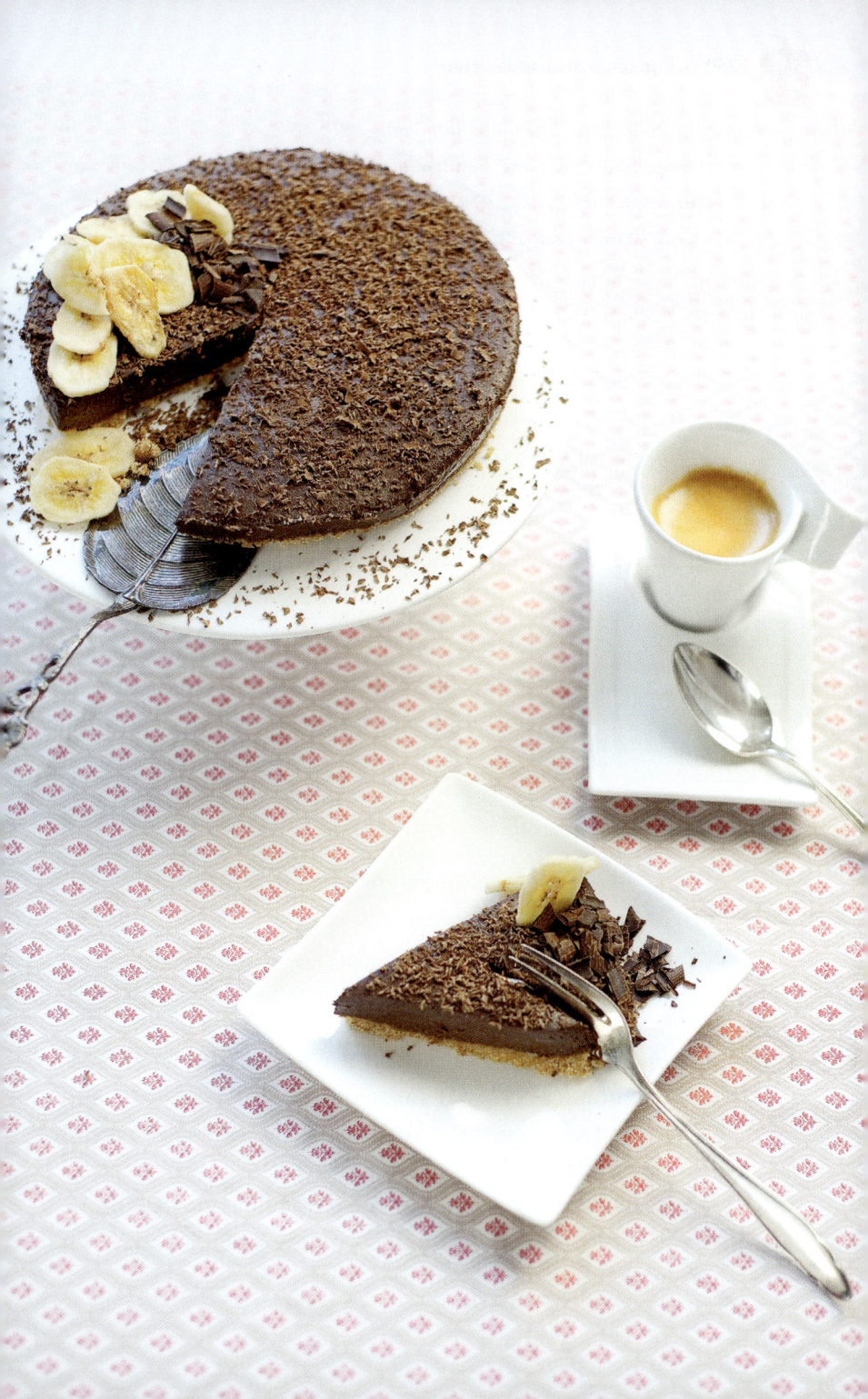

3. Bananen schälen und in kleine Stücke schneiden. Zusammen mit Vanillezucker, Agavendicksaft und Vanilleschotenpulver in ein hohes Gefäß geben und mit einem Pürierstab zu einem glatten Mus pürieren.

4. 225 Gramm Schokolade in einem Topf bei mittlerer Hitze unter Rühren langsam schmelzen. Soja-Vanille-Drink unter ständigem Rühren zur geschmolzenen Schokolade geben und schließlich die Margarine unterrühren.

5. Schokoladenmasse zum Bananenpüree geben und noch einmal gut durchmischen. Anschließend auf den Boden geben und für mindestens drei Stunden im Kühlschrank ruhen lassen.

6. Restliche Schokolade fein und grob raspeln und vor dem Servieren über den Kuchen streuen. Mit Bananenchips dekorieren.

Veganer Mini-Käsekuchen
Ergibt 8 Stück

200 g Soja-Joghurtersatz natur

150 g Seidentofu

100 g Zucker

Saft und Schale einer halben unbehandelten Zitrone

70 g Maismehl

Kleine Kasten-Kuchenförmchen (6 mal 9 Zentimeter)

Mohnsamen nach Belieben

1. Ofen auf 170 Grad (Ober- und Unterhitze) vorheizen. Joghurt, Tofu, Zucker und Zitrone in einer Schüssel gut mischen. Anschließend das Maismehl gründlich einrühren, am besten mit dem Handrührgerät.

2. Masse in die Förmchen füllen. Wer die Mohnvariante möchte, sollte die Förmchen nur halb befüllen, dann etwas Mohn drübergeben und dann mit Teig bedecken.

3. Auf der mittleren Schiene 40 Minuten backen lassen. Zwischendurch immer wieder kontrollieren und gegebenenfalls früher rausnehmen, damit der Kuchen nicht zu braun und trocken wird.

Schoko-Crossie-Cupcakes
Ergibt 12 Stück

1 Muffinblech
150 g Cornflakes
50 g Haselnüsse gehackt und geröstet
200 g vegane Zartbitterschokolade
12 Papierförmchen
250 g Vanille-Sojadrink
4 TL Speisestärke
Schale einer halben unbehandelten Zitrone
2 EL Agavendicksaft
½ TL Kurkuma
3 EL Soja-Joghurtersatz natur
100 g Kokosschlagsahne

1. Muffinblech für mindestens 15 Minuten in das Gefrierfach geben. Cornflakes und Nüsse in einen Gefrierbeutel geben und mit einem Fleischklopfer zu feinen Krümeln klopfen. Schokolade über dem Wasserbad schmelzen, Krümelmasse zugeben und gut vermischen.
2. Muffinblech aus dem Gefrierfach holen, mit Papierförmchen befüllen und Schokomasse in den Förmchen verteilen. Dazu den Rand hochziehen, sodass in der Mitte eine Mulde bleibt. Für mindestens eine Stunde in den Kühlschrank geben.
3. Sojadrink in einen Topf geben. 4 EL Sojadrink davon abnehmen, in ein Becherchen füllen, Speisestärke zugeben und

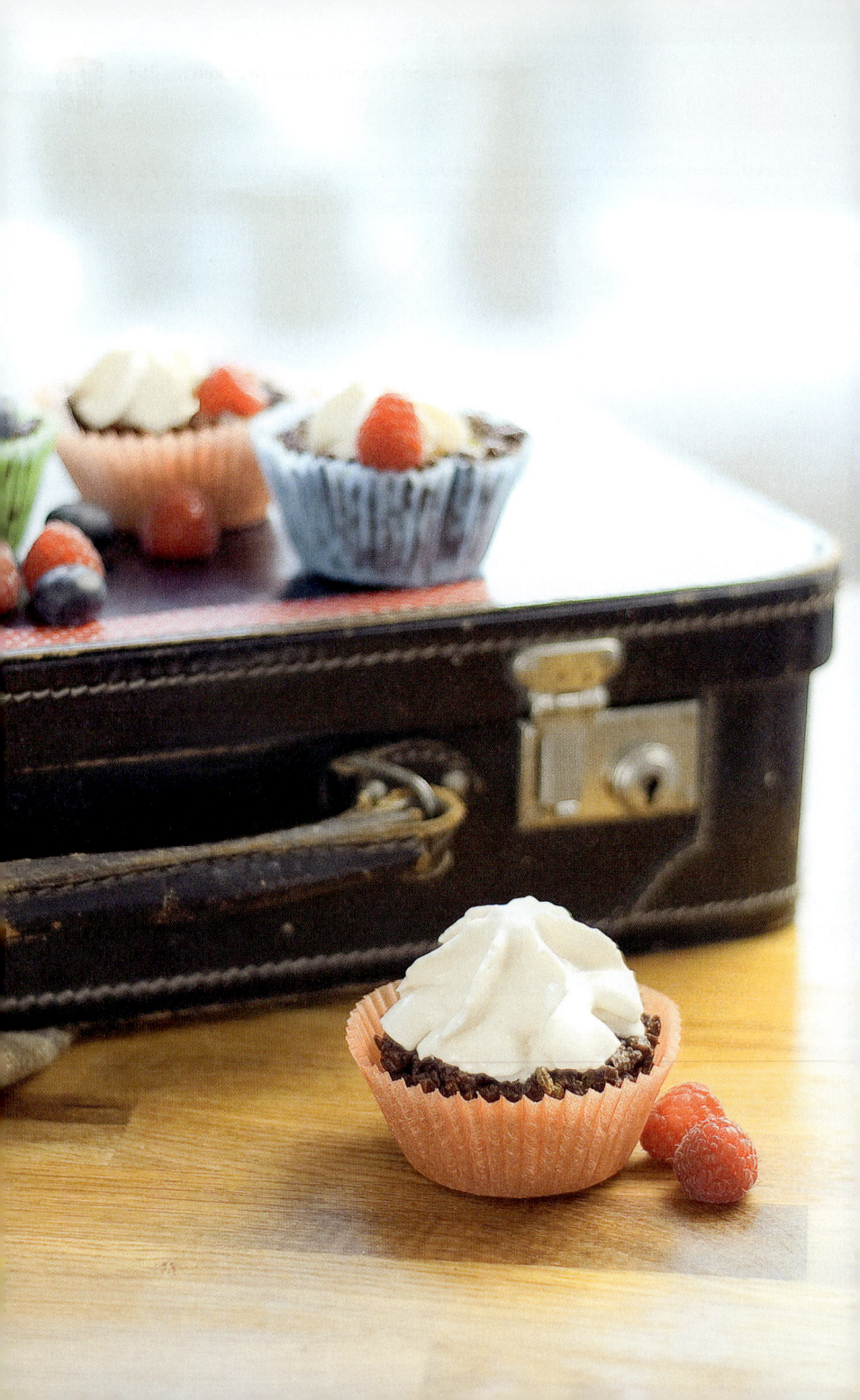

darin auflösen. Sojadrink erwärmen, Stärkeflüssigkeit, Zitronenschale, Agavendicksaft und Kurkuma zugeben und unter ständigem Rühren mit dem Schneebesen aufkochen lassen, bis die Masse andickt. Von der Platte nehmen und mit Soja-Joghurt mischen. Kurz abkühlen lassen, dann in die Muffinförmchen füllen.

4. Kokossahne mit dem Handrührgerät aufschlagen. In einen Spritzbeutel mit Lochtülle oder einen Gefrierbeutel geben und eine Ecke abschneiden. Auf den Cupcakes verteilen und nach Saison mit frischen Beeren verzieren.

Orange-Zimt-Schoko-Mousse
Für 4 Personen

250 g vegane Bitterschokolade (mindestens 70 Prozent Kakaoanteil)

200 ml frisch gepresster Orangensaft

1 TL Zimtpulver

16 bis 20 Eiswürfel

1 TL Salz

1 gestrichener TL Agar-Agar

½ TL Kakaopulver

1. Schokolade in kleine Stücke brechen. Zusammen mit dem Orangensaft und einem halben TL Zimt in einen Topf geben und bei mittlerer Hitze unter gelegentlichem Rühren schmelzen. Darauf achten, dass die Schokolade nicht anbrennt. Derweil Eiswürfel und Salz in einer Metallschüssel mischen, die so groß ist, dass der Topf hineinpasst. Mit kaltem Wasser bis zur Hälfte auffüllen.

2. Wenn die Schokolade vollständig geschmolzen ist, Agar-Agar unter die Masse rühren.

3. Sobald alles gut vermischt ist, Topf in die Eiswürfelschüssel setzen und mit dem Handrührgerät die Masse fünf Minuten schaumig schlagen. Anschließend in kleine Gläser füllen und bis zum Servieren im Kühlschrank aufbewahren. Vor dem Servieren mit Kakao- und restlichem Zimtpulver bestäuben.

Veganer Schmarrn mit Vanillesoße
Für 4 Personen

Für den Schmarrn:

2 TL Puderzucker

30 g Sojamehl

1 TL Zimt

1 Msp. Bourbonvanillepulver (gemahlene Vanilleschote)

100 g Zucker

200 g Weizenmehl

60 g geröstete Mandelstifte

200 ml Sojacuisine (Sojasahne)

2 TL Backpulver

Saft von 2 Zitronen

60 g vegane Butter oder Margarine

1. Eine gut beschichtete Pfanne richtig heiß werden lassen. Derweil alle Zutaten bis auf die Margarine in eine Schüssel geben und mit dem Handrührgerät vermengen.
2. Margarine in die heiße Pfanne geben und schmelzen lassen. Dann den zähflüssigen Teig einfüllen. Bei mittlerer Hitze circa 10 bis 15 Minuten braten, zwischendurch wenden. Zum Schluss mit zwei Gabeln grob zerpflücken. Inzwischen die Soße zubereiten.

Für die Soße:

300 ml Soja-Vanille-Drink (Soja-Vanille-Milch)

1 EL Maisstärke

2 EL Zucker

1 Msp. Bourbonvanillepulver

1. 200 Milliliter Sojadrink in einem Topf erhitzen. In einem kleinen Gefäß Maisstärke in restlichem Sojadrink auflösen. Mit dem Schneebesen Zucker und den restlichen Sojadrink einrühren. Vanillepulver zufügen und verquirlen.
2. Aufkochen lassen und rühren, bis die Masse leicht andickt. Von der Flamme nehmen und zum Schmarrn servieren.

Tipp

Sie können auch noch 2 Äpfel oder Birnen schälen, eine Auflaufform fetten, Obst und Schmarrn hineinschichten und mit Vanillesoße bedecken. 20 bis 30 Minuten im Ofen (200 Grad Ober- und Unterhitze), und ein leckerer Nachtisch ist fertig! Vor dem Servieren mit Puderzucker bestäuben.

Wer die Soße gelber mag, kann ein wenig Kurkuma zugeben.

Weihnachts-Ausstechkekse

Ergibt 2 Bleche

50 g kalte vegane Butter (zum Beispiel Alsan)

100 g Zucker

150 g Mehl

1. Vegane Butter und Zucker in eine Schüssel geben und mit dem Rührgerät schaumig schlagen. Dann Mehl hinzufügen und mit den Händen rasch zu einem glatten Teig formen.
2. Kugel in Frischhaltefolie für eine Stunde in den Kühlschrank.
3. Backofen auf 180 Grad (Ober- und Unterhitze) vorheizen. Teig auf einer bemehlten Fläche dünn ausrollen und Plätzchen ausstechen. Auf ein mit Backpapier ausgelegtes Backblech legen und 10 bis 15 Minuten im Ofen backen, bis sie goldgelb sind.

Fenchel-Filo-Törtchen mit Tomaten-Apfel-Chutney
Für 4 Personen

Für die Törtchen:
10 Muffinförmchen
Vegane Margarine zum Einfetten oder 10 Papierförmchen
125 g Filoteigblätter (circa 5 Stück)
6 TL Olivenöl
2 kleine Schalotten
1 Knoblauchzehe
1 kleiner Fenchel
200 ml Sojasahne (Sojacuisine)
Abgeriebene Schale einer unbehandelten Zitrone
Salz, Pfeffer
Muskat
2 TL vegane Margarine
100 g Aubergine
3 TL Weißweinessig
3 TL Zucker

1. Muffinform fetten oder mit Papierförmchen auslegen. Filoteigblätter halbieren, doppelt falten und Muffinförmchen mit dem Teig auskleiden. Dabei bleibt oben ein großer Rand

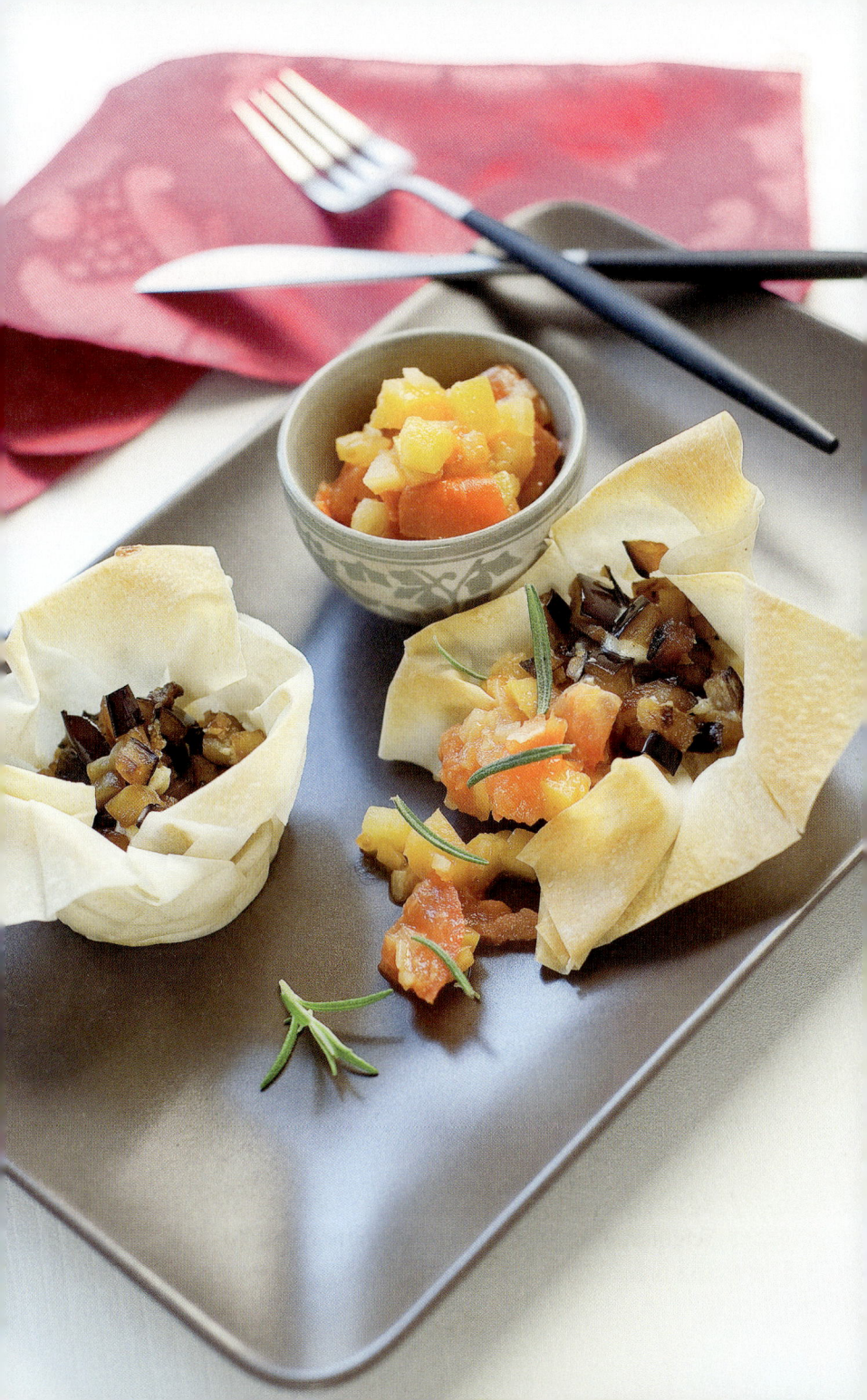

übrig. (Filoteig ist hauchdünn, er wird in der griechischen und in der orientalischen Küche für süße und salzige Gerichte verwendet. Filoteig gibt es fertig zu kaufen.)

2. Schalotte und Knoblauch schälen und fein würfeln, Fenchel putzen und fein würfeln.

3. Öl in eine Pfanne geben. Schalotte, Knoblauch und Fenchel darin 5 Minuten scharf anbraten. Sojasahne und Zitronenschale hinzugeben und bei mittlerer Flamme weitere 3 Minuten unter ständigem Rühren köcheln lassen. Mit Salz, Pfeffer und etwas Muskatnuss würzen. Ofen auf 180 Grad (Ober- und Unterhitze) vorheizen.

4. In einer weiteren Pfanne Margarine schmelzen. Derweil Aubergine waschen, putzen und in kleine Würfel schneiden. In der Pfanne 3 Minuten anbraten. Mit Essig ablöschen. Unter Rühren Essig verdampfen lassen und dann Zucker in der Pfanne karamellisieren lassen.

5. Etwa je 1 EL Fenchelgemüse in die Förmchen füllen. Anschließend etwa je 1 TL Aubergine darübergeben. In der mittleren Stufe im Ofen 12 bis15 Minuten backen.

Für das Chutney:

2 Schalotten

400 g Tomaten

200 g säuerlicher Apfel (zum Beispiel Boskop)

10 g vegane Margarine

3 EL Zucker

3 EL Weißweinessig

½ getrocknete, fein gehackte Chilischote

Salz

1. Schalotten schälen und fein würfeln. Tomaten waschen und fein würfeln. Apfel schälen, entkernen und fein würfeln.

2. Margarine in einer hohen Pfanne oder einem Topf erhitzen und Schalotten darin 1 Minute glasig andünsten. Äpfel zugeben und 2 bis 3 Minuten anschwitzen. Schalotten und Äpfel an den Pfannenrand schieben, Zucker in die Mitte geben und karamellisieren lassen.

3. Alles miteinander vermengen, Tomatenwürfel und Essig hinzufügen und circa 5 Minuten leicht einköcheln lassen, ohne dass das Chutney verkocht.

4. Mit Chili und Salz abschmecken und von der heißen Platte nehmen. Eventuell in ein Schraubglas für den Vorrat füllen (hält sich im Kühlschrank ein paar Tage).

Gefüllte Wirsingrouladen mit Rosenkohl-Maronen-Gemüse und Knusperkartoffeln
Für 4 Personen

Für die Wirsingrouladen:
Salz, Wasser
10 große Wirsingblätter
1 kleine Schalotte
1 Knoblauchzehe
30 g vegane Margarine
125 g Räuchertofu
100 g gekochte Maronen
1 EL getrocknete Johannisbeeren
20 g Sojasahne (Sojacuisine)
Pfeffer, Salz

1. In einem großen Topf Salzwasser zum Kochen bringen. Wirsingblätter vom harten Stielansatz befreien, waschen und im siedenden Wasser 5 Minuten blanchieren, bis sie noch bissfest sind. Herausnehmen und kalt abschrecken.

2. Schalotte und Knoblauch schälen und fein hacken. Tofu und Maronen fein würfeln.

3. 10 Gramm Margarine in einer Pfanne schmelzen. Knoblauch und Schalotte glasig andünsten, Tofu zugeben und braun anbraten, abkühlen lassen.

4. Maronen und Johannisbeeren mit den angebratenen Zutaten in einem hohen Gefäß mit einem Stabmixer mischen und mit Sojasahne pürieren. Kräftig salzen und pfeffern.

5. Abgetropfte Wirsingblätter auf einer Arbeitsplatte auslegen, die Maronenfüllung darauf in gleichmäßigen Portionen auf dem unteren Ende verteilen. Die linke und rechte Seite des Wirsingblattes einschlagen und anschließend von unten aufrollen. Das Ende mit einem Zahnstocher fixieren.

6. Restliche Margarine bei mittlerer Hitze in der Pfanne zerlassen und Wirsingrouladen darin von jeder Seite circa 5 Minuten kross anbraten.

Für den Rosenkohl:
300 g Rosenkohl
15 g vegane Margarine
100 g gekochte Maronen
Saft von 1 Zitrone
3 EL Ahornsirup

1. Rosenkohl schälen, Stiel abschneiden und 7 Minuten in kochendem Salzwasser bissfest garen. Danach herausnehmen und kalt abschrecken.

2. Margarine in einem breiten Topf schmelzen. Maronen, Rosenkohl, Zitronensaft und Ahornsirup zugeben und bei mittlerer Hitze circa 5 Minuten schmoren.

Für die Knusperkartoffeln:
50 g vegane Margarine
400 g festkochende Kartoffeln
20 g Maisgrieß
Etwas grobes Meersalz

1. Ofen auf 200 Grad Umluft vorheizen. Margarine in einer ofenfesten Pfanne schmelzen. Kartoffeln halbieren und Schnittfläche in Maisgrieß wenden. Mit der begrießten Fläche nach unten in die Pfanne legen und bei großer Hitze 2 Minuten braten.
2. Pfanne auf die mittlere Schiene in den Ofen geben und Kartoffeln 15 Minuten backen. Anschließend Temperatur auf 250 Grad erhöhen und noch einmal 5 Minuten backen. Nach dem Herausnehmen mit Meersalz bestreuen. Wer keine ofenfeste Pfanne hat, kann die Kartoffeln auf ein Blech oder eine Auflaufform legen und dann in den Ofen geben.

Für die Soße:
½ rote Zwiebel
25 g vegane Margarine
200 ml Gemüsebrühe
1 EL getrocknete Steinpilze
150 ml Rotwein
Pfeffer
100 ml Soja-Vanille-Drink (Soja-Vanille-Milch)
1 TL Weizenmehl
½ TL Ahornsirup
Salz

1. Zwiebel schälen und fein hacken. Margarine in einer Pfanne schmelzen und Zwiebel darin braun anbraten. Mit Brühe ab-

löschen. Steinpilze und Rotwein zugeben, pfeffern und circa 30 Minuten auf kleiner Flamme köcheln lassen.
2. Sojadrink mit Mehl in einer Tasse mischen, sodass keine Klumpen entstehen. In die Soße einrühren und Ahornsirup hinzufügen. Unter ständigem Rühren 3 Minuten köcheln lassen, bis die Soße andickt. Mit Salz abschmecken.

Lasagne mit Hackvleischsoße
Für 4 Personen

Für die Nudeln:
200 g Hartweizenmehl
1 TL Salz
85 ml lauwarmes Wasser

1. Für die Nudelplatten Hartweizenmehl und Salz in einer Schüssel mischen. Wasser nach und nach zugeben und zu einem glatten Teig verkneten. Teigkugel 1 Stunde bei Zimmertemperatur ruhen lassen.
2. Anschließend Teig durch eine Nudelmaschine drehen und dünne Teigplatten herstellen. Wer keine Nudelmaschine hat, kann den Teig auch mit einem Nudelholz auf einer bemehlten Arbeitsfläche ganz dünn ausrollen.

Für die Soße:
70 g feine Sojaschnetzel
1 kleine Zwiebel
1 Knoblauchzehe
2 Möhren
1 getrocknete Chilischote
1 EL Olivenöl
2 Dosen gehackte geschälte Tomaten

2 TL Balsamico-Essig
Abgeriebene Schale einer halben unbehandelten Zitrone
1 TL Ahornsirup

1. Sojaschnetzel in Wasser nach Packungsangabe einweichen. Zwiebeln und Knoblauch schälen und fein hacken. Möhren schälen und fein würfeln, Chilischote fein hacken.
2. Olivenöl in einem Topf erhitzen und Zwiebeln und Knoblauch darin glasig andünsten. Möhren zufügen und 3 Minuten scharf anbraten. Tomaten, Sojaschnetzel, Chilischote, Balsamico, Zitronenschale und Ahornsirup hinzufügen. Kräftig mit Salz abschmecken und circa 20 Minuten köcheln lassen.

Für den käsigen Geschmack:
52 g vegane Margarine
8 TL Weizenmehl
500 ml Wasser
4 EL Edelhefeflocken
1 EL Salz

1. Margarine in einem Topf zerlassen, Mehl hinzugeben. Dann Wasser schrittweise zugeben und dabei ständig weiterrühren.
2. Wenn die Masse glatt ist, die Hefeflocken unterrühren und mit Salz abschmecken.
3. Ofen auf 200 Grad Umluft vorheizen.

Die Lasagne »bauen«:
1 Auflaufform (etwa 22 mal 16 cm)
Vegane Margarine oder Öl zum Einfetten

1. Eine Auflaufform mit Margarine oder Öl fetten. Auf den Boden Nudelplatten legen. Platten mit Tomatensoße bedecken

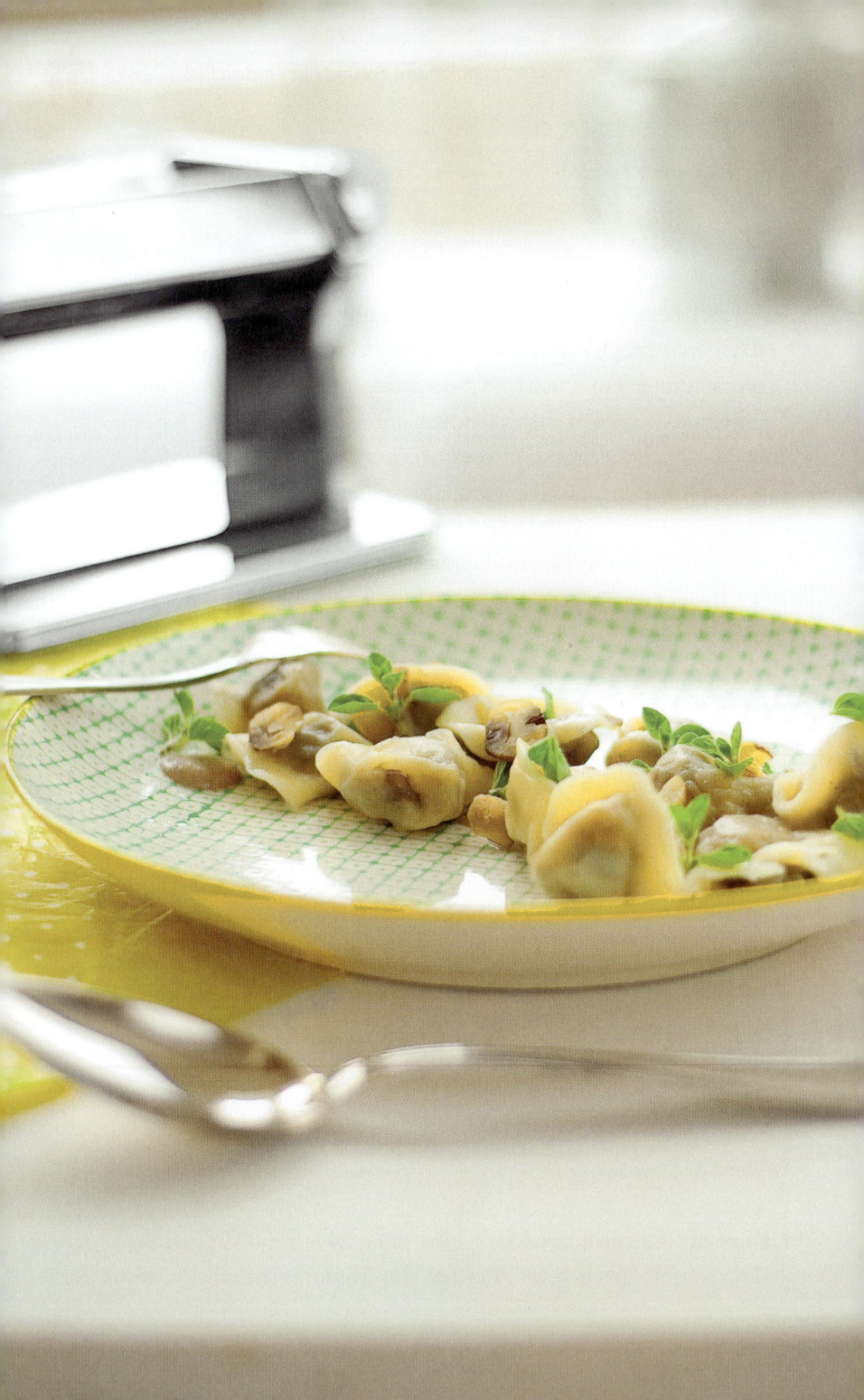

und anschließend käsige Soße darübergeben. Vorgang wiederholen, bis Form gefüllt ist.

2. Im Ofen auf mittlerer Schiene circa 30 bis 40 Minuten backen.

Wer keine Lust oder keine Zeit hat, Nudelplatten selbst zu machen, kann auch auf die fertigen Platten aus dem Supermarkt zurückgreifen. Diese sind in der Regel vegan. Allerdings kann sich die Backzeit erhöhen.

Auberginen-Senf-Tortelloni mit Johannisbeersoße
Für 4 Personen

300 g Hartweizenmehl

1 TL Salz

125 ml lauwarmes Wasser

4 Stängel Majoran

Mehl für die Arbeitsfläche

2 Knoblauchzehen

2 Schalotten

230 g Aubergine

3 EL Pflanzenöl

1 TL abgeriebene Zitronenschale

5 TL mittelscharfer Senf

Salz, Pfeffer

175 g gekochte Maronen

1 Knoblauchzehe

2 EL Olivenöl

200 ml Sojacuisine (Sojasahne)

200 ml Wasser

17 getrocknete Johannisbeeren

1 Glas ca. 6 cm ø

1. Hartweizenmehl und Salz in einer Schüssel mischen. Wasser nach und nach zugeben und zu einem glatten, geschmeidigen Teig verkneten. Falls der Teig nicht hält, vorsichtig etwas mehr Wasser zugeben. Sie sollten jedoch nicht über 200 Milliliter hinauskommen. Teigkugel in Folie eingewickelt 1 Stunde bei Zimmertemperatur ruhen lassen.

2. Majoran waschen, trocken schütteln und Blättchen abzupfen, beiseitestellen.

3. Anschließend Teig durch eine Nudelmaschine drehen und dünne Teigplatten herstellen. Wer keine Nudelmaschine hat, kann den Teig auch mit einem Nudelholz auf einer bemehlten Arbeitsfläche ganz dünn ausrollen. Mit einem Glas aus dem Teig runde Kreise ausstechen.

4. Knoblauch und Schalotten schälen, Aubergine waschen und putzen und alles sehr fein würfeln. Pflanzenöl in einer beschichteten Pfanne erhitzen und Knoblauch, Zwiebeln und Aubergine darin braun anbraten. Zitronenschale und Senf untermischen und Masse kräftig salzen und pfeffern.

5. Mit einem Teelöffel kleine Häufchen der Masse in die Mitte der Teigkreise geben. Teigkreis zuklappen und Rand mit Fingern oder einer Gabel kräftig zudrücken. Teigspitzen verbinden und kräftig zusammendrücken.

6. 60 Gramm Maronen klein hacken und beiseitelegen. Knoblauch schälen und fein hacken. Öl in einem Topf erhitzen und Knoblauch darin glasig braten. Restliche ganze Maronen, Sojasahne und Wasser zugeben. Johannisbeeren hinzufügen und leise köcheln lassen.

7. Salzwasser in einem großen Topf zum Sieden bringen und Tortellini darin 3 bis 5 Minuten garen. Sobald sie an der Oberfläche schwimmen mit einem Schöpflöffel abschöpfen.

8. Maronensoße mit einem Pürierstab fein pürieren. Mit Salz und Pfeffer abschmecken und gehackte Maronen zugeben.

9. Tortelloni gemeinsam mit Maronensoße und mit Majoran-
blättchen garniert servieren.

Texanisches Bier-Chili
Für 4 Personen

150 g feine Sojaschnetzel

2 kleine Zwiebeln

2 Knoblauchzehen

3 EL Rapsöl

2 Dosen Tomatenstücke (à 400 g)

250 ml dunkles veganes Bier

200 ml Kaffee

200 ml Gemüsebrühe

50 g Rohrzucker

1 EL Chilipulver oder Chiliflocken

1 TL Kumin (Kreuzkümmel)

1 EL Backkakao

½ TL Oregano

½ TL Koriander

1 TL Kardamom

2 Dosen oder Gläser Kidneybohnen (à 330 g)

Salz

1. Sojaschnetzel nach Packungsangabe einweichen. Zwiebeln
und Knoblauch schälen und fein hacken.
2. Öl in einer Pfanne erhitzen und Zwiebel und Knoblauch
darin braun anbraten. Sojaschnetzel, Tomaten, Bier, Kaffee
und Brühe zugeben. Mit Zucker, Chili, Kumin, Kakao, Oregano, Koriander und Kardamom würzen.
3. Bei kleiner Hitze, geschlossenem Deckel und unter wieder-
holtem Rühren circa 1 bis 1½ Stunden köcheln lassen. Dann

die Bohnen zugeben und mit Salz abschmecken. Weitere 10 bis 20 Minuten, je nach Geschmack, köcheln lassen.
4. Dazu passen Tortillachips, Baguette oder Fladenbrot.

Tomatentarte mit Räuchertofu
Für 4 Personen

1 Schalotte

125 g Räuchertofu

20 g vegane Butter oder Margarine

Butter oder Margarine zum Fetten der Form

200 g Seidentofu

100 g Sojasahne (Sojacuisine)

Abgeriebene Schale einer halben unbehandelten Zitrone

2 TL Hefeflocken

1 TL Salz

Muskat

Pfeffer

2 Stängel Rosmarin

300 g gemischte, bunte Cocktailtomaten

300 g veganer Blätter- oder Filoteig

Tarteform (Durchmesser 28 cm)

1. Schalotte schälen und in Ringe schneiden. Tofu in sehr kleine Würfel schneiden. Pfanne erhitzen und Margarine darin schmelzen. Schalottenringe glasig dünsten, dann Räuchertofu zugeben und 5 Minuten kross anbraten.
2. Seidentofu, Sojacuisine, Zitronenschale, Hefeflocken und Salz mit dem Handrührgerät aufschlagen. Etwas Muskat und Pfeffer hinzugeben. Rosmarin waschen, trocken schütteln, Blättchen abzupfen, klein hacken und unter die Masse rühren. Ofen auf 200 Grad (Ober- und Unterhitze) vorheizen.

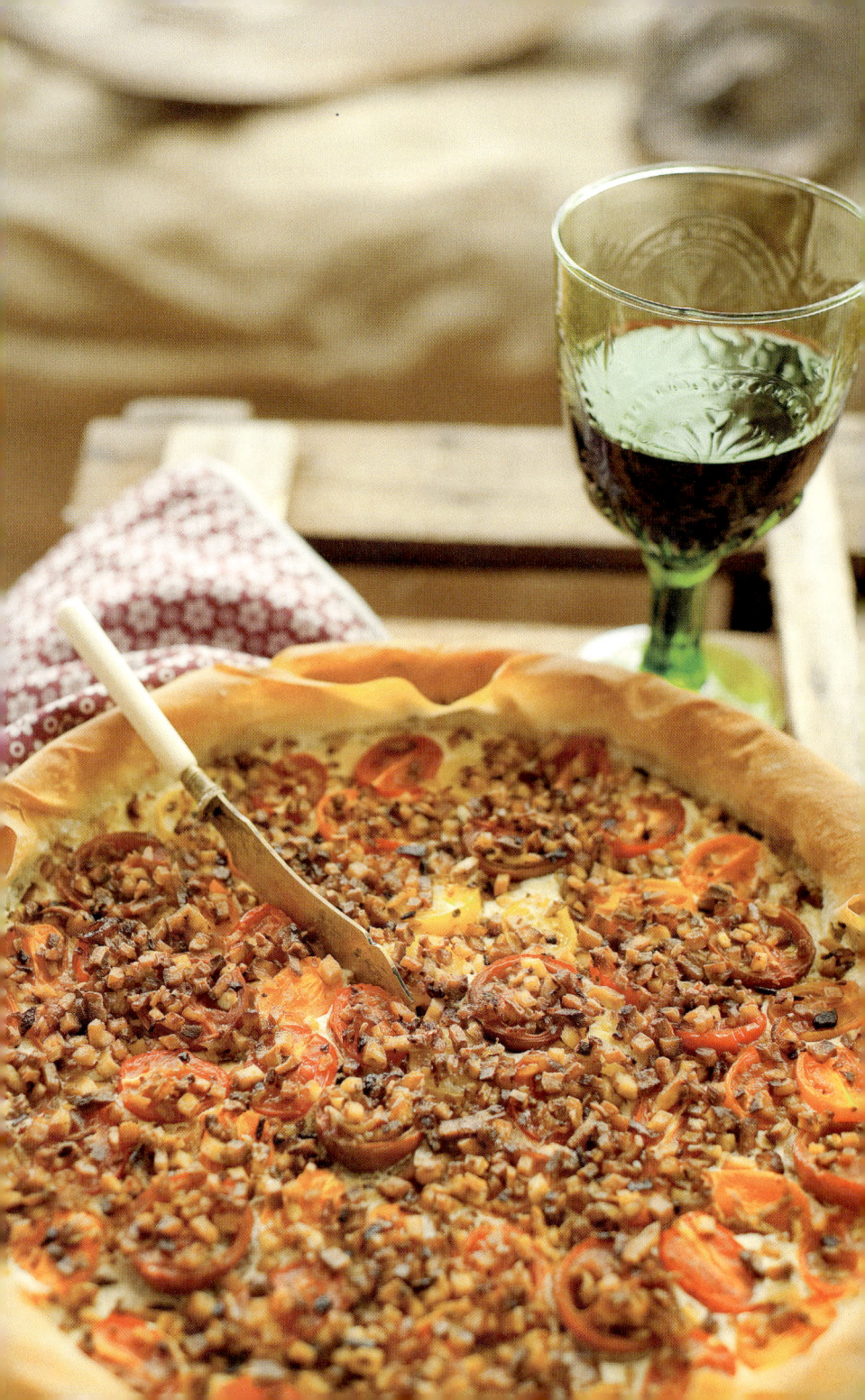

3. Tomaten waschen, halbieren und entkernen. Tarteform fetten und mit dem Teig auslegen, Rand etwas hochziehen, darauf achten, dass der Teig nicht zu dünn wird, sonst reißt er. Tofumasse auf den Teig geben, dann Tomaten gleichmäßig darauf verteilen und zum Schluss den Räuchertofu darüberstreuen. 35 Minuten auf der mittleren Schiene goldbraun backen.

Zucchinischiffchen mit Ofen-Pommes und Salat
Für 4 Personen

Für die Schiffchen:
4 Zucchini (à ca. 200 g)
3 Scheiben Pumpernickel
2 Schalotten
1 Knoblauchzehe
2 EL Olivenöl
2 EL Tomatenmark
2 TL Salz
Pfeffer
1 EL Gewürze wie Thymian, Rosmarin, Oregano oder Paprika
Vegane Margarine oder Öl
Auflaufform

1. Zucchini waschen, halbieren und mit dem Löffel vorsichtig aushöhlen, sodass Schiffchen übrig bleiben. Die entnommene Zucchinimasse in eine Schüssel geben.
2. Pumpernickel in kleine Würfel schneiden, Schalotten und Knoblauch schälen und fein würfeln.
3. Öl in einer Pfanne erhitzen. Zwiebeln und Knoblauch darin glasig dünsten. Pumpernickel zugeben und kross anbraten. Zucchinimasse hineingeben, mit Tomatenmark, Salz, Pfeffer

und Gewürzen vermengen und abschmecken. Circa 3 Minuten braten, bis die Flüssigkeit etwas verkocht ist.

4. Eine Auflaufform mit Margarine fetten und Zucchinischiffchen hineingeben. Mit Zucchinifüllung füllen. Auflaufform dann zum Backen in den Ofen geben, aber zuvor noch die Ofenpommes vorbereiten.

Für die Ofen-Pommes:

400 g aromatische Kartoffeln (zum Beispiel Linda)

3 EL Olivenöl

Backblech und Backpapier

Grobes Meersalz

1. Ofen vorheizen (200 Grad bei Umluft oder 220 Grad bei Ober- und Unterhitze). Kartoffeln waschen und in fingerdicke Stäbchen schneiden. In eine Schüssel geben und mit dem Öl gründlich vermischen.
2. Ein Backblech mit Backpapier auslegen und die Pommes darauf verteilen.
3. Pommes und Schiffchen in den Ofen geben und 30 Minuten backen. Dabei die Pommes ab und zu wenden. Vor dem Servieren Pommes mit groben Meersalz bestreuen.

Für den Salat:

2 Handvoll Mischsalat nach Wahl

200 g braune Champignons

1 große oder 2 kleine Birnen

20 g vegane Butter oder Margarine

2 EL Zucker

2 EL Weißweinessig

1 EL Crema di Balsamico

2 EL Öl

Salz, Pfeffer
Gemischte Salatkerne
(zum Beispiel Salatkernemix von Alnatura)

1. Salat waschen, trocken schütteln und auf einer Platte anrichten. Champignons putzen, gegebenenfalls waschen, in dünne Scheiben schneiden und auf dem Salat verteilen.
2. Birne waschen, schälen und entkernen. In dünne Scheiben schneiden. Margarine in einer Pfanne erhitzen und schmelzen lassen. Birne zugeben und 2 Minuten bei höchster Hitze anbraten. Dann Zucker zugeben und in der heißen Pfanne karamellisieren lassen. Gut mit den Birnen vermischen.
3. Birnen auf dem Salat verteilen. Essig, Balsamico, Öl, Salz und Pfeffer zu einer Vinaigrette verrühren und über den Salat geben. Zum Schluss Kerne über den Salat streuen. Zusammen mit Ofenpommes und Zucchinischiffchen servieren.

Vegane Käsespätzle
Für 4 Personen

250 g Zwiebeln
200 g veganer Käse, der gut schmilzt (zum Beispiel No-Muh-Chäs, Melty)
20 g vegane Margarine oder vegane Butter
100 ml Gemüsebrühe
200 g Sojasahne (Sojacuisine)
300 g Hartweizenmehl (Feinkostladen oder Italiener)
450 ml Pflanzenmilch (Soja-, Hafer- oder Reisdrink)
½ TL Salz
1 Prise Muskatnuss
Pfeffer
Spätzlereibe oder -hobel

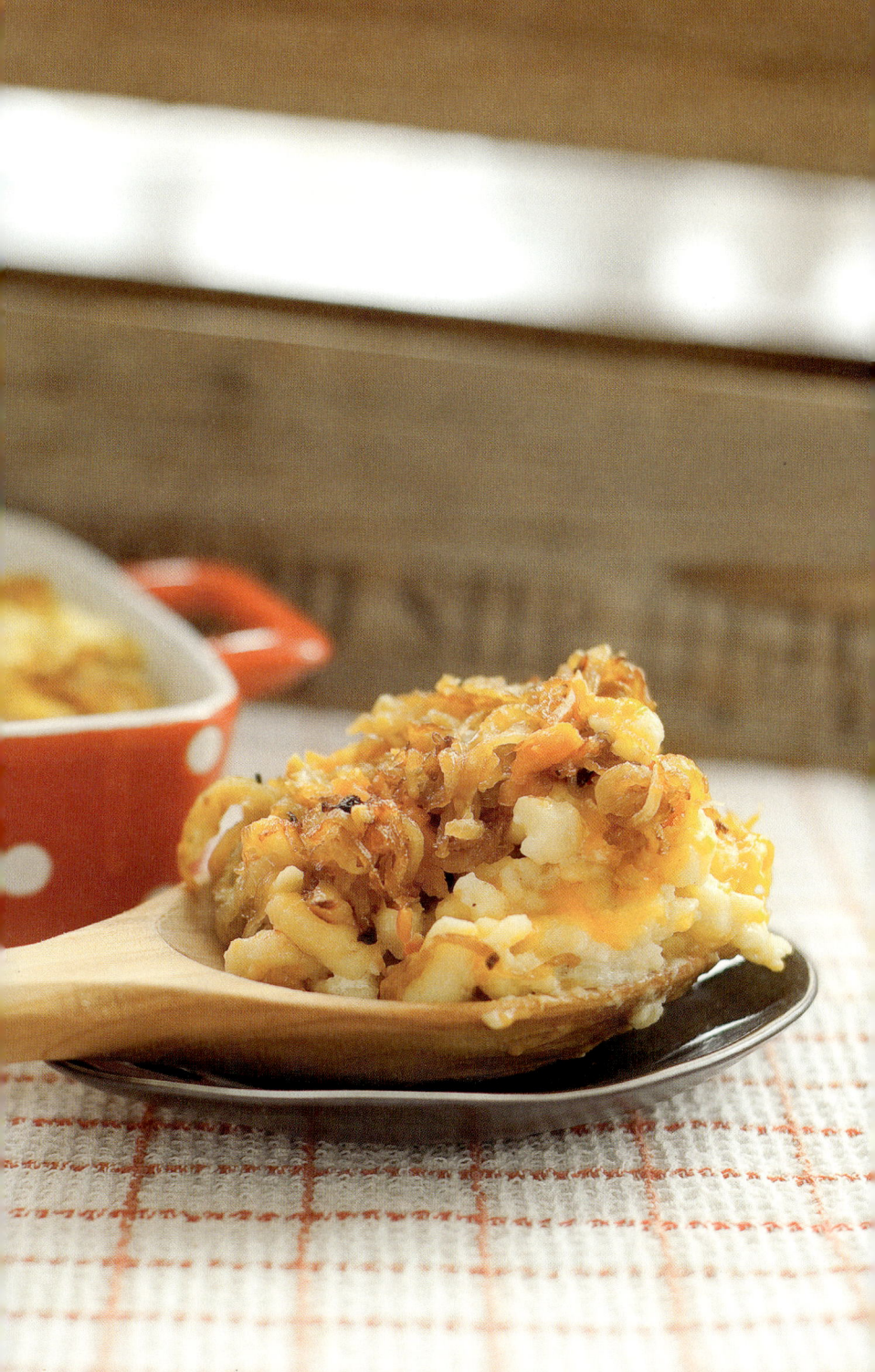

1. Zwiebeln schälen und in feine Ringe schneiden. Käse auf einer Reibe, so gut es geht, grob reiben.

2. Margarine in einer heißen Pfanne schmelzen, Zwiebeln zugeben und unter stetem Rühren bei hoher Hitze circa 10 bis 12 Minuten braun anbraten.

3. Inzwischen Gemüsebrühe und Sahne in einem Topf bei niedriger Hitze etwa 10 Minuten erwärmen und mit einem Schneebesen gut verrühren.

4. Mehl und kalte Pflanzenmilch in eine Schüssel geben und zu einem zähflüssigen Teig verrühren, entweder per Hand, Handrührgerät oder mit der Küchenmaschine. Ofen auf 190 Grad Umluft vorheizen.

5. In einem großen Topf Wasser zum Kochen bringen und Salz zugeben, dann Hitze etwas reduzieren, sodass es nur noch leicht blubbert. Mit einer Spätzlereibe oder einem Spätzlehobel die Teigmasse in das Wasser schaben. Die Spätzle 2 bis 3 Minuten ziehen lassen. Sobald sie an der Oberfläche schwimmen, mit einem Schaumlöffel abschöpfen, in ein Sieb geben, kalt abschrecken und abtropfen lassen.

6. Die Hälfte der Spätzle in eine Auflaufform füllen. Mit etwas Muskat, Pfeffer, der Hälfte der Zwiebeln und der Hälfte des Käses bestreuen und eine zweite Schicht Spätzle darübergeben. Mit Muskat und Pfeffer bestreuen, die restlichen Zwiebeln und den restlichen Käse darübergeben. Brühe-Sahne-Soße gleichmäßig über der Masse verteilen und mit Alufolie abdecken. 20 Minuten im Ofen backen, dann Alufolie entfernen und 12 Minuten goldbraun fertig backen.

Semmelknödel mit Gyros und Wurzelgemüse
Für 4 Personen

Für die Knödel:
4 altbackene Laugenbrezeln
4 EL Ei-Ersatz-Pulver
400 ml Sojadrink (Sojamilch)
180 g Zwiebeln
80 g vegane Butter oder Margarine
6 Stängel glatte Petersilie
Salz
Frisch geriebene Muskatnuss
Schwarzer Pfeffer aus der Mühle
4 Mini-Silikon-Gugelhupfformen oder ein gefettetes Muffin-blech

1. Die Brezeln mit einem Brotmesser in etwa 1 Zentimeter große Stücke schneiden und in eine Schüssel füllen. Mit Ei-Ersatz-Pulver vermischen. Sojadrink lauwarm erhitzen, mit den Brezelstücken vermischen und quellen lassen.
2. Zwiebel schälen, fein würfeln und in einer Pfanne mit veganer Butter goldbraun rösten und abkühlen lassen. Währenddessen Petersilie waschen, trocken tupfen und Blättchen von den Stielen abzupfen und fein hacken.
3. Die gerösteten Zwiebeln und die gehackte Petersilie zu der Brezelmasse geben. Alles mit Muskatnussabrieb, Pfeffer und Salz kräftig würzen und gut vermengen.
4. Brezelknödelmasse in die Gugelhupfformen (oder in die Muffinförmchen) einfüllen und oben glatt streichen. Die Förmchen in eine feuerfeste Form stellen, zu zwei Drittel mit heißem Wasser angießen und im vorgeheizten Ofen (200 Grad Umluft) circa 30 Minuten backen.

Für das Gyros:

1 mittelgroße rote Zwiebel

1 Knoblauchzehe

350 g Seitan (selbstgemacht oder gekauft)

1 kleines Bund Thymian

3 EL Olivenöl

2 TL Zitronensaft

3 TL Paprikapulver scharf

1 TL Cumin

Salz, Pfeffer, Zucker

1. Zwiebel und Knoblauch schälen und fein hacken. Seitan in dünne Streifen schneiden. Thymian waschen, trocken schütteln und fein hacken.
2. Öl in der Pfanne erhitzen, Zwiebeln und Knoblauch darin 2 Minuten anbraten. Seitan, Zitronensaft, Paprikapulver und Cumin zugeben. Mit Salz und Pfeffer abschmecken und 1 Prise Zucker zugeben. Unter gelegentlichem Wenden 15 Minuten scharf anbraten. Zum Schluss 4 TL Thymian darübergeben.

Für das Wurzelgemüse

300 g Rote Bete

150 g Petersilienwurzel

250 g Möhren

5 EL Weißweinessig

15 g Zucker

1 TL Salz

5 EL Wasser

2 EL Albaöl (oder Rapsöl)

1 EL rote Rettichsprossen

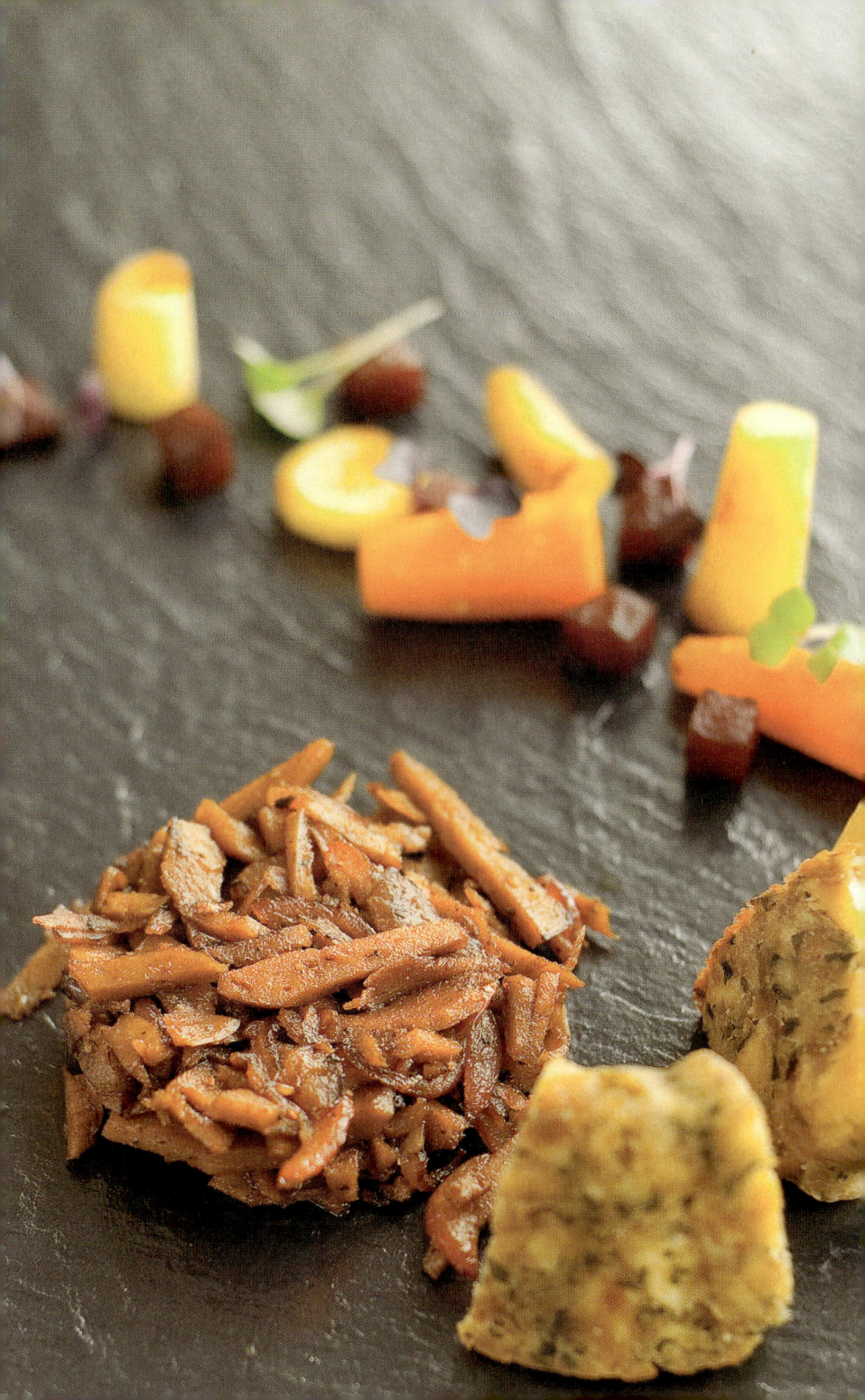

1. Rote Bete mit Einmalhandschuhen schälen und in 1 Zentimeter große Würfel schneiden. Petersilienwurzel und Möhren schälen und in daumendicke, circa 2 Zentimeter lange Stücke schneiden.

2. Essig mit 10 Gramm Zucker, Salz und Wasser in einem Topf mischen und aufkochen. Rote-Bete-Würfel hinzugeben und etwa 8 bis 10 Minuten einkochen lassen, bis die Flüssigkeit verkocht ist, dabei gelegentlich umrühren.

3. Inzwischen in einer Pfanne Öl erhitzen und Wurzelgemüse zugeben. Auf hoher Flamme unter ständigem Rühren circa 5 Minuten scharf anbraten. Gemüse mit dem restlichen Zucker karamellisieren.

4. Mit dem Gyros und dem Brezelknödel auf einer Platte anrichten. Dazu den Brezelknödel aus der Form lösen und vierteln, das Gyros in einen Servierring schichten und mit einem Löffel kräftig andrücken und das Gemüse abwechselnd hinstellen und hinlegen. Mit roten Rettichsprossen garnieren.

Fix und fertig: 20-Minuten-Gerichte

»Vegan kochen dauert ewig. Ich muss ja alles selbst machen.« Selbst machen oft ja, ewig kochen nein – die folgenden Rezepte beschreiben leckere Gerichte, die in weniger als 20 Minuten fertig sind.

Grüne Sesam-Zitronen-Pasta
Für 4 Personen

400 g Nudeln

Salz

Wasser

300 g Brokkoliröschen

3 EL Olivenöl
Saft von 2 Zitronen
Pfeffer
2 weiche Avocados
4 Stängel Koriander
2 TL Agavendicksaft
2 EL geröstetes Sesamöl
2 EL geröstete Sesamsamen
Rosa Pfeffer

1. Nudeln in kochendes Salzwasser geben und bissfest (al dente) garen. Inzwischen Brokkoli waschen und gegebenenfalls klein schneiden.
2. Topf auf einer Platte erhitzen und Olivenöl zugeben. Brokkoli darin kurz scharf anbraten, dann Hitze reduzieren und mit Zitronensaft ablöschen. Pfeffern, salzen und gelegentlich umrühren. Nach 3 bis 5 Minuten garen bei mittlerer Hitze, von der Platte nehmen.
3. Avocados halbieren, vom Kern lösen, schälen und würfeln. Unter den Brokkoli mischen.
4. Koriander waschen, trocken tupfen, Blätter von den Stielen abzupfen und klein hacken. Mit dem Agavendicksaft und dem Sesamöl zum Brokkoli geben und gut durchmischen. Eventuell noch etwas salzen.
5. Nudeln abgießen, zurück in den Topf geben und mit dem Brokkoli vermengen.
6. Zum Servieren auf Teller anrichten und pro Portion etwas Sesamsamen und rosa Pfeffer darübergeben.

Sandwichtoasts in sechs Varianten
Für diese Rezepte (alle Mengenangaben für je 1 Sandwichtoast) benötigen Sie einen Sandwichtoaster.

¼ gelbe Paprika

3 TL veganer Streukäse (zum Beispiel Wilmersburger Pizzaschmelz)

1,5 TL gemischte Kräuter (zum Beispiel Oregano, Thymian, Rosmarin), Paprika und Knoblauchflocken

2 TL Röstzwiebeln

Salz, Pfeffer

2 Scheiben Toastbrot

2 TL Tomatenmark

1. Paprika waschen, entkernen und fein würfeln. Mit Käse, Kräutern und Röstzwiebeln mischen und mit Salz und Pfeffer abschmecken.
2. Toast mit Tomatenmark bestreichen. Auf eine Scheibe die Paprikafüllung geben, die andere Scheibe mit der unbestrichenen Seite nach oben darüberlegen. Im Sandwichtoaster toasten.

Mexicana:

3 TL veganer Streukäse (zum Beispiel Wilmersburger Pizzaschmelz)

1 TL Kidneybohnen

1 TL Mais

1 TL gehackte Zwiebel

1 TL Zitronenschale

1 Prise Salz

2 Tortillachips

2 Scheiben Toastbrot

2 TL Tomatenmark

1. Käse, Bohnen, Mais, Zwiebel, Zitronenschale und Salz in eine kleine Schüssel geben und verrühren. Chips zerbröseln und untermischen.
2. Toastscheiben mit Tomatenmark bestreichen. Auf eine Toastseite die Füllung geben und die andere Toastscheibe darüberlegen. Im Sandwichtoaster toasten.

Italiano:

2 kleine schwarze Oliven

1 getrocknete Tomate

2 TL veganer Streukäse (zum Beispiel Wilmersburger Pizzaschmelz)

½ TL gehackte Zwiebeln und Knoblauch

2 Scheiben Toastbrot

1,5 TL veganes Pesto

1. Oliven in feine Ringe schneiden, Tomate fein würfeln. Streukäse mit Oliven, Tomate, Zwiebeln und Knoblauch mischen.
2. Beide Toastscheiben mit Pesto bestreichen. Auf eine Scheibe die Füllung geben und mit der anderen bedecken. Im Sandwichtoaster toasten.

Bavaria:

½ vegane Weißwurst

½ TL saure Gurke

½ TL Radieschen

½ TL gehackte Zwiebel

½ TL gehackte Petersilie

Salz, Pfeffer

2 Scheiben Toastbrot

1 TL süßer Senf

1. Weißwurst garen, von der Pelle befreien und in Scheiben schneiden.
2. Gurke und Radieschen fein würfeln. Mit Zwiebel und Petersilie mischen und mit Salz und Pfeffer abschmecken.
3. Toastscheiben mit Senf bestreichen. Auf eine Scheibe die Füllung geben, die andere Scheibe darüberlegen und im Sandwichtoaster toasten.

India:

3 TL fertige Currysoße oder Chutney
(zum Beispiel Indisches Curry von Alnatura)
½ TL Sesamsamen
2 TL gekochte Kichererbsen
4 getrocknete Johannisbeeren
1 Prise Zimt
2 Scheiben Toastbrot

1. Curry, Sesam, Kichererbsen, Johannisbeeren und Zimt gut miteinander vermischen.
2. Auf eine Scheibe Toast geben, die andere darüberlegen und im Sandwichtoaster toasten.

Americana:

50 g Räuchertofu
1 TL Öl
2 Scheiben Toast
2 TL vegane BBQ-Soße
2 Scheiben Tomate
3 TL veganer Streukäse (zum Beispiel Wilmersburger Pizzaschmelz)

1. Tofu in feine Streifen schneiden und in einer heißen Pfanne im Öl circa 5 bis 10 Minuten von allen Seiten knusprig anbraten.
2. Toastscheiben mit BBQ-Soße bestreichen. Auf eine Toastscheibe Tofu und Tomate geben, mit Käse bestreuen und die andere Scheibe darüberlegen. Im Sandwichtoaster toasten.

Spaghetti mit veganer Käse-Tofu-Soße
Für 4 Personen

500 g Spaghetti
200 g Räuchertofu
1 Zwiebel
20 g vegane Margarine
400 ml Reisdrink (Reismilch)
300 g Cashewkäse (siehe Seite 238)
100 ml Wasser
1 Schuss veganer Weißwein
4 EL Hefeflocken
Salz, Pfeffer
Gehackte Petersilie nach Geschmack

1. Spaghetti kochen. Inzwischen Tofu ganz klein würfeln. Zwiebel schälen und fein hacken. Pfanne erhitzen, Margarine darin schmelzen, Zwiebeln darin glasig anbraten, Tofu zugeben und 5 Minuten kross anbraten. Zur Seite stellen.
2. Reismilch in einem Topf erhitzen, Cashewkäse darin schmelzen, eventuell Wasser zugeben, falls die Masse zu dickflüssig ist, sowie einen Schuss Wein. Hefeflocken in der Soße verrühren und mit Salz und Pfeffer abschrecken.
3. Nudeln abgießen, zurück in den Topf geben und mit der Käsesoße vermengen. Auf Teller portionieren und Tofuwürfel darübergeben. Nach Belieben Petersilie darüber geben.

Tofu-Tomaten-Tagliatelle
Für 4 Personen

500 g Tagliatelle
2 kleine Zwiebeln
2 Knoblauchzehen
1 Packung Mandel-Nuss-Tofu (z. B. von Alnatura)
5 EL Olivenöl
5 EL schwarze Oliven
6 getrocknete Tomaten
350 g Cocktailtomaten
1 EL gehackte Salbeiblätter
Salz, Pfeffer
1 unbehandelte Zitrone

1. Nudeln nach Packungsangabe garen. Derweil Zwiebeln und Knoblauch schälen und fein hacken, Tofu fein würfeln.
2. In einer gut beschichteten Pfanne 2 EL Öl erhitzen und Zwiebeln und Knoblauch darin glasig andünsten. Tofu zugeben und 5 Minuten kross anbraten.
3. Oliven in feine Ringe schneiden, getrocknete Tomaten in feine Streifen schneiden, Cocktailtomaten halbieren und mit dem restlichen Öl und dem Salbei in eine Schüssel geben und gut vermischen. Mit Salz und Pfeffer würzen. Zitrone heiß waschen und Schale über die Tomatenmasse reiben. Tofu hinzugeben.
4. Nudeln abgießen, zurück in den Topf geben und Tomaten-Tofu-Soße daruntermischen.

4. Ausprobiert. Halt ich nicht durch. Und nun?

Vorurteil Nr. 4: *Man kann nur dann etwas ändern in der Welt, wenn man konsequent ist.*

Warum klappt es nicht? Gründe

Sie haben das Vegansein ausprobiert, vielleicht für ein paar Wochen, vielleicht im Rahmen der Fastenzeit, vielleicht das ganze Programm mit veganer Kleidung, veganen Putzmitteln, veganer Kosmetik, vielleicht auch nur die Ernährung, und Sie merken, es ist einfach nicht das Richtige für Sie. Kann ja sein. Woran könnte das liegen?

Sie finden es zu aufwendig, möchten nicht immer und überall nachfragen, ob dies oder jenes vegan ist, Sie möchten einfach in den Laden gehen und einkaufen, ganz bequem. Im veganen Supermarkt können Sie das ganz leicht. Ist einer in Ihrer Nähe, können Sie Ihre Einkäufe ja ab und zu dort erledigen. Alternative zwei: Sie erstellen sich eine Liste mit den Top-Produkten, die Sie regelmäßig kaufen, und recherchieren, welche veganen Alternativen es dazu gibt, oder ob die Produkte nicht vielleicht sogar vegan sind. Mit der Zeit, wenn Sie auswendig wissen, welche Produkte auf der Liste vegan sind, können Sie die Liste erweitern, wenn Sie mögen, und sich so Stück für Stück »vorarbeiten«.

Sie fühlen sich ausgeschlossen von der Gesellschaft, fühlen sich unwohl, wenn Sie sich von der Speisekarte absondern, möchten keine Extra-Tofuwurst in Anspruch nehmen, wenn Sie irgendwo eingeladen sind. Und auch in der Familie und in Ihrem Freundesreis treffen Sie auf wenig Verständnis. Das ist eine schwierige Situation. Manche lösen diese so, dass Sie in ihren eigenen vier Wänden und wann immer möglich vegan leben, bei Einladungen, im Restaurant oder auf der Betriebsfeier, wenn es nicht anders geht, auch mal vegetarisch essen. Es gibt Menschen, die stehen hinter dem Veganismus, wollen sich aber auch nicht »extrem geißeln« oder »gesellschaftsunfähig« machen, und daher entscheiden sie von Situation zu Situation unterschiedlich. Das wäre eine Möglichkeit.

Sie möchten schlicht nicht auf gewisse Dinge verzichten. Ja, Sie haben verstanden, dass Tiere leiden, wenn sie massenweise Milch produzieren müssen und ihre Gesundheit durch die ständige Doppelbelastung (Milch geben, Kalb austragen) schon nach wenigen Jahren stark beeinträchtigt ist. Sie wissen, dass Schweine auf Spaltenböden ohne Auslauf und Beschäftigungsmöglichkeiten nicht glücklich sind. Sie wissen, dass Hühner viel mehr Eier geben, als sie das »in freier Wildbahn« tun würden, und dass Mastputen manchmal vorne überkippen, weil die angezüchtete Putenbrust zu schwer ist. Manche werden dann von ihren Artgenossen totgetrampelt. Das wissen Sie alles und möchten trotzdem gern Ihrem kulinarischen Bedürfnis nach Tierprodukten nachgehen. Verständlich. Es ist schwer, lieb gewonnene Gewohnheiten, in denen man es sich gemütlich eingerichtet hat, in Frage zu stellen und was Neues zu wagen. Der Konsum von Tierprodukten ist in unserer Gesellschaft tief verwurzelt. Umso schwerer fällt es, sich davon zu verabschieden oder zumindest den mittlerweile inflationären Gebrauch dieser Produkte in Zweifel zu ziehen.

Auch ich bin gegen Massentierhaltung. Aber Massentierhaltung wird nicht nur für den Fleischkonsum eingesetzt, sondern auch für die Milchproduktion. Als Ovolaktovegetarier tue ich kaum etwas gegen die Massentierhaltung. Es sei denn, ich würde meine Milch aus einem kleinbäuerlichen Betrieb kaufen. Mit artgerechter Tierhaltung. Aber woran erkenne ich den? Tun Vegetarier etwas für den Umweltschutz, den Klimawandel, den Erhalt des Regenwalds, gegen den Hunger auf der Welt? Auch Milchkühe müssen gefüttert werden und kriegen teils Soja zugefüttert (von Flächen des abgeholzten Regenwalds oder Feldern, die eigentlich für die Versorgung der heimischen Bevölkerung dienen), auch Milchkühe produzieren Gülle …

Wenn ich ausschließlich Bio-Milchprodukte konsumierte, würde ich dann was fürs Klima und die Umwelt und gegen den Hunger auf der Welt tun? Als Vegetarier möchte ich nicht, dass Tiere für mich getötet werden. Aber sogar bei der Bio-Ei-Produktion werden die männlichen Küken »entsorgt«. Es sieht also düster aus mit meinen Argumenten, und es gibt viele Fragezeichen.

Es wird kompliziert, aber ich gebe noch nicht auf. Und auch wenn ich jetzt »glückliche Tiere« suche, weiß ich, dass sie am Ende getötet werden und dann wohl eher nicht mehr so glücklich sind.

Teilzeitveganer oder Auf der Suche nach »glücklichen Kühen«

Ich mache mich also auf den Weg, um »glückliche Kühe« zu suchen, und treffe einen, der es wissen muss: Dr. Prinz Felix zu Löwenstein. Landwirt, Bestsellerautor, Präsidiumsmitglied beim Bio-Anbauverband Naturland, Vorstandsvorsitzender des Bundes Ökologische Lebensmittelwirtschaft (BÖLW) und Vorstandsmitglied des Forschungsinstituts für biologischen Landbau (FiBL Deutschland). Er hat das Buch *Food Crash* geschrieben mit dem Untertitel *Wir werden uns ökologisch ernähren oder gar nicht mehr*. Da stand nichts von vegan. Vielleicht kann er das Gewissen beruhigen und mir etwas über »glückliche Kühe« erzählen. Über bi_veganen Landbau hatte ich ja bereits mit ihm gesprochen, nun geht es aber um die Wurst und um Milch. Ich befrage ihn zu der Kritik der Veganer daran, dass Kühen ihr Kalb weggenommen wird. Löwenstein findet: »Das kritisieren sie zu Recht. Das Anliegen des Ökolandbaus ist eine möglichst artgerechte Haltung. Doch was heißt artgerecht? Das ist in der Nutztierhaltung immer ein Annäherungsprozess. Bei Schweinen heißt artgerechte Haltung: im Wald – wie das Wildschwein. Ich habe bei artgerechter Haltung mit Zielkonflikten zu tun zwischen Ökonomie und Artgerechtigkeit. Diese Diskussion kann ich aber mit Veganern nicht führen, weil am Ende der Veganer immer sagt: ›Im Übrigen darf man Tiere überhaupt nicht umbringen.‹ Das macht die Sache sehr schwer.«

Wenn ich Prinz zu Löwenstein richtig verstehe, ist artgerechte Haltung also immer ein Kompromiss zwischen »glücklichen Tieren« und viel Geld, dem, was am Ende rausspringt, weil der Bauer ja unterm Strich was verdienen will. Bei manchen rückt dieser Kompromiss in eine Schieflage zugunsten der Ökonomie. Da sind dann die Tiere halt nicht mehr »glücklich«, dafür gibt's aber mehr Geld.

Wie erkenne ich jetzt, ob ein Tier »glücklich« war, so wie ich mir »glücklich« vorstelle? Da hilft wohl nur hinfahren und angucken. Beim Bauern nebenan oder zumindest in der Region kaufen und gleich mal in den Stall spähen. Für viele ist es wahrscheinlich wie im Restaurant: Da, wo's besonders gut schmeckt, will man gar nicht wissen, wie die Küche aussieht. Wenn ich jetzt jeden Bauern besuchen muss, von dem ich Käse,

Milch, Joghurt et cetera kaufe, dann habe ich ganz schön was zu tun. Ist das der Preis, den ich zahlen muss, um mein Gewissen zu beruhigen und mir sagen zu können: »Wenigstens waren die Tiere glücklich«? Die Kälberwegnehmerei stört mich auch. Ich recherchiere und finde etwas im Internet zu muttergebundener Aufzucht bei Milchkühen. Felix zu Löwenstein hat dazu leider noch nichts gehört. Kann mir also auch keine Informationen dazu geben. Aber er kann sich das prinzipiell vorstellen: »Es ist halt ökonomisch ein Riesenproblem. Weil ich dann weniger Milch verkaufen kann, die dann sehr teuer ist.«

Auf manchen Stutenmilchfarmen wird das so gehandhabt, dass Fohlen und Stute am Tag zeitweise zusammen und zeitweise getrennt sind. Jedoch immer in Seh- und Hörweite voneinander, sogar Nasestupsen ist möglich. Das ermöglicht, dass die Fohlen eine Milchmahlzeit am Tag bekommen und die Stute darüber hinaus zweimal gemolken wird (Taby 2011). Das stelle ich mir ganz gut vor. Das wäre ein Kompromiss, mit dem ich persönlich leben könnte. Aber ob es das auch bei Kühen gibt?

Auf dem Hof Gasswies wird das in ähnlicher Weise versucht. Fünfzig Milchkühe leben auf dem Bioland-zertifizierten Hof. Dort bleiben die Kälber nach der Geburt zwei Monate bei ihren Müttern und bekommen von ihnen Muttermilch. Zwar werden die Kühe trotzdem gemolken, geben aber weniger Milch, da ja das Kalb versorgt wird. Sobald das Kalb älter ist, geht es mit auf die Weide und beginnt Gras zu fressen (Hof Gasswies 2013). Das ist eine Aufzuchtvariante, die ich unterstützen möchte – nur, wo kriege ich die Milch her, und woran erkenne ich sie? Als ich beim Hof Gasswies nachfrage, erfahre ich, dass ich die Milch nicht separat kaufen kann, sondern dass sie in einen großen Topf wandert und in Schwarzwaldmilch-

Produkten zu finden ist. Extra gelabelt sind die Produkte natürlich nicht, denn nicht alle Schwarzwaldmilch-Produzenten handhaben das so. Muttergebundene Aufzucht bei Milchkühen ist laut Aussage des Hofs Gasswies eher eine Randerscheinung. Schade, denn das würde ich gern unterstützen. Weil ich finde, dass das ein besserer Umgang mit den Tieren ist. Jedoch muss man bedenken, dass die Milch dann teurer wird, weil die Kuh ja weniger gibt. Außerdem ist die Tierhaltung bei der ökologischen Kreislaufwirtschaft flächengebunden: Wer nicht so viel Land hat, kann nicht so viele Tiere halten. Und der Zukauf von externen Futtermitteln ist stark eingeschränkt, sie sollten möglichst selbst auf dem Hof produziert werden. Das schließt eine Haltung von Tieren in großen Massen nahezu aus, bedeutet, dass der einzelne Hof weniger Milch und Fleisch und Eier hervorbringt. Wenn ich solch ein System unterstützen möchte, muss ich meinen Konsum von tierischen Produkten zumindest stark einschränken. Wie sehr, das möchte ich gern von Felix zu Löwenstein wissen. Am liebsten hätte ich eine Faustformel: Wenn ich für ganz Deutschland / ganz Europa / die ganze Welt die Kreislaufwirtschaft will, wie viel tierische Produkte kann ich dann pro Woche verzehren?

Leider kann mir das Felix zu Löwenstein nicht genau sagen. Aber: »Der Milchkonsum muss dann auch sinken und vor allem der Käsekonsum. Für die Käseherstellung braucht man große Mengen Milch. Insgesamt verzehren wir nicht nur zu viel Fleisch, sondern auch zu viel Eier und Milch.«

Die zweite Art von Tierhaltung, die mir »artgerechter« erscheint, ist die Grünlandhaltung von pflanzenfressenden Tieren wie Kühen und Rindern.

»Es gibt Betriebe, die ihre Tiere komplett nur mit Gras ernähren. Das funktioniert. Das würde bedeuten, dass wir das Grünland, was sehr wichtig für die Biodiversität ist, wieder in Wert setzen würden. Allein die Verteuerung von Soja führt dazu, dass Grünland attraktiver wird und dessen Wertigkeit steigt«, erklärt mir Felix zu Löwenstein. »Denn es ist ja leider so, dass die Kühe heutzutage nicht mehr überwiegend auf Weiden und Wiesen grasen, sondern im Stall stehen. Und das, obwohl Rinder, im Gegensatz zu Menschen, Gras verwerten können, um Nahrung für den Menschen herzustellen, und zwar auf Flächen, die für den Menschen sonst als Nahrungslieferant unzugänglich wären. Nun könnte man meinen, wenn es denn heute so ist, dass Kühe nun mal im Stall und nicht mehr auf der Weide stehen, dann kann man das Grünland doch einfach umwandeln, und zwar in Ackerfläche, und darauf dann Nutzpflanzen anbauen.«

Ja, geht das denn nicht? Weniger Grünland, mehr Acker? Das ist deswegen kritisch zu sehen, weil sowohl Grünland als auch Feuchtflächen wie Moore wichtige Speicher von Kohlenstoffdioxid (CO_2) sind. Wenn Grünland in Acker umgewandelt wird, wird dadurch in kurzer Zeit sehr viel CO_2 freigesetzt. Neu angelegte Grünlandflächen hingegen brauchen viel Zeit, um CO_2 wieder im Boden zu speichern. Es ist also wichtig, bestehendes Grünland auch als solches zu bewahren (Häusling 2012).

Es gibt offenbar »glückliche« Kühe und »glückliche« Schweine: Auch Schweine können im Freiland gehalten werden, wo sie im Dreck wühlen, einen Schweinsgalopp hinlegen, spielen und toben können. Es gibt Kühe, die einen großen Stall mit Stroh haben und täglich auf die Weide getrieben werden beziehungsweise eh dort für längere Zeit stehen. Es gibt Kühe, die allein von Gras und hofeigenem Futter leben, die geben dann halt nicht immer viel Milch, sondern auch mal weniger. Es gibt Programme, da werden die männlichen Küken nicht direkt nach dem Schlüpfen wieder getötet, sondern mit aufgezogen. Es gibt Bemühungen, verantwortungsbewusst und respektvoll mit den Tieren umzugehen und ihnen das kurze Leben so lebenswert wie möglich zu gestalten. Allerdings hat das seinen Preis. Platz und Auslauf kosten Geld. Geringere Fleisch- und Milchmengen ebenfalls. Auch sind solche Ansätze nicht massentauglich, das heißt, dass der Konsum tierischer Produkte eingeschränkt werden muss. Am ehesten lassen sich solche Modelle realisieren, wenn auch die Produkte regional abgesetzt werden, und zwar möglichst durch Direktverkauf. Wird ein Zwischenhändler wie ein Supermarkt dazwischengeschaltet, wird es noch teurer, denn der will ja auch verdienen. Außerdem verlangt der in der Regel auch größere und vor allem konstante Mengen.

Diese heile Tierwelt, die es vereinzelt auch geben mag, ruft von verschiedenen Seiten Kritik hervor. Veganer sind damit nicht einverstanden, weil Tiere weiterhin für menschlichen Genuss ausgebeutet werden. Von anderer Seite kommt die Kritik, dieses System sei so teuer, dass das nichts für alle ist.

Und wie steht es jetzt mit dem Thema »Schlachtung«? Kein Tier stirbt gern und freiwillig. Ich frage mich, warum es noch keine Bio-Richtlinien zur Schlachtung gibt. Am Ende zählen für alle Tiere die gleichen Regeln. Viele würden auch mehr bezahlen, wenn sie wüssten, bei der Schlachtung wird darauf geachtet, dass kein Tier mitbekommt, was mit ihm geschieht.

Felix zu Löwenstein findet, es solle gar nicht so sein, dass man mehr bezahlen wollen müsste, »sondern es müsste so sein, dass der Ökolandbau das völlig selbstverständlich einschließt. Es macht ja auch nicht viel Sinn, dass man sich alle Mühe gibt, solange die Tiere leben, und dann, beim Schlachten, werden sie unnötig gequält. Das ist eine Lücke, die wir schließen müssen. Wir haben noch mehrere Probleme, die nicht gelöst sind, und das ist eines davon. Wir sind dran. Mein dringender Wunsch ist, dass wir in die Zertifizierung auch Anforderungen an den Schlachtungsvorgang integrieren. Die hiesige Schlachthofstruktur ist das Problem. Kleine Schlachthöfe können kaum überleben. Und je größer die Höfe werden, desto weiter entfernt sind sie. Das verlängert die Wege der Tiertransporte. Die wenigsten Schlachthöfe sind Nur-Bio-Schlachthöfe. Darin liegen die Schwierigkeiten, aber lösen müssen wir das.«

Auch in der Bio-Haltung sind also noch nicht alle Probleme geklärt, aber in Diskussion. Dennoch denke ich, dass für Menschen, die dem Veganismus positiv gegenüberstehen und sich aber noch nicht, aus welchen Gründen auch immer, dafür zu hundert Prozent entscheiden können oder möchten, Bio-Lebensmittel zu kaufen und den Öko-Landbau zu unterstützen das Mittel der Wahl ist, um den verantwortungsbewussteren Umgang mit der Umwelt auch im Hinblick auf nachfolgende Generationen zu unterstützen.

Was mir beim Schreiben dieser Zeilen klar geworden ist: Veganer werden stets belächelt, weil sie eine vegane Welt fordern. Auch ich habe das stets belächelt und als unrealistisch abgetan. Doch dann ertappte ich mich dabei, wie ich, als Bio-Tante, die Kreislaufwirtschaft und kleinbäuerliche Strukturen forderte und erträumte, und zwar nicht für zehn Prozent aller Höfe in Deutschland, nein – für die ganze Welt. Und so bin ich jetzt der Spinner und kann andere Spinner, die eine vegane Welt fordern, plötzlich viel besser verstehen. Irgendwo ist in mir dieser Hoffnungskeim, der sagt: Irgendwie muss das doch gehen, wenn alle mitmachen. Und dieser Hoffnungskeim steckt vermutlich auch in den Veganern. Und eigentlich empfinde ich uns auch gar nicht als Spinner, sondern als Visionäre. Auch Sie haben bestimmt Visionen, für die Sie kämpfen, obwohl andere sie belächeln.

Mehr oder weniger vegan: Vegetarier und Flexitarier

Es gibt verschiedene Formen Vegetarier: *Laktovegetarier* essen kein Fleisch, keinen Fisch und keine Eier, aber Milch- und Milchprodukte (vom lateinischen *lac* für »Milch«). *Ovovegetarier* nehmen kein Fleisch, keinen Fisch und keine Milch und Milchprodukte zu sich, aber Eier (vom lateinischen *ovum* für »Ei«), und Ovolaktovegetarier essen kein Fleisch und keinen Fisch. Das ist die größte Gruppe der Vegetarier. Auf Fleisch zu verzichten ist ein guter Anfang. Sie sind mit allen Nährstoffen gut versorgt, müssen keine Nahrungsergänzungsmittel nehmen, um gesund zu bleiben, und finden beim Außer-Haus-Verzehr immer und nahezu überall etwas Leckeres zu essen. Denn Vegetarismus ist schon seit langem »in der Mitte der Gesellschaft angekommen«. Fast jeder weiß, was ein Vegetarier is(s)t, Gastronomie und Lebensmitteleinzelhandel haben sich darauf eingestellt. Fleisch können Sie in der Anfangszeit durch Fleischersatzprodukte ersetzen, die Sie in der Kühltheke finden. Wenn Sie sich erst mal eingelebt haben, haben Sie vermutlich auch gar nicht mehr das Bedürfnis, Fleisch zu ersetzen, sondern werden überrascht sein, welche Vielfalt die vegetarische Küche mit sich bringt. Auch die veganen Rezepte aus diesem Buch können Sie gut in Ihren Speiseplan einbauen.

Als »Omnivore« fangen Sie vielleicht auch erst mal klein an und nehmen an der Kampagne »Donnerstag ist Veggietag« teil. Diese ruft alle Menschen auf, donnerstags vegetarisch zu essen. Denn auch bescheidene Schritte in Richtung Vegetarismus haben schon positive Auswirkungen auf Umwelt, Tiere und auch Ihre Gesundheit. Den Veggietag gibt es in Städten, Unternehmen und Bildungseinrichtungen, auch in multinationalen Konzernen. Dort gibt es donnerstags Vegetarisches für alle. Nehmen Sie den Donnerstag zum Anlass, ihn zu Ihrem ganz persönlichen Veggietag zu machen, und bauen Sie die Ernährungsweise nach und nach weiter aus. Auf der Website Donnerstag-veggietag.de finden Sie auch viele leckere Rezepte.

Flexitarier oder auch Teilzeitvegetarier ist eine moderne, neue Erscheinung, die viele Menschen jedoch gern aufgreifen, weil sie sich bequem ins Alltagsleben integrieren lässt. Flexitarier zu sein bedeutet, dass neben fleischhaltigen Mahlzeiten auch rein vegetarische und vegane Mahlzeiten selbstverständlich zum Leben dazugehören. Dabei zählt nicht der Schokopudding zum Nachtisch als vegetarische Mahlzeit, sondern tatsächlich die Hauptmahlzeit. Das führt dazu, dass der Konsum tierischer Produkte reduziert wird. Dies geschieht zwar nicht so intensiv wie beim Vegetarismus, ist aber für viele ein System, das sie besser und leichter in ihren Alltag integrieren können, ohne das Gefühl zu haben, dass sie auf irgendetwas verzichten müssten. Der Nachteil bei den Flexitariern ist, dass es keine definierte Mindestmahlzeitenmenge gibt. Also könnte auch das vegetarische Fruchtmüsli zum Frühstück, das ohnehin seit eh und je gegessen wird, als »Flexitariertum« bezeichnet werden. Allerdings ist es in der Regel so, dass sich Menschen, die sich Flexitarier nennen, um Ernährung, Nahrungsmittelherstellung, Haltungsbedingungen, Umweltauswirkungen der Massentierhaltung und so weiter in der Regel moralische und ethische Gedanken gemacht haben. Für manche ist dies auch ein Einstieg in den Vegetarismus und vielleicht später in den Veganismus.

Nachwort

Das, was Sie hier in den Händen halten, ist keine wissenschaftliche Abhandlung, sondern eine persönliche Suche nach Antworten auf die Frage: »Was bedeutet Veganismus?« Ich habe mich die letzten Monate intensiv mit Veganismus beschäftigt. Ich traf viele interessante Menschen, hatte tolle Gespräche. Und ich bin irgendwie enttäuscht, wenn ich höre, dass Veganismus immer noch von vielen als überzogen, weltfremd, genussfeindlich und ungesund deklassiert wird und Veganer als intolerante, aggressive Pöbler angesehen werden, die nichts akzeptieren außer einer veganen Welt. Obwohl ich vor ein paar Monaten ähnliche Gedanken hatte. Ich habe mich im Laufe der letzten Monate dennoch weiter entwickelt, als ich es je gedacht hätte, habe mich mit Themen beschäftigt, die ich vorher bewusst verdrängt habe, weil ich schon wusste, dass das, was ich erfahren würde, wehtäte oder zumindest unbequem wäre. Ich habe jedoch auch Zusammenhänge erkannt, deren Existenz mir vorher so nicht klar gewesen war. Ich habe tiefen Respekt vor allen, die sich zu einer Lebensweise entschlossen haben, die auf jegliche Produkte tierischer Herkunft verzichten, glaube aber, dass wir dennoch nicht alternativlos sind, wenn wir unsere Welt weiterhin liebens- und lebenswerter gestalten wollen. Auf dem Weg dahin zählt jeder Schritt.

Meine Vision ganz allgemein ist, dass wir unseren Wohlstand nicht mehr auf dem Rücken der Armen aufbauen sollten: Statt Ausbeutung herrschen als Idealvorstellung in Produktion und Handel Fairness und Respekt. Mein Beitrag dazu ist der kritische Konsum. Ich informiere mich möglichst umfassend über die Bedingungen, unter denen die Produkte unseres täglichen

Bedarfs hergestellt und vertrieben werden, versuche, zweifelhafte Praktiken zu hinterfragen, mache sie publik und treffe demgemäß möglichst oft eine bewusste Kaufentscheidung. Für mich ist eine moderate, ehrliche und an Nachhaltigkeit orientierte Lebensweise eine Perspektive, mit der ich pragmatischerweise zunächst mit mir im Reinen bin. Damit ist auf jeden Fall schon mal der erste, aber wichtige Schritt in die richtige Richtung getan. Jeder sollte die Freiheit haben, selbst zu entscheiden, welchen Beitrag er zur Verbesserung der Welt leisten möchte, aber ich bin auch entschieden der Auffassung, dass jeder einen Beitrag leisten sollte, weil ich der Ansicht bin, dass wir alle verpflichtet sind, Verantwortung für das Allgemeinwohl heutiger und nachfolgender Generationen zu übernehmen.

Konkret auf das Thema »Veganismus ja oder nein?« bezogen: Die Argumente der Veganer sind im Allgemeinen schwer bis nicht zu widerlegen. Wenn ich mich dennoch – aus welchen Gründen auch immer – nicht von heute auf morgen für eine konsequent vegane Lebensweise entscheiden kann, ist es auf jeden Fall schon einmal ein entscheidender Schritt in die richtige Richtung, wenn ich eine ökologische, nachhaltige Landwirtschaft unterstützen möchte, bei der nur jeder Bauer so viele Tiere halten darf, wie er Flächen hat, um sie mit Futter zu versorgen. Schluss mit den Futtermittelimporten! Schluss damit, Tiere als Nahrungskonkurrenten zu halten. Das bedeutet für mich, dass ich auch weniger Milch- und Milchprodukte und auch weniger Eier konsumieren werde. Denn auch Milchkühe brauchen Futter, und die Flächen sind endlich. Das wird bestimmt einigen nicht gefallen, die der Meinung sind, dass nur mit einem radikalen Verzicht etwas bewegt werden kann. Ich finde, was Veganer leisten, ist wichtige Aufklärungsarbeit in Bereichen, die von starker Lobbyarbeit bedeckt gehalten werden. Extrempositionen werden häufig belächelt, häufig angegriffen, aber auch wahrgenommen. Es entsteht Reibung und Hitze, und dadurch kommt etwas in Gang. Vegansein wird, wie gesagt, immer mehr in die Mitte der Gesellschaft getragen, und dort wird etwas Großes angestoßen, nämlich immer häufiger und von immer mehr Leuten die grundsätzliche Frage gestellt: Können wir so weitermachen wie bisher, oder läuft da nicht etwas gewaltig schief? Denn es braucht die Beteiligung einer Mehrheit, um flächendeckend etwas zu bewegen, und nicht nur von ein paar wenigen.

Falls Sie nicht eh schon vegetarisch oder vegan leben und Zweifel an Ihrer bisherigen Ernährungsweise haben, lautet mein Plädoyer daher:

- Informieren Sie sich darüber, wo Ihre Lebensmittel herkommen, wie sie hergestellt werden, welche sozial- und naturverträglicheren Alternativen es eventuell gibt.
- Reduzieren Sie tierische Produkte unter Ihren alltäglichen Gebrauchsgegenständen und auf Ihrem Speiseplan, also nicht nur Fleisch.
- Unterstützen Sie das, was Sie im Hinblick auf eine leidensfreie Welt in jeglicher Hinsicht für unterstützenswert halten. Und engagieren Sie sich. Mischen Sie sich ein. Lassen Sie Unrecht und Missstände nicht einfach so geschehen, sondern tun Sie etwas, damit sie weiter publik gemacht und geändert beziehungsweise unterbunden werden können.
- Übernehmen Sie Verantwortung auch für nachkommende Generationen.

Bei alldem sollen wir nicht glauben, perfekt sein zu müssen. Machen Sie alles einfach, so gut Sie es können. Das wird auf Dauer nicht ohne positive Folgen bleiben, die – entsprechend

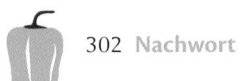

verbreitet – sicher einen Synergieeffekt haben werden. Das heißt, das »Ganze« des angestrebten Fortschritts wird dann mehr als die Summe seiner Teile sein. So können wir aus der konsequent gelebten Vision von Einzelnen sukzessive sicherlich eine gemeinsame Mission machen, die die Kraft hat, die Welt zum Wohle aller zu verbessern.

Danke!

Es gibt unglaublich viele Menschen, die dafür verantwortlich sind, dass das Buch so ist, wie es ist.

Zunächst danke ich dem Verlagsleiter Ulrich Ehrlenspiel, ohne dessen Vertrauen und Unterstützung es dieses Buch nie gegeben hätte.

Ich danke Alex, der mich unterstützt, mit mir diskutiert, mich aufgefangen, abgelenkt, mir Mut gemacht und immer an mich geglaubt hat. Außerdem hat er ganz tolle vegane Rezepte entwickelt. Danke!

Ich danke meinen Interviewpartnern: Silke Bitz, Thorsten und Anna Ritz, Moni, Hubertus Weinhold, Björn Moschinski, Sohra Behmanesh, Dr. Felix Prinz zu Löwenstein und Jan Bredack. Sie alle haben geduldig meine auch kritischen Fragen beantwortet, sich sehr viel Zeit für mich genommen und mich bei meiner Veganreise unterstützt, begleitet und vorangetrieben.

Ich danke meiner Lektorin Sabine Stechele, die stets geduldig und gut gelaunt mit mir zusammengearbeitet hat und immer ein offenes Ohr für meine Fragen hatte.

Ich danke meinem Lektor Ralf Lay, der eine besondere Gabe hat Sätze zu schleifen und Texte in Fluss zu bringen. Danke auch für sonntägliche Telefonate und Rom-Düsseldorf Tipps.

Ich danke der Veganen Gesellschaft Österreich für die freundliche Bereitstellung der veganen Ernährungspyramide.

Ich danke meinen Freunden für Diskussionen, beantwortete E-Mail-Fragebögen, persönliche Meinungen, offene Antworten, und ganz besonders fürs Probelesen.

Ich danke Max und Stefan für den großartigen Einsatz beim Fotoshooting. Es war ein toller Tag mit tollem Ergebnis. Danke!

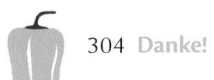

Ich danke meinen Eltern dafür, dass sie mich so lassen, wie ich bin, und trotzdem immer hinter mir stehen, dass sie mir vertrauen, mir Mut zusprechen und einfach immer da sind. Ich habe sicher noch einige vergessen. Für die, die es betrifft, tut es mir sehr leid. Es war keinesfalls Absicht und natürlich danke ich auch euch.

Verzeichnis der Rezepte

Literatur

agrarheute (2013): Brasilien steigert GV-Sojaanbau. URL: http://www.agrarheute.com/gentechnik-soja-brasilien (Stand 24.3.2013)

Alice Bacher (2012): 17.12.2012, 15:37 Uhr. Kommentar zum Facebook-Alnatura-Post vom 17.12.2012, »In eigener Sache«. URL: https://www.facebook.com/Alnatura?fref=ts (Stand 27.12.2012)

Andreas Schmidt (2012a): 17.12.2012, 12:16 Uhr. Kommentar zum Facebook-Alnatura-Post vom 17.12.2012, »In eigener Sache«. URL: https://www.facebook.com/Alnatura?fref=ts (Stand 27.12.2012)

Andreas Schmidt (2012b): 18.12.2012, 20:43 Uhr. Kommentar zum Facebook-Alnatura-Post vom 17.12.2012, »In eigener Sache«. URL: https://www.facebook.com/Alnatura?fref=ts (Stand 27.12.2012)

Ärzteblatt (2009): Volkskrankheiten werden 2020 rund 18 Milliarden kosten. URL: http://www.aerzteblatt.de/nachrichten/39333/Volkskrankheiten-werden-2020-rund-18-Milliarden-kosten (Stand 23.3.2013)

Bartens, W. (2012): Folgen der Fleischeslust. URL: http://www.sueddeutsche.de/gesundheit/ernaehrung-infarkt-und-krebs-die-folgen-der-fleischeslust-1.1307124 (Stand 23.3.2013)

Bätz, K. (2012): Gütersloher Professor: »Zu viel Milch macht krank«. URL: http://www.nw-news.de/owl/?em_cnt=6841187 (Stand 23.3.2013)

Bioland e.V. (2012): Unterschiede zwischen den Bioland-Richtlinien und der EG-Öko-Verordnung anhand einiger Beispiele. URL: http://www.bioland.de/fileadmin/bioland/file/bioland/qualitaet_richtlinien/Vergleich-BL-EGVO_10-2012.pdf (Stand 10.5.2013)

Bioland e.V. (2013): Der Anbauverband Bioland stellt sich vor. URL: http://www.bioland.de/bioland/bioland.html (Stand 10.5.2013)

Bundesanstalt für Landwirtschaft und Ernährung (BLE): Geschäftsstelle Bundesprogramm Ökologischer Landbau und andere Formen nachhaltiger Landwirtschaft (2011): Der Weg der Milch. URL: http://www.oekolandbau.de/kinder/bio-erleben/was-heisst-bio/der-weg-der-milch/ (Stand 7.5.2013)

Bundesministerium für Ernährung, Landwirtschaft und Verbraucherschutz (BMELV) (2010a): Die deutsche Landwirtschaft. Leistungen in Daten und Fakten. URL: http://berichte.bmelvstatistik.de/DFB-0020002-2009.pdf (Stand 22.3.2013)

Bundesministerium für Ernährung, Landwirtschaft und Verbraucherschutz (BMELV) (2010b): Auf einen Blick: Informationen zum Bio-Siegel. URL: http://www.biosiegel.de/fileadmin/user_upload/Dokumente/Broschueren/Verbraucherflyer_2011-01.pdf (Stand 9.5.2013)

Bundesministerium für Ernährung, Landwirtschaft und Verbraucherschutz (BMELV) (2013): Produktsiegel und Logos. URL: http://www.bmelv.de/DE/Ernaehrung/Kennzeichnung/Produktsiegel/produktsiegel_node.html (Stand 7.2.2013)

Bundesanstalt für Landwirtschaft und Ernährung (BLE) (2012): Aus der Forschung: Alternativen zur betäubungslosen Ferkelkastration. URL: http://www.oekolandbau.de/erzeuger/tierhaltung/schweinehaltung/sauenhaltung/tiergesundheit/aus-der-forschung-alternativen-zur-betaeubungslosen-ferkelkastration/ (Stand 22.3.2013)

Bundesprogramm Ökologischer Landbau und andere Formen nachhaltiger Landwirtschaft in der Bundesanstalt für Landwirtschaft und Ernährung (BLE) (2011): Der Weg der Milch. URL: http://www.oekolandbau.de/kinder/bio-erleben/was-heisst-bio/der-weg-der-milch/

Bundesverband der Verbraucherzentralen und Verbraucherverbände – Verbraucherzentrale Bundesverband e.V. (VZBV) (2013): Welche Bedeutung hat die Kennzeichnung »Von Milchkühen mit Hörnern« auf Demeter-Milch? URL: http://www.lebensmittelklarheit.de/cps/rde/xchg/lebensmittelklarheit/hs.xsl/4907.htm (Stand 22.3.2013)

Bund Ökologische Lebensmittelwirtschaft (BÖLW) (2012a): 28 Antworten zum Stand des Wissens rund um Öko-Landbau und Bio-Lebensmittel. URL: www.boelw.de/bioargumente.html (Stand 8.2.2013)

Bund Ökologische Lebensmittelwirtschaft (BÖLW) (2012b): Zahlen – Daten – Fakten. Die Bio-Branche 2012. URL: http://www.boelw.de/uploads/pics/ZDF/ZDF_Endversion_120110.pdf (Stand 7.5.2013)

Bund Ökologische Lebensmittelwirtschaft (BÖLW) (2013c): 4. Woran erkennt man Bio-Produkte? URL: http://www.boelw.de/biofrage_04.html (Stand 24.3.2013)

Bund Ökologische Lebensmittelwirtschaft (BÖLW) (2013a): 9. Wie wird im ökologischen Landbau gedüngt? URL: http://www.boelw.de/biofrage_09.html (Stand 24.3.2013)

Bund Ökologische Lebensmittelwirtschaft (BÖLW) (2013b): 11. Wie werden die Tiere auf Bio-Betrieben gehalten? URL: http://www.boelw.de/biofrage_11.html (Stand 22.3.2013)

Craig, W.J. (2009): Health effects of vegan diets. In: American Journal of Clinical Nutrition, Nr. 89, S. 1627–1633

Dahlmann, C. (2011): Der Preis der Sojabohne. URL: http://www.vom-acker-in-den-futtertrog.de/fileadmin/Dokumente/Vom_Acker_in_den_Futtertrog/Presse_Literatur/Der_Preis_der_Sojabohne_Bauernstimme_1106.pdf (Stand 7.5.2013)

Daniel Herr (2012a): 17.12.2012, 21:10 Uhr. Kommentar zum Facebook-Alnatura-Post vom 17.12.2012, »In eigener Sache«. URL: https://www.facebook.com/Alnatura?fref=ts (Stand 27.12.2012)

Daniel Herr (2012b): 18.12.2012, 07:11 Uhr. Kommentar zum

Facebook-Alnatura-Post vom 17.12.2012, »In eigener Sache«. URL: https://www.facebook.com/Alnatura?fref=ts (Stand 27.12.2012)

Daniel Herr (2012c): 18.12.2012, 20:55 Uhr. Kommentar zum Facebook-Alnatura-Post vom 17.12.2012, »In eigener Sache«. URL: https://www.facebook.com/Alnatura?fref=ts (Stand 27.12.2012)

Daniel Herr (2012d): 18.12.2012, 07:40 Uhr. Kommentar zum Facebook-Alnatura-Post vom 17.12.2012, »In eigener Sache«. URL: https://www.facebook.com/Alnatura?fref=ts (Stand 27.12.2012)

Daniel Herr (2012e): 18.12.2012, 18:36 Uhr. Kommentar zum Facebook-Alnatura-Post vom 17.12.2012, »In eigener Sache«. URL: https://www.facebook.com/Alnatura?fref=ts (Stand 27.12.2012)

Demeter e.V. (2011a): Demeter – Markenzeichen für biodynamische Qualität. URL: http://www.demeter.de/verbraucher/ueber-uns/was-ist-demeter (Stand 10.5.2013)

Demeter e.V. (2011b): Unterschied von Bio zu Demeter. URL: http://www.demeter.de/verbraucher/ueber-uns/unterschied (Stand 10.5.2013)

Dennis Habelmann (2012): 17.12.2012, 17:18 Uhr. Kommentar zum Facebook-Alnatura-Post vom 17.12.2012, »In eigener Sache«. URL: https://www.facebook.com/Alnatura?fref=ts (Stand 27.12.2012)

Deutsche Gefäßliga e.V. (2007): Risikofaktor: Homocystein. URL: http://www.deutsche-gefaessliga.de/homocystein.html (Stand 23.3.2013)

Deutsche Gesellschaft für Ernährung e.V. (DGE), Referat Wissenschaft (2010): Sekundäre Pflanzenstoffe und ihre Wirkung auf die Gesundheit. URL: http://www.dge.de/modules.php?name=News&file=article&sid=1019 (Stand 26.7.2013)

Deutsche Gesellschaft für Ernährung e.V. (DGE) (2011): Vegane Ernährung: Nährstoffversorgung und Gesundheitsrisiken im Säuglings- und Kindesalter. URL: http://www.dge.de/modules.php?name=News&file=print&sid=1130 (Stand 10.5.2013)

Deutsche Gesellschaft für Ernährung e.V. (DGE) (2012): Referenzwerte für die Nährstoffzufuhr. URL: http://www.dge.de/modules.php?name=Content&pa=showpage&pid=3 (Stand 9.5.2013)

Deutsche Landwirtschafts-Gesellschaft e.V. (DLG) (2013a): Die DLG Qualitätsprüfungen. URL: http://www.dlg.org/qualitaetspruefungen.html (Stand 10.5.2013)

Deutsche Landwirtschafts-Gesellschaft e.V. (DLG) (2013b): Häufig gestellte Fragen zu den DLG-Lebensmitteltests. URL: http://www.dlg.org/faq.html (Stand 10.5.2013)

Dr. med Heinrich Pro Vegan – Stiftung (2013): Vegan. Die gesündeste Ernährung. VRL: www.provegan.info/de/vegan/die-gesuendeste-ernaehrung (Stand 23.09.2013)

Duden (2013): Band 1, Die deutsche Rechtschreibung. 26., völlig neu bearbeitete und erweiterte Auflage. Dudenverlag, Berlin, Mannheim, Zürich

Education Group GmbH (2013): Milchbildung und Milchgewinnung.

URL: http://www.edugroup.at/service/suche/detail/merkblatt-milch-bildung-und-milchgewinnung.html (Stand 7.5.2013)

Ela Esspunkt (2012a): 17.12.2012, 19:19 Uhr. Kommentar zum Face-book-Alnatura-Post vom 17.12.2012,»In eigener Sache«. URL: https://www.facebook.com/Alnatura?fref=ts (Stand 27.12.2012)

Ela Esspunkt (2012b): 18.12.2012, 10:37 Uhr. Kommentar zum Face-book-Alnatura-Post vom 17.12.2012,»In eigener Sache«. URL: https://www.facebook.com/Alnatura?fref=ts (Stand 27.12.2012)

Ela Esspunkt (2012c): 19.12.2012, 09:47 Uhr. Kommentar zum Face-book-Alnatura-Post vom 17.12.2012,»In eigener Sache«. URL: https://www.facebook.com/Alnatura?fref=ts (Stand 27.12.2012)

Elfrich, A., und Roesicke, E. (2010): Ökologischer Pflanzenbau. URL: http://www.was-wir-essen.de/erzeugung/oekolandbau_oekologischer_pflanzenbau.php (Stand 10.5.2013)

Elfrich, A (2012): Haltung von Legehennen. URL: http://www.was-wir-essen.de/abisz/eier_erzeugung_haltung.php (Stand 23.3.2013)

Elisa Jane (2012a): 18.12.2012, 19:48 Uhr. Kommentar zum Facebook-Alnatura-Post vom 17.12.2012,»In eigener Sache«. URL: https://www.facebook.com/Alnatura?fref=ts (Stand 27.12.2012)

Elisa Jane (2012b): 18.12.2012, 21:04 Uhr. Kommentar zum Facebook-Alnatura-Post vom 17.12.2012,»In eigener Sache«. URL: https://www.facebook.com/Alnatura?fref=ts (Stand 27.12.2012)

Elmadfa, I., und Singer, I. (2009): Vitamin B-12 and homocysteine sta-tus among vegetarians: a global perspective. In: American Journal of Clinical Nutrition, Nr. 89, S. 1693–1698.

Elmadfa, I., Aign, W., Muskat, E., und Fritzsche, D. (2011): Die große GU-Nährwert-Kalorientabelle 2012/13. Gräfe und Unzer Verlag, München

Emily Shoe (2012): 17.12.2012, 16:23 Uhr. Kommentar zum Facebook-Alnatura-Post vom 17.12.2012,»In eigener Sache«. URL: https://www.facebook.com/Alnatura?fref=ts (Stand 27.12.2012)

Europäische Vegetarier Union (EVU) (2013): V. Label International. URL: http://www.v-label.info/de/home/international.html (Stand 10.5.2013)

European Food Safety Authority (EFSA) (2009): Scientific Opinion on the overall effects of farming systems on dairy cow welfare and disease. Scientific Opinion of the Panel on Animal Health and Animal Welfare. URL: http://www.efsa.europa.eu/de/efsajournal/doc/1143.pdf (Stand 22.3.2013)

Fair Trade e.V. (2013): Siegel. URL: http://www.fairtrade.de/index.php/mID/3.3.4/lan/de Das_Fairtrade_Siegel_von_FLO_e_V (Stand 10.5.2013)

Fairtrade Labelling Organizations International e.V. (FLO) (Fairtrade International) (2011): Certifying Fairtrade. URL: http://www.fairtrade.net/certifying_fairtrade.html (Stand 10.5.2013)

Food and Agricultural Organization of the United Nations (FAO) (2006): Livestock's long shadow. Environmental issues and options. URL: ftp://ftp.fao.org/docrep/fao/010/a0701e/a0701e.pdf (Stand 24.7.2013)

Foß, J., für Vegetarierbund Deutschland (2013): Welthungerkrise durch Fleischkonsum. URL: http://www.vebu.de/umwelt/ressourcenverschwendung-und-welthunger/201-welthungerkrise-durch-fleischkonsum (Stand 7.5.2013)

Gizinski, M., und Mondial, S. (2013): Team Recherche macht Agrarsubventionen einsehbar. URL:http://www.ndr.de/fernsehen/agrarsubventionen105.html (Stand 10.5.2013)

Grant, J.D. (2012): Food for thought... and health. Making a case for plant-based nutrition. In: Canadian Family Physician, Nr. 58, S. 917ff.

Greenpeace (2012): CO_2-Betäubung. Panik im Paternoster. In: *Greenpeace* Magazin 5/12, S. 13

Haerlin, B. (2012): Der Sojawahn. URL: http://www.schrotundkorn. de/2012/201203s01.php (Stand 7.5.2013)

Halter, M. (2012): Das Ende vom Huhn. In HAP-PEN, Heft Sommer 2012, S. 9ff.

Häusling, M. (2012): Stellungnahme Bündnis 90/Die Grünen. URL: http://www.meine-landwirtschaft.de/fileadmin/files/meine-landwirtschaft/MEP-Check/Position_Die_GrA1_4nen.pdf (Stand 10.5.2013)

Hof Gasswies (2013): Muttergebundene Kälberaufzucht. URL: http:// www.hof-gasswies.de/mk.html (Stand 10.5.2013)

Huang, T., Yang, B., Zheng, J., Li, G., Wahlqvist, M.L., und Li, D. (2012): Cardiovascular Disease Mortality and Cancer Incidence in Vegetarians: A Meta-Analysis and Systematic Review. In: *Annals of Nutrition and Metabolism,* Nr. 60, S. 233–240

Imke Freitag (2012): 17.12.2012, 11:42 Uhr. Kommentar zum Facebook-Alnatura-Post vom 17.12.2012, »In eigener Sache«. URL: https:// www.facebook.com/Alnatura?fref=ts (Stand 27.12.2012)

Ingo Knito von Mainz (2012): 17.12.2012, 18:36 Uhr. Kommentar zum Facebook-Alnatura-Post vom 17.12.2012, »In eigener Sache«. URL: https://www.facebook.com/Alnatura?fref=ts (Stand 27.12.2012)

Jan-Erik Ella (2012): 17.12.2012, 13:26 Uhr. Kommentar zum Facebook-Alnatura-Post vom 17.12.2012, »In eigener Sache«. URL: https:// www.facebook.com/Alnatura?fref=ts (Stand 27.12.2012)

Keckl, G. (2012): Missstände auf Schlachthöfen oder eher in den Medien? URL: http://www.animal-health-online.de/gross/2012/07/02/ missstande-auf-schlachthofen-oder-eher-in-medien/21361/(Stand 23.3.2013)

Keller, M. (2011): Warum Essen keine Privatsache mehr ist. URL: http:// www.sz-online.de/nachrichten/warum-essen-keine-privatsache-mehr-ist-817458.html (Stand 7.5.2013)

Knödler, G. (2012): Die Praktiken der Fleischbranche. »Selbstständige«

Akkordarbeiter. URL: http://www.taz.de/DIE-PRAKTIKEN-DER-FLEISCHBRANCHE/!106132 (Stand 23.3.2013)

Lanou, A.J. (2009): Should dairy be recommended as part of a healthy vegetarian diet? Counterpoint. In: *American Journal of Clinical Nutrition*, Nr. 89, S. 1638–1642

Lebe Gesund-Versand GmbH (2013): Der Friedfertige Landbau. URL: http://www.lebegesund.de/content/friedfertiger-landbau-96zmhkkay97-c.htm (Stand 22.3.2013)

Lila Löwenzahn (2012): 17.12.2012, 10:23 Uhr. Kommentar zum Facebook-Alnatura-Post vom 17.12.2012,»In eigener Sache«. URL: https://www.facebook.com/Alnatura?fref=ts (Stand 27.12.2012)

LittleVeganSuperGirl (2011): Produktanfrage Bäckerei Kamps. URL: http://vegan.de/foren/read.php?27,526598 (Stand 9.5.2013)

Löwenstein, F. (2011): Food Crash. Wir werden uns ökologisch ernähren oder gar nicht mehr. Pattloch, München

Marsh, K., Zeuschner, C., Saunders, A., und Reid, M. (2009): Meeting nutritional needs on a vegetarian diet. In: *Australian Family Physician*, Bd. 38, Nr. 8, S. 600 ff.

Max Rubner-Institut und Bundesforschungsinstitut für Ernährung und Lebensmittel (2008): Nationale Verzehrsstudie II, Ergebnisbericht, Teil 2. URL: http://www.mri.bund.de/fileadmin/Institute/EV/NVSII_Abschlussbericht_Teil_2.pdf (Stand 1.12.2012)

Melanie Dieter (2012): 17.12.2012, 12:24 Uhr. Kommentar zum Facebook-Alnatura-Post vom 17.12.2012,»In eigener Sache«. URL: https://www.facebook.com/Alnatura?fref=ts (Stand 27.12.2012)

Naturland e.V. 2009: Naturland – Verband für ökologischen Landbau e.V. URL: http://www.naturland.de/ueber_naturland.html (Stand 10.5.2013)

Naturland e.V. (2012a): Richtlinien. URL: http://www.naturland.de/richtlinien.html c303 (Stand 10.5.2013)

Naturland e.V. (2012b): EU Bio und Naturland Öko im direkten Vergleich. URL: http://www.naturland.de/fileadmin/MDB/documents/Richtlinien_deutsch/RiLi_Vergleich_Naturland-EU_deu.pdf (Stand 10.5.2013)

Nitrogen Inna Kingston (2012): 17.12.2012, 10:47 Uhr. Kommentar zum Facebook-Alnatura-Post vom 17.12.2012,»In eigener Sache«. URL: https://www.facebook.com/Alnatura?fref=ts (Stand 27.12.2012)

Öko Test Verlag GmbH (2013): Fragen und Antworten zu ÖKO TEST. URL: http://www.oekotest.de/cgi/index.cgi?action=intern (Stand 10.5.2013)

OroVerde – Die Tropenwaldstiftung (2013a): Tropenwaldschutz ist Klimaschutz. URL: http://www.oroverde.de/regenwald-wissen/klimaschutz.html (Stand 24.3.2013)

OroVerde – Die Tropenwaldstiftung (2013b): Reichtum Artenvielfalt.

URL: http://www.oroverde.de/regenwald-wissen/biologische-vielfalt.
html (Stand 24.3.2013)

OroVerde – Die Tropenwaldstiftung (2013c): Soja – Unser täglich Brot.
URL: http://www.oroverde.de/regenwald-wissen/regenwaldprodukte/
soja.html (Stand 24.3.2013)

PETA Deutschland e.V. (2013): Vegane und vegetarische Ernährung
ist gesund. URL: http://www.peta.de/web/ada.2392.html (Stand
23.3.2013)

Proctor, R., und Thomsen, L. (2012): veganissimo 1. sicht Verlag, Kiel

Pro Forschung (2012): Welche Aussagekraft haben Tierversuche? URL:
http://pro-forschung.de/de/tierversuche/uebertragbarkeit.html (Stand
23.3.2013)

PROVIEH (2003): Kälber – Ein Leben ohne Mutter. URL: http://www.
provieh.de/downloads/12_ki_kalb.pdf (Stand 22.3.2013)

PROHVIEH (2006):Milchviehhaltung – Ein kurzes Leben für viel Milch.
URL: http://www.provieh.de/downloads/02_ki_milchvieh.pdf (Stand
22.3.2013)

PROHVIEH (2010): … und täglich ein Ei. URL: http://www.provieh.de/
downloads_provieh/kilegehennen_august2010.pdf (Stand 7.5.2013)

PROHVIEH (2013): Legehennen. URL: http://www.provieh.de/Legehen-
nen (Stand 23.3.2013)

PROHVIEH (2013b): Masthühner. URL: http://www.provieh.de/Mast-
hühner (Stand 23.3.2013)

Raketenmann (2002): Ist Autofahren vegan? URL: http://vegan.de/foren/
read.php?150,300784,301934 msg-301934 (Stand 22.3.2013)

Ricarda (2012): Fast-Food-Ketten in vegan: Burger King, McDonald's
und keine Antwort von Subway. URL: http://www.hab-hunger-muss-
essen.de/index.php?id=13 (Stand 9.5.2013)

Ronny Selke (2012): 28.12.2012, 16:48 Uhr. Kommentar zum Facebook-
Alnatura-Post vom 17.12.2012, »In eigener Sache«. URL: https://
www.facebook.com/Alnatura?fref=ts (Stand 30.12.2012)

roots of compassion (2013): Über ROC. URL: http://www.rootsofcom-
passion.org/de/ueber-roc (Stand 22.3.2013)

Sandra Kramer (2012): 17.12.2012, 10:49 Uhr. Kommentar zum
Facebook-Alnatura-Post vom 17.12.2012, »In eigener Sache«. URL:
https://www.facebook.com/Alnatura?fref=ts (Stand 27.12.2012)

Silverstone, Alicia (2011): Meine Rezepte für eine bessere Welt. Bewusst
genießen, schlank bleiben und die Erde retten. Mit 120 veganen Gerichten. Goldmann/Arkana, München

Statistisches Bundesamt (2011): Landwirtschaft auf einen Blick. URL:
https://www.destatis.de/DE/Publikationen/Thematisch/LandForstwirt-
schaft/Querschnitt/BroschuereLandwirtschaftBlick0030005119004.
pdf?__blob=publicationFile (Stand 22.3.2013)

Statistisches Bundesamt (2012): Land- und Forstwirtschaft, Fischerei. Schlachtungen und Fleischerzeugung. 4. Vierteljahr und Jahr 2012. URL: https://www.destatis.de/DE/Publikationen/Thematisch/LandForstwirtschaft/ViehbestandTierischeErzeugung/Schlachtung-Fleischerzeugung2030421123244.pdf?__blob=publicationFile (Stand 23.3.2013)

Stiftung Warentest (2011): Algenpräparate: Die grüne Gefahr. URL: http://www.test.de/Algenpraeparate-Die-gruene-Gefahr-4196341-0/ (Stand 10.5.2013)

Stiftung Warentest (2013a): Die Stiftung Warentest stellt sich vor. URL: http://www.test.de/unternehmen/ (Stand 10.5.2013)

Stiftung Warentest (2013b): Druckvorlagen der Logos anfordern.http://www.test.de/unternehmen/werbung/bestellformular/ (Stand 10.5.2013)

Taby (2011):Der Alltag unserer Milchstuten. URL: http://www.stutenmilch-farm.de/der-alltag-unserer-milchstuten/ (Stand 10.5.2013)

Thorsten Emberger (2012a): 18.12.2012, 20:40 Uhr. Kommentar zum Facebook-Alnatura-Post vom 17.12.2012,»In eigener Sache«. URL: https://www.facebook.com/Alnatura?fref=ts (Stand 27.12.2012)

Thorsten Emberger (2012b): 18.12.2012, 20:49 Uhr. Kommentar zum Facebook-Alnatura-Post vom 17.12.2012,»In eigener Sache«. URL: https://www.facebook.com/Alnatura?fref=ts (Stand 27.12.2012)

Tierschutzbund (2013a): Ferkelkastration. URL: http://www.tierschutzbund.de/ferkelkastration.html (Stand 22.3.2013)

Tierschutzbund (2013b): Schweine – Haltung und Verhalten. URL: http://www.tierschutzbund.de/fileadmin/user_upload/Downloads/Broschueren/Schweine_Haltung_und_Verhalten.pdf (Stand 22.3.2013)

Tohi, W. (2012): Spirulina: Was Sie über dieses gesunde Superfood wissen sollten. URL: http://info.kopp-verlag.de/medizin-und-gesundheit/gesundes-leben/willow-tohi/spirulina-was-sie-ueber-dieses-superfood-wissen-sollten.html (Stand 7.5.2013)

Umweltbundesamt (2011a): Landwirtschaft und Nahrungsmittelindustrie. Beitrag einer nachhaltigen Landwirtschaft zum Klimaschutz. URL: http://www.umweltbundesamt.de/landwirtschaft/nahrungsmittelproduktion/klimaschutz.htm (Stand 24.3.2012)

Umweltbundesamt (2011b): Ökolandbau. Umweltschutz und gesunde Lebensmittel. URL: http://umweltinstitut.org/download/umweltinstitut_mchn_ernaehrung.pdf (Stand 24.3.2013)

Vegane Gesellschaft Deutschland e.V. (2013): vegan im alltag. URL: http://www.vegane-gesellschaft.org/vegan-im-alltag (Stand 22.3.2013)

Vegan Society (2013):Applications. URL: http://www.vegansociety.com/businesses/trademark/applications.aspx (Stand 10.5.2013)

Vegetarierbund Deutschland e.V. (VEBU) (2013a): Wie viel Fleisch erträgt die Welt? URL: http://www.vebu.de/umwelt/probleme-der-viehwirtschaft/94-wieviel-fleisch-ertraegt-die-welt (Stand 24.3.2013)

Vegetarierbund Deutschland e.V. (VEBU) (2013b): Anzahl der Vegetarier in Deutschland. URL: http://www.vebu.de/lifestyle/anzahl-der-vegeta-rierinnen (Stand 7.5.2013)

Vegetarierbund Deutschland e.V. (VEBU) (2013c): Leichter leben mit dem V-Label. URL: http://vebu.de/lifestyle/essen-a-trinken/v-label (Stand 10.5.2013)

Welling, M., Thünen-Institut (2011): Moore als »Hotspot« für Treib-hausgase. URL: http://www.ti.bund.de/no_cache/de/startseite/institute/ak/aktuellesservice/pressemitteilungen/presse-detail/Pressemitteilung/moore-als-hotspot-fuer-treibhausgase.html (Stand 24.3.2013)

Wikipedia (2013): Veganismus. URL: http://de.wikipedia.org/wiki/Vegan (Stand 22.3.2013)

Internetadressen (Auswahl)

http://www.alles-vegetarisch.de/
http://www.half-cat.de/ (Kosmetik und Waschmittel)
http://www.rootsofcompassion.org/ (Onlineshop, auch mit Schuhen, Taschen und Bekleidung)
http://www.vegan-wonderland.de/ (veganer Onlineshop)
http://www.veganothek.de/ (Lebensmittel, Körperpflege und Reinigungsmittel für den Haushalt)
http://www.veggiesweets.de/ (vegane Süßigkeiten)
https://ssl-account.com/vega-trend.de/vegatrend/ (Schuhe, Schuhe, Schuhe...)

Sie haben jetzt Lust, sofort loszukochen? Ihnen fehlen aber die Ideen? Oder die Gesellschaft? Oder Sie wissen nicht, wo Sie anfangen sollen? Ich habe da noch einen guten Tipp. Für Vegandurchstarter ist am Anfang die vegane Suchmaschine

http://search.thedarksite.org/

sehr hilfreich. Sie zeigt alles, was man über das Thema »Veganismus« wissen sollte und was dazu im Netz schwebt. Tolle Rezeptideen kann man dort genauso finden wie Informationen zu veganer Kleidung, Kosmetik oder welche Wörter man auch immer in die Suchmaschine speist.

Ich habe die Maschine mal ausprobiert mit den Stichwörtern »Eis«, »Postkarte« und »Schlittschuh«. Unter »Eis« kamen Hinweise, wo es überall veganes Eis gibt und wie man das selbst machen kann. Die Treffer bei »Postkarte« führten mich auf persönliche vegane Blogs, die ihre Küchenausstattung nebst

Postkarten an der Wand präsentierten, und bei »Schlittschuh«
gab es keine Treffer. Zum Rezepte- oder Lebensmittelsuchen
eignet sich die Suchmaschine jedenfalls hervorragend.

Bildnachweis

Rezeptentwicklung: Alexander Dölle

Bildnachweis:
Food-Fotos: Stefan Steinbach
Foodstyling: Maximilian Schocke
Vegane Pyramide: Vegane Gesellschaft Österreich, Design Mag.a Katharina Petter

Genuss ohne Reue:
natürlich, köstlich und gesund

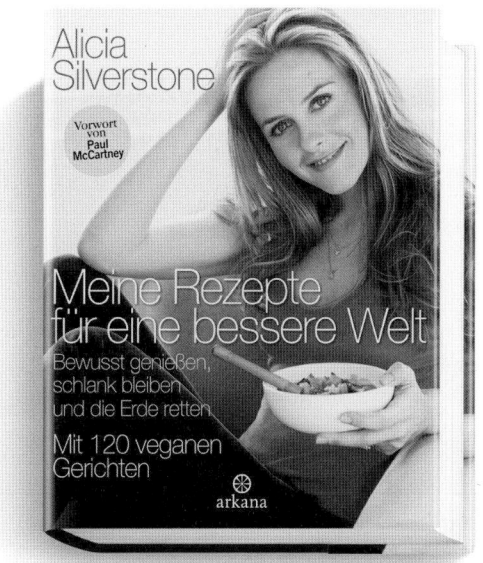

352 Seiten. ISBN 978-3-442-33887-0

Leichtigkeit, mehr Energie, eine schlanke Figur und gleichzeitig helfen, den Klimawandel zu stoppen? Alicia Silverstone
zeigt, wie wir dies mit einem einfachen Mittel erreichen können: einer abwechslungsreichen, veganen Ernährung. Ein kul-
tiges Kochbuch mit Hintergrundinformationen und Rezepten,
die Lust machen auf eine gesunde und nachhaltige Ernährung.

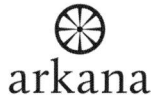

arkana

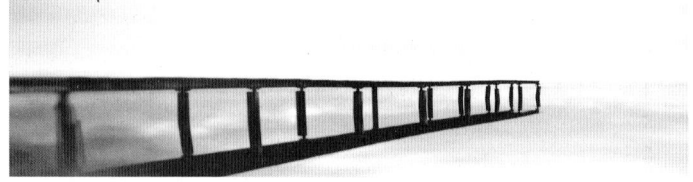

Um die ganze Welt des GOLDMANN
Body, Mind & Spirit Programms
kennenzulernen, besuchen Sie uns doch
im Internet unter:

www.goldmann-verlag.de

Dort können Sie
nach weiteren interessanten Büchern **stöbern**,
Näheres über unsere **Autoren** erfahren,
in **Leseproben** blättern, alle **Termine** zu Lesungen und
Events finden und den **Newsletter** mit interessanten
Neuigkeiten, Gewinnspielen etc. abonnieren.

Ein **Gesamtverzeichnis** aller Goldmann Bücher finden
Sie dort ebenfalls.

Sehen Sie sich auch unsere **Videos** auf YouTube an und
werden Sie ein **Facebook**-Fan des Goldmann Verlags!

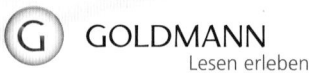

www.goldmann-verlag.de
www.facebook.com/goldmannverlag

Ⓖ GOLDMANN
Lesen erleben